日本の未来を拓く医療

治療医学から先制医療へ

［全体編集］井村裕夫　京都大学名誉教授
　　　　　　　　　　　先端医療振興財団理事長

［企　画］科学技術振興機構 研究開発戦略センター（JST-CRDS）

診断と治療社

口絵カラー

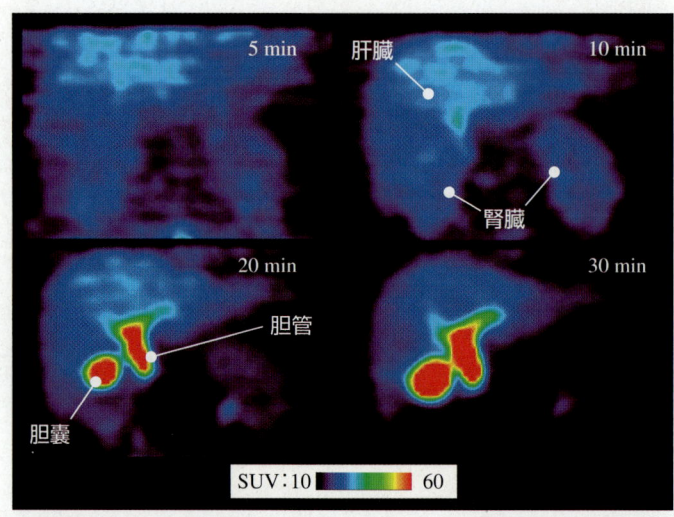

口絵カラー1 胆汁排泄過程のトランスポーターにかかわるヒトマイクロドーズPET研究．強い神経細胞保護作用を有する15*R*-TIC-[^{11}C]メチルエステルを用いた．(p. 90)

(Takashima T, *et al*.：*J Nucl Med* 53：741-748, 2012 より)

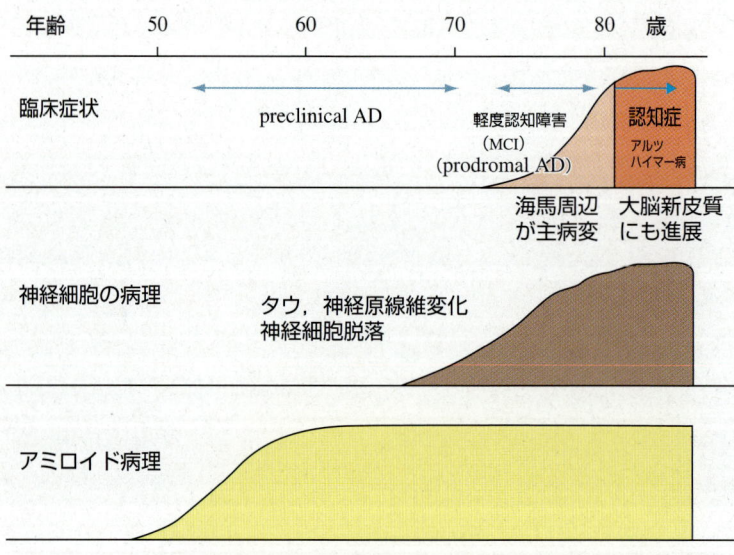

口絵カラー2 アルツハイマー病の臨床経過と病理学的進行の時間経過（模式図）(p. 119)

最上段に臨床経過（80歳でAlzheimer Dementiaを発症と仮定），中段に神経細胞病理，下段にアミロイド病理の出現時期を模式的に表示（井原康夫教授原図を改変）

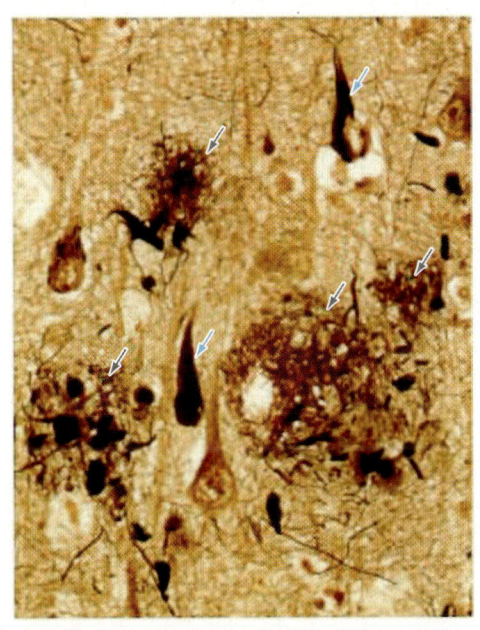

口絵カラー 3 アルツハイマー病の大脳皮質（海馬）の病理学的所見（p. 119）

水色矢印で神経原線維変化，灰色矢印で老人斑を示す．

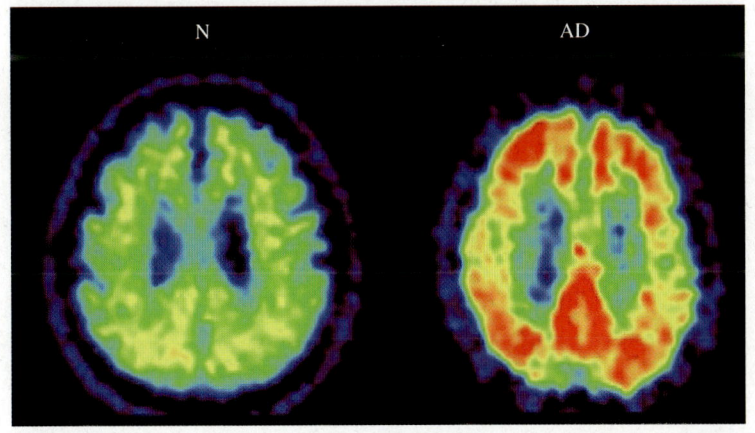

口絵カラー 4 PiB によるアミロイド PET イメージング（p. 123）

N：健常高齢者　AD：アルツハイマー病（東京都健康長寿医療センター石井賢二先生ご提供）

はじめに

　科学技術振興機構研究開発戦略センター（JST-CRDS）は，国の科学技術・イノベーション政策に関する調査，分析を行い，中立的な立場に立って政策を国に提言するシンクタンクの一つであります．当初にとったアプローチは，対象とする分野を俯瞰して重要課題を抽出し，有識者を集めてワークショップを開催したうえで提言すべき内容を取りまとめ，戦略プロポーザルとして公表するという手法でありました．

　臨床医学の分野を俯瞰する作業を行ってみますと，改めて過去半世紀の間の疾病構造の顕著な変化に気づきました．人類を長い間苦しめ，多くの人命を奪ってきた感染症は次第に減少し，これらに代わって癌，脳血管障害，心臓病，および血管病変の基盤となる2型糖尿病，高血圧，肥満，脂質異常症，認知症などが増加しています．もちろん現在でも感染症は重要な課題であり，特にアジア・アフリカの発展途上国ではマラリア，エイズ，結核などの感染症が多くの人命を危機に曝しています．しかしこれらの国々でも，死亡の多くは癌，心筋梗塞，糖尿病などの非感染性疾患が占めるようになってきています．国連はNCD（non-communicable disease）という名称を用いてそれへの対策を立てるため，昨年公衆衛生関係の高級者会合を開催いたしました．わが国では生活習慣病という政策的用語が用いられており，それとNCDとは重なり合うところもありますが，もちろん相違もあります．本書では単に慢性疾患という言葉を用いていますが，それはNCDを意味していると理解していただきたいと思います．

　慢性疾患の多くは，遺伝素因と環境因子が相互作用し，さらに加齢という現象が加わって発症します．ゲノム研究の進歩によって，遺伝素因の研究も随分進みました．しかし慢性疾患の遺伝形式はほとんどが多因子遺伝で解析がむずかしく，まだ遺伝子の検査を日常の臨床に応用するまでには至っていません．しかし技術革新によって個人のゲノムの解読が安価かつ容易となり，近い将来臨床に導入されるようになると考えます．また遺伝と環境をつなぐものとして，遺伝子の発現に終生にわたって影響すると考えられるエピジェネティックな変化，すなわちエピゲノム研究も発展してきました．病気の成因を解明する病因研究は，新しい地平を開きつつあるのは確実であります．

　慢性疾患が注目されるのは，今後高齢化の進行と環境の変化によって全世界で増加すると考えられるからであります．たとえば2型糖尿病は現在東アジア，インド，中東，アフリカで著明に増加しており，流行（epidemic），あるいは津波（tsunami）という言葉が用いられるほどであります．それらはやがて心筋梗塞，脳梗塞，腎疾患などの病気の増加につながり，個人にとっても社会にとっても大きな負担になると予想されます．しかも先進諸国では出生率は低下しており，高齢者の医療と介護をどう支えていくかが大きな社会問題となりつつあります．急速に少子高齢化が進んでいるわが国にとって，それは極めて大きな課題であります．

日本の未来を拓く医療―治療医学から先制医療へ―

　慢性疾患は一般に徐々に進行し，ある時点で臨床症状が現れて病気と診断されます．発症前の病気のプロセスも次第に明らかになってきました．病気によっては発症してから治療しても十分な効果が得られないものもありますし，発症したときにはすでに他の疾患を合併していることも少なくありません．したがってこれらの疾患については予防が第一の対策でありますが，従来の予防法には限界があって満足すべき状態ではありません．JST-CRDSでは議論を通して新しい予防法が必要であると考えるようになりました．それが本書の目的である「先制医療」であります．先制医療という言葉はまだ一般化していませんが，遺伝素因によってある程度層別化し，発症前にかなりの確度で診断して治療介入しようとするものであります．先制医療が確立できれば，従来の発症してからの治療医学と異なってそれは究極の医療となり，個人にとっても医療制度を支える社会にとっても，計り知れない利益がもたらされるものと期待されます．

　最後に本書の刊行にあたって短い期間に執筆していただいた著者各位，支援していただいたJST-CRDSの方々，そして診断と治療社の編集者に感謝します．

2012年12月

京都大学名誉教授
公益財団法人　先端医療振興財団理事長
前科学技術振興機構　研究開発戦略センター首席フェロー
井村裕夫

目　次

口絵カラー ………………………………………………………………… ii

はじめに ……………………………………………………… 井村裕夫　iv
執筆者一覧 ………………………………………………………………… viii

総　論

転換期を迎えた医学と医療
―今なぜ先制医療が必要か― ………………………………… 井村裕夫　2

第1章　先制医療

先制医療とは
―その概念と施策の現状― ………………… 井村裕夫, 辻　真博, 中村亮二　18

第2章　先制医療の実現に向けた課題（個別技術と政策面）

1. ゲノム情報 …………………………………………………… 鎌谷直之　48
2. エピゲノム …………………………………………………… 牛島俊和　56
3. プロテオーム ………………………………… 松山正佳, 佐藤孝明　67
4. メタボローム ………………………………… 清野　進, 横井伯英　76
5. 分子イメージング …………………………………………… 渡辺恭良　86

6. 大規模ゲノムコホート研究 ････････････････････････････････････ 松田文彦　97
7. 医療政策，医療技術評価，リテラシー ･･････････････････････ 川上浩司　107

第3章　先制医療の実現に向けて

1. アルツハイマー病 ･･ 岩坪　威　118
2. 2型糖尿病 ･･･ 稲垣暢也　128
3. 骨粗鬆症 ･･ 杉本利嗣　139
4. 乳がん ･･････････････････････････････････････ 藤原康弘，清水千佳子　151

第4章　座談会

先制医療の実現に向けた，現状と今後の課題
･･････････････････････ 稲垣暢也，岩坪　威，井村裕夫，永井良三　164

用語説明 ･･ 184
索　引 ･･ 186

執筆者一覧

全体編集

井村裕夫　　京都大学名誉教授，先端医療振興財団理事長
　　　　　　前科学技術振興機構研究開発戦略センター首席フェロー

企画

科学技術振興機構研究開発戦略センター（JST-CRDS）

分担執筆（執筆順）

井村裕夫	京都大学名誉教授，先端医療振興財団理事長
	前科学技術振興機構研究開発戦略センター首席フェロー
辻　真博	科学技術振興機構研究開発戦略センターフェロー
中村亮二	科学技術振興機構研究開発戦略センターフェロー
鎌谷直之	株式会社スタージェン情報解析研究所所長
牛島俊和	国立がん研究センター研究所エピゲノム解析分野分野長
松山正佳	株式会社 iLAC CTO
佐藤孝明	筑波大学リーディング大学院ヒューマンバイオロジープログラム教授
清野　進	神戸大学大学院医学研究科細胞分子医学分野教授
横井伯英	神戸大学大学院医学研究科細胞分子医学分野特命准教授
渡辺恭良	理化学研究所・分子イメージング科学研究センターセンター長
	大阪市立大学大学院医学研究科・システム神経科学教授
松田文彦	京都大学大学院医学研究科附属ゲノム医学センターセンター長
川上浩司	京都大学大学院医学研究科薬剤疫学教授
岩坪　威	東京大学大学院医学系研究科神経病理学分野教授
稲垣暢也	京都大学大学院医学研究科糖尿病・栄養内科学教授
杉本利嗣	島根大学医学部内科学講座内科学第一教授
藤原康弘	国立がん研究センター中央病院乳腺・腫瘍内科科長
清水千佳子	国立がん研究センター中央病院乳腺・腫瘍内科外来・病棟医長
永井良三	自治医科大学学長

総論

総論

転換期を迎えた医学と医療
―今なぜ先制医療が必要か―

［先端医療振興財団，前科学技術振興機構研究開発戦略センター］ 井村裕夫

1　現代医学の潮流

　科学に根ざした近代の医学は，19世紀にはじまったといってよいであろう．当時の世界の最大の課題は感染症であった．たとえば中世のヨーロッパを繰り返し襲ったペストは，19世紀にもヨーロッパで流行し，アジアにも広がった．コレラの大流行（パンデミア）も全世界で繰り返し起こり，わが国にも上陸して多くの死者を出した．また産業革命以来，都市化の進んだヨーロッパでは慢性感染症としては結核が大きな社会問題であったし，近代化が進む明治以降のわが国でも結核は若い人々に大きな被害を起こす深刻な疾患であった．こうした状況の中で，19世紀後半になると細菌学が勃興し，多くの感染症の病原体が次々と発見された．また抗血清が一部の病原体に対して作成され免疫学が発展するとともに，免疫現象が感染症の予防や治療に応用されるようになった．

　他方，先進諸国では次第に上下水道が普及するなど，公衆衛生の進歩が消化器感染症の予防に大きく貢献した．20世紀中葉になると，ペニシリンにはじまって抗菌薬が次々と臨床に導入されて顕著な効果が認められ，人類はついに感染症を制圧する日を迎えたとする楽観的な見解すら述べられるようになった．しかし1980年頃から抗菌薬に対する耐性菌の増加によって，感染症の治療に困難な課題が生じるようになった．また新しい感染症が出現したり（新興感染症），いったん減少した感染症が再び増加する（再興感染症）事実も知られるようになった．このように感染症は先進諸国においても依然として医学の大きな課題である．特に高齢者が増加したことにより，若いときに感染し潜伏状態になっていた結核が再燃したり，市中肺炎（社会生活をしている人に発生する肺炎）が増加したりして問題となりつつある．

　わが国では20世紀中葉までは，感染症が蔓延し，結核，肺炎・気管支炎，下痢・腸炎が，三大死因であった．しかし抗菌薬の導入と公衆衛生の改善によって感染症は激減し，代わって癌，脳血管障害，心臓病などが主要な疾患として浮上してきた．全世界的にみると，アフリカを中心とした発展途上国では感染症は依然として重要な課題であり，特にマラリア，結核，エイズが三大感染症として多くの人命を奪っていて，その対策に力が注がれている．しかし近年予防接種などの普及によって，途上国においても感染症による死亡は減少傾向を示し，代わって癌，心臓疾患などの非感染性疾患（non-communicable diseases：NCD）が大きな健康問題となりつつある．たとえば発展途上国においても，全死亡の50〜70％はNCDであるとされている．国連が2011年9月に公衆衛生関係の高級者会合を開催し，NCDへの対策を討論したことをみてもその重要性がうかがい知れる．

　ここで用語のことを述べておきたい．NCDは政策的な用語として国際的によく用いられている．癌，糖尿病，心筋梗塞などの慢性非感染性疾患を指す言葉である．一方わが国では生活

習慣病という政策用語が，広く用いられている．これは生活習慣を改善することにより，疾患を予防しようとする政策的意図をもった一般の人にはわかりやすい用語であって，わが国では広く用いられている．しかし高齢者に多い疾患の中には生活習慣と無関係なもの，関係の不明なものも多く含まれており，生活習慣が強く関係する2型糖尿病においても生活習慣と無関係な症例も一部には存在する．したがってここでは単に慢性疾患という用語を用いておきたいが，それはNCDとほぼ同じと考えてよい．そしてその中には生活習慣病（糖尿病，肥満，一部の癌など）がかなり多く含まれている．

2 慢性疾患の克服に向けた取り組み

第二次世界大戦後，アメリカでは国立科学財団（National Science Foundation：NSF）を発足させて大学などに研究費を配分して基礎研究の振興を図るとともに，当時は研究機関であった国立衛生研究所（National Institutes of Health：NIH）が競争的資金制度を創設し，外部に研究費を配分して健康科学の向上に努めた．その理由の一つは1930年代から，アメリカでは心筋梗塞が増加し，心臓疾患が死因の一位となっていたことである．この問題を解決するため，NIHは国立心臓肺血液研究所を設立するとともに，あるコミュニティを対象とした前向きのコホート（観察の対象となる集団）研究をはじめた．これが有名なフラミンガム研究である．フラミンガムはボストン郊外の比較的人口の移動が少ない小さな町で，そこの住民を対象にボランティアを募集して定期的に身体所見，血液の検査などを実施し，長期にわたって追跡調査がなされた．そしてほぼ10年後には，高血圧，高コレステロール血症，喫煙が冠動脈疾患の危険因子であることが明らかにされた．したがってこれらの危険因子を治療するか避けることによって，冠動脈疾患を予防しようとする運動がはじまった．

コホート研究はフラミンガム研究にはじまるものではないが，フラミンガムの成功を受けて世界各地で慢性疾患を対象とするコホート研究が行われた．特に20世紀後半になると臨床生理学や血液化学の検査法が進歩して，多くのパラメータを用いて追跡することが可能となった．わが国では脳血管障害を対象としてはじまった久山町研究が有名である．こうしたコホート研究や，多くの臨床観察研究によって，種々の慢性疾患の危険因子が次第に明らかになってきた．

わが国の厚生省（当時）は当初「成人病」という政策的概念を導入し，多くの慢性疾患の早期診断，早期治療の重要性について啓蒙活動を行った．これを受けて，地方自治体や職場で，成人病検診が行われるようになった．これは早期に糖尿病，高血圧，脂質異常症，肥満などを診断して介入することにより，疾患の進行を防止し，重篤な合併症（たとえば心筋梗塞，脳梗塞，腎不全など）の発症を予防しようとする，いわゆる二次予防を目指したものであり，一定の成果をあげることができた．

しかし1970年以降，わが国では糖尿病などの慢性疾患が増加し，その基盤となる肥満，あるいはメタボリックシンドロームが注目されるようになった．メタボリックシンドロームの定義は，国際的にもまだ統一されていないが，肥満，特に腹腔内の脂肪沈着に高血圧，高中性脂肪血症，耐糖能異常（血糖値の異常）あるいはインスリンの作用障害（インスリン抵抗症）などの血管障害のリスク因子が重積した状態をいう．この概念は医学的にはまだ十分整理されているとはいえないが，「メタボ」という略称が一般用語となるほど普及して，生活習慣の改善にある程度貢献したといえる．

また高齢化の進行によって，癌が重要な疾患として浮かび上がり，わが国では死因の第一位となった．そこで厚生省（当時）は新たに「生活習慣病」という政策的概念を導入し，生活習慣を改善することにより慢性疾患の発生を防ごうとする一次予防へと，政策の重点を変えていった．「がん予防10か条」「健康日本21」などの

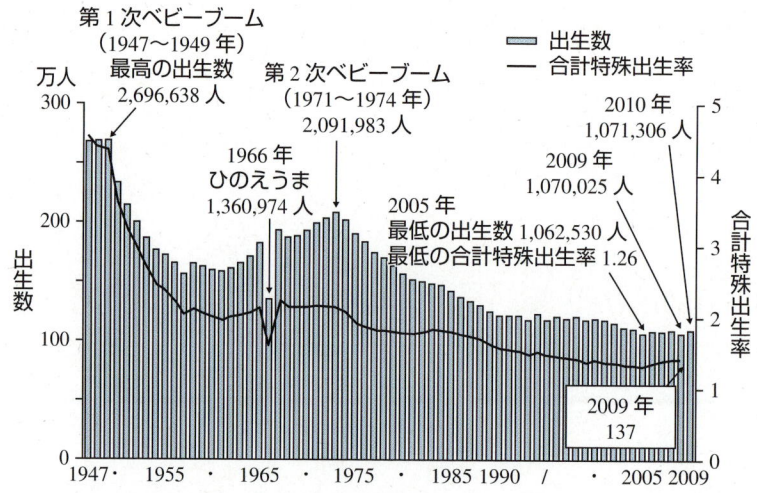

図1 わが国の合計特殊出生率と出生数の推移
諸外国より早くすでに1950年代から出生率は低下している．しかし戦後の第一次ベビーブーム，その子どもたちの第二次ベビーブームがあったので，総出生数の低下は1980年以降顕著になってきた（厚生大臣官房統計情報局：人口動態統計，http://www.kanda-med.or.jp/health/h10n05.asp の図から作成）．

政策は，この線に沿ったものである．これらの政策は一定の成果を収めつつあると考えられるが，多くの人に一次予防の重要性を認識，実行してもらうのは容易なことではない．たとえば慢性疾患の原因となり，早期死亡の第一の要因である喫煙を止めることの難しさをみても，そのことは容易に理解できるであろう．

3 現在のわが国の医療の状況

1961年，わが国は国民皆保険制度を導入し，また病院や診療所も増やしたので，すべての国民が容易に医療を受けられるようになった．特に希望する病院や診療所を自由に受診できるフリーアクセスは，わが国の医療制度の一つの特徴となった．2011年イギリスの有名な医学雑誌であるランセット（Lancet）は2011年にわが国の健康保険制度の特集を行い，その功績と今後の問題点を指摘している．

第二次世界大戦後，日本人の平均寿命は伸び続け世界一の長寿国となった．その理由としては公衆衛生の改善，国民の理解などの要因もあるが，何といっても医学・医療の進歩とその普及が大きく，国民皆保険制度がその一端を支えてきたことは疑いがない．出生率（正確にいえば合計特殊出生率）は，現在世界の多くの国で低下傾向を示しているが，わが国では特に早く1950年代から低下がみられ，2以下となっていた．しかし戦後は第一次ベビーブームがあり，1970年代にはその子どもの世代が生まれて，第二次ベビーブームとなった．そのため出生総数の減少はあまり顕著ではなく若年の生産人口は増加したので，出生数の減少は比較的最近まであまり大きな問題としては取り上げられなかった[1]（図1）．出生率の減少は女性の高学歴化，職場への進出などに伴う晩婚化が大きな要因であるが，結婚しない男女の数が増加したことと離婚が増えたことも注目すべき現象である[1]．それによって将来一人住まいの高齢者が増加すること，また社会保障の在り方が問題となる[2,3]．

a. 人口動態の変化

こうしたわが国の人口動態の変化は，人口ピラミッドに如実に表れている．図2は1930年，1970年，2010年の人口ピラミッドと2050年の推計値を示したものである．人口ピラミッドの原型は，若年人口が最も多く，加齢とともに次

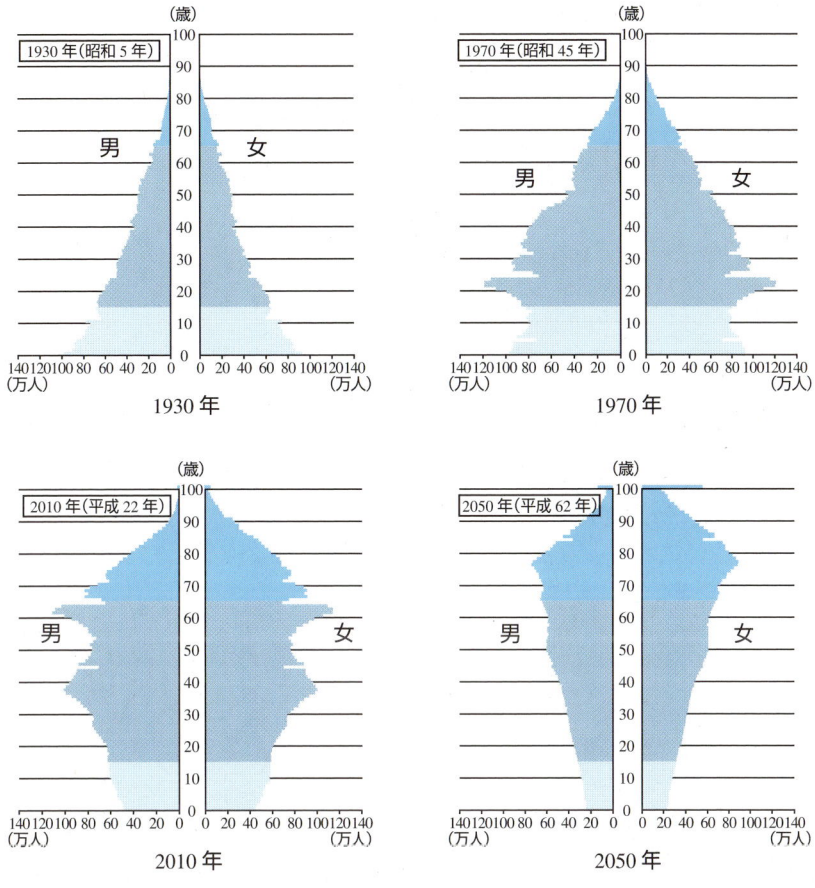

図2 わが国における人口ピラミッドの推移と将来予測
人口ピラミッドの原型は1930年のわが国のようにピラミッド型であり，1970年にはまだその形が少し残っているが，その後出生数の減少と高齢者の増加で不規則な形となり，2050年には逆ピラミッド型に近づいてくる（総務省統計局 http://www.stat.go.jp/data/kokusei/2010/kouhou/useful/u01_z24.htm のデータから作成）．

第に人口が減少してピラミッド型を示すところから名づけられたものである．わが国の1930年の人口ピラミッドは，ほぼ原型を示しているといえる．1970年には戦後のベビーブーマーの子どもの出生が多かったので，まだピラミッド型がある程度残っているが，その後は若年人口の減少と高齢者の増加によって不規則な形となり，2050年には逆ピラミッド型に近づくと推計されている．注目すべきことは，15～65歳の生産人口が次第に減少し，65歳以上の被扶養人口が増加することである．すなわちかつては生産人口の多くの人が1人の高齢者を支える胴上げ型であったが，現在は3人が1人を支える騎馬戦型となり，2060年には1人が1人を支えるおんぶ型となる．高齢者の社会保障の負担が極めて大きくなるわけである．

この人口ピラミッドから明らかなように，わが国では人口ボーナス（贈り物）といわれる状態が比較的最近まで続いた．人口ボーナスとは，生産人口（15～65歳の人口）が被扶養人口に比べてはるかに多い状態をいう．税収および健康保険料の収入が比較的多く，経済成長が起こりやすく，健康保険を含めた社会保障の維持も容易であった．生産人口の人々は健康保険料を納入するが，病院を受診することは少なく，保険料の一部を高齢者の医療費に利用することができたからである．したがって人口ボーナスが，国民皆保険を支えてきたといってもよいであろう．

しかし第1次ベビーブームで生まれた団塊の

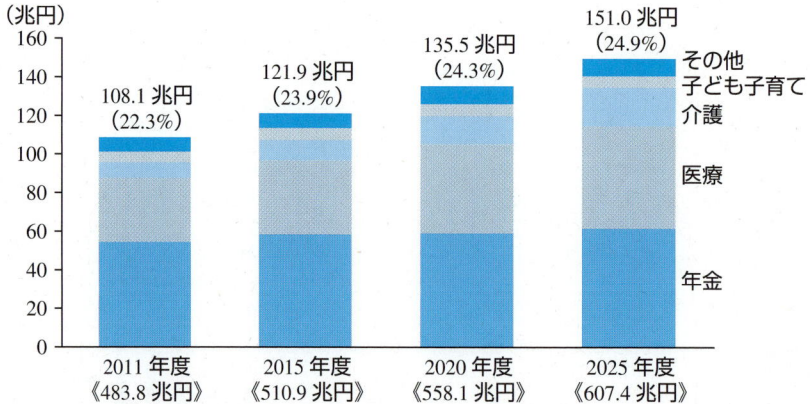

注1：「社会保障改革の具体策，工程及び費用試算」を踏まえ，充実と重点化・効率化の効果を反映している．
（ただし，「Ⅱ 医療介護等 ②保険者機能の強化を通じた医療・介護保険制度のセーフティネット機能の強化・給付の重点化，逆進性対策」および「Ⅲ 年金」の効果は，反映していない）
注2：医療介護について充実と重点化・効率化を行わず，現状を投影した場合の給付費は，120.7兆円（2015年），132.7兆円（2020年），146.8兆円（2025年）である．さらに，子ども・子育てに係る機能強化を考慮しない場合の給付費は，119.9兆円（2015年），120.7兆円（2020年），145.8兆円（2025年）である．
注3：上図の子ども・子育ては，新システム制度の実施等を前提に，保育所，幼稚園，延長保育，地域子育て支援拠点，一時預かり，子ども手当，育児休業給付，出産手当金，社会的養護，妊婦健診を含めた計数である．
注4：（ ）内は対GDP比である．《 》内はGDP額である．

図3 わが国における社会保障費の将来予測
高齢者の増加に伴って，医療，介護，年金の給付額は増加することは確実である．給付費は2011年度の108.1兆円（GDP比22.3%）から2025年度の151.0兆円（GDP費24.9%）へ増加し，総医療費53.3兆円，総介護費19.7兆円と推計されている（内閣官房：社会保障に係る費用の将来推計について③．http://www.cas.jp/jp/seisaku/syakaihosyou/syutyukento/dai10/siryou1-1.pdf より）．

世代が引退しはじめ，現在わが国は人口オーナス（重荷）といわれる状態，すなわち生産人口が被扶養人口に比べて相対的に少なくなる状態となった．この状態では税収も減少し，社会保険を中心とした国民皆保険の維持も困難になってきている．社会の構造が大きな転換期にさしかかっているといってよいであろう．

b．医療費の増加と介護の問題

このような状況の中で，総医療費の増加は避けがたくなっている．医療費の将来予測については，2025年には50兆円を超えるとするものが多い[2,3]．図3[4]は内閣官房の将来予測を示したもので，図からは読み取りにくいが2025年には医療費は53.3兆円，介護費は19.7兆円に達すると推計されている．医療費の将来予測はむずかしい課題であるが，主要な要素は高齢者の人口，医療技術の進歩に伴う医療費の高騰，医療技術の全国への均てん化，国民の収入などである．

図4は現在の年齢別平均医療費を示したもので，50歳以降で次第に増加し，特に75歳以降で顕著である．高齢人口の増加は，当然医療費の高騰につながる．また医療技術の進歩はめざましく，次々と新しい医療技術が登場し医療に大きく貢献しているが，新しい医療技術は一般に高価であり，それを加味するとさらに医療費が上昇することが予想される．しかしその予測はむずかしく，図3の予測には，医療技術のコストの予想は必ずしも十分含まれていないと考えてよいであろう．総医療費の約60%は健康保険と患者本人の負担であるので，他方では国民の収入の変動も総医療費に影響する．現在総

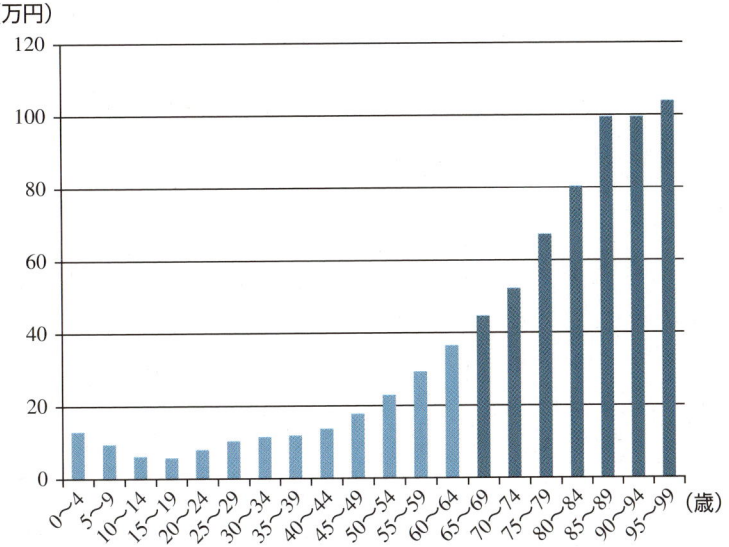

図4 年齢別にみた年間平均医療費
2000年の貨幣価値換算で換算した平均値．介護保険が導入されたので（予算ベースで約16%），70歳以上の医療費に反映させてある（松山幸宏：Economic Review 1：84-94, 2001 の表から作成）．

医療費のうち約40%が公費負担であるが，今後団塊の世代が引退し国民健康保険に代わると，公費負担の割合はさらに増加すると考えられる．

医療費とともに問題になるのが，介護費用である．介護保険はわが国では2000年に導入されたが，年々総額が増加し現在すでに8兆円を超えていて，その半分は公費負担である．図3に示すように高齢人口の増加とともに介護費用も急速に増加し，2025年には20兆円近くまで達すると予測されている．これらの増加額を公費で負担しようとすれば，消費税の大幅な増額が必要となる．

健康保険の50年の歴史をみると，その大部分は人口ボーナスの社会であったので，それに対応した医療が行われてきた．すなわち延命至上主義といわれたように延命を何よりも重視し，そのために終末期医療に高額の医療費が投入されてきた．医療技術の費用対効果は，欧米諸国に比べて，ほとんど考慮されてこなかった．また医療へのフリーアクセスが保障されてきたので，いわゆる梯子受診もかなり多いと考えられる．しかも個人のプライバシーへの配慮もあり，また国民背番号制が導入されていないこともあって，病院間での医療情報の共有化はほとんどなされてこなかったので，無駄も多かったと思われる．

しかしこれからの人口オーナス社会では，医療制度の大きな変革が求められることは，すでに述べた医療費，介護費の増加からも明らかである．高齢者の医療では，延命よりも生活の質（quality of life：QOL）を重視して，治療方針が選ばれるであろう．人生の残された期間を人間としての尊厳を維持しながら，いかに質の高い生活を送ることができるかを，医療供給者も一般国民も考えるべきときになったのである．病院と診療所の連携の強化，専門医と総合医の役割分担，在宅医療の普及などを推進し，限られた医療資源をすべての人に役立てるよう有効に活用しなければならない．すでに述べたように介護費用が高騰するため，今後介護を必要とする人をどのように減らしていくのか，新しい医療技術を開発し障害者をどう支援していくのか，などが重要な課題となる．

c. 医療技術の費用対効果

また新しい医療技術については，費用対効果の検討が不可欠になる．すでに欧米諸国で導入されている医療技術評価（health technology assessment：HTA）は，異なる医療技術を治療効果，費用対効果，QOLなどの視点から比較検討するものである．現在個々の医療技術については，多数例を対象とした臨床研究によって有効性の根拠（エビデンス）を明らかにし，それに基づいた治療であるEBM（根拠に基づく医療）が広く行われるようになっているが，今後はHTAに基づく医療が重要になるであろう．そのためにはEBMを基礎として，異なる医療技術の間での比較効果研究（comparative effectiveness research：CER）を実施することが必要である．その場合には，異なる医療技術について有効性，利害，費用対効果，QOLなどの視点から評価される．従来わが国では費用対効果の比較はあまりなされていなかったが，今後その必要性が高まると考えられ，方法についても検討が必要である．EBMが進化して，CERの時代を迎えつつあるといってよいかもしれない．

しかしなによりも大切なことは，疾病の予防に力を入れて病気になる人を少しでも減らすことである．そのことが医療費の削減につながるだけでなく，人々のQOLをよくする最善の方法であるからである．このようにいくつかの面で医学・医療の大幅な革新を実現しない限り，人口オーナス社会を乗り切ることはできないであろう．

4　ライフサイエンスの進歩

a. ゲノム科学の進歩

20世紀の後半，組換えDNA技術（個々の遺伝子を取り出すクローニングの技術）が開発され，多くの遺伝子の塩基（ヌクレオチド）配列が明らかになり，分子生物学は飛躍的な発展を遂げた．1990年代になると，国際コンソーシアムによって，個々の遺伝子ではなくおよそ30億塩基対よりなるヒトゲノム全体の解読がはじ

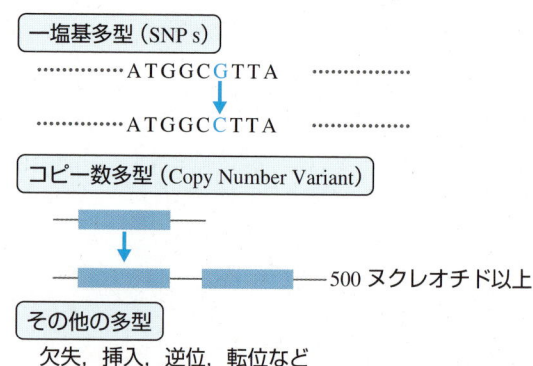

図5　ゲノムに存在する多型（polymorphism）
多型とはその集団の中で1％以上の頻度でみられるゲノムの変化をいう．1つの塩基の置換はSNPとよばれ，600万以上存在すると考えられている．コピー数多型は500ヌクレオチド以上のセグメントの重複があるものをいう．そのほかに欠失，挿入，逆位，転位など様々な多型がある．

まり，2003年に標準的なヒトゲノムの解読が完了した．

その後の重要研究課題の一つは，ゲノムの個人差と疾患感受性（病気への罹りやすさ）あるいは個人の表現型（身長，肥満度，皮膚の色，髪の毛の色，血清コレステロール値などの身体的特徴）の関連の研究であった．ゲノムの個人差（多型）としては，一つのヌクレオチドの置換（たとえばアデニンからグアニンへの置換），すなわち一塩基多型（single nucleotide polymorphism：SNP），500ヌクレオチド以上のセグメントが重複しているコピー数多型，ヌクレオチドの欠失あるいは挿入，ゲノムの一部の逆位，転位などがある[5]（図5）．

このうちSNPsについては，ゲノム全体にわたって網羅的に検査する技術が開発され，またアフリカ系，ヨーロッパ系，アジア系の人種のハプロタイプ（減数分裂に際して組み換えが起こらないDNAのセグメント）が明らかにされて，効率よく検査することが可能となった．そしてSNPsと疾患感受性あるいは個人の表現型との関連が精力的に検討された．全ゲノム関連解析（genome-wide association study：GWAS）とよばれる手法である．これによって種々の疾患に関連する遺伝子が多数同定されたが，個々の遺伝子の影響力は一般には小さく，これを用い

てある個人の特定の疾患へのリスクを予測することは多くの場合困難である．その理由としては，common disease common variant（ありふれた病気の遺伝子の特徴も頻度の高いものである）の考え方から，アリル（遺伝子座）頻度が比較的高い SNPs が選ばれて検査が行われたためで，頻度は少ないがより影響力の大きい多型が存在する可能性が考えられている．

さらに最近になって次世代シークエンサーとよばれる解析技術が導入されて個人のゲノムを解読することが容易かつ安価となり，個人ゲノムの研究がめざましく発展している．その結果遺伝子の欠失や機能の喪失（突然変異によって偽遺伝子化したもの），遺伝子の逆位，転位などの，従来予想されていたより大きなゲノムの個人差があることが明らかとなりつつある．今後より多くの人を対象として解読が進められると考えられるので，疾患感受性遺伝子の予測は現在よりも大きく進歩すると期待される．

b. エピゲノム研究の発展

ゲノム研究の進歩によって，エピジェネティックな変化を網羅的に調べるエピゲノムの研究も大きく発展しつつある．エピジェネティックな変化とは，ヌクレオチドには変化はないが，遺伝子の発現が制御され，それが細胞の世代を超えて持続するものである．そのメカニズムとしては，DNA のメチル化，ヒストン蛋白の修飾（メチル化，アセチル化など）が知られている．受精卵から個体が発生する過程では，プログラムに従ってエピジェネティックな変化が次々と起こり，細胞が分化して個体が形成される．こうしたプログラム化された変化のほかに，環境因子が働いて起こるエピジェネティックな変化もあると考えられている．後に述べるように胎生期の環境に関係して一部の疾患が増加する可能性があるが，そのメカニズムとしてもエピジェネティックな変化が想定されているし，加齢によってもエピゲノムが変化することを示す結果も得られている．最近では，発癌にもエピジェネティックな変化が重要な役割を果たしていることを示す結果も得られており，ゲノムと環境因子の相互関係を理解するうえで今後の進歩が期待される分野である．

c. 癌ゲノム研究の進歩

ゲノム解読技術の進歩のいま一つの貢献は，癌ゲノムの解読である．現在国際コンソーシアムによって癌ゲノムの解読が進みつつあるが，従来考えられたよりも腫瘍間でゲノムに大きな相違があることが明らかになりつつある．この研究は癌の発生機構や転移のメカニズムの解明，新しい診断・治療法の開発などに結びつくものと期待されている．

d. RNA 研究の発展

ゲノム研究がもたらしたもう一つの進歩は，RNA 研究の発展である．従来 RNA はゲノムにコードされている遺伝情報を，蛋白合成に翻訳する過程で働くメッセンジャーであると考えられてきた．しかしゲノムが転写されてできる転写産物（RNA）には，蛋白情報を含むメッセンジャー RNA のほかに，それを含まない非コード RNA（non-coding RNA：ncRNA）が多数存在し，それらがメッセンジャー RNA から蛋白への翻訳を調節していることが明らかとなってきた．そして ncRNA は疾患の発症にも関係していると考えられており，一部には疾患の進行の程度を示すバイオマーカーになるとの考え方もあって，その研究が活発に進みつつある．

e. ポストゲノム研究とバイオマーカー

ゲノム研究の成果は，そのほかにもポストゲノム研究と総称される様々な研究の発展を促した．たとえば遺伝子情報をもとにして作られる蛋白を網羅的に測定するプロテオームの研究は，質量分析機器などの分析装置の進歩とあいまって大きく発展した．また体液中の代謝産物を網羅的に測定するメタボローム研究もめざましい進歩を遂げている．これらの情報は後に述べるように，疾患の進行の程度を示すバイオマーカーとなるのではないかと期待されている．

表1 アメリカにおける早期死亡（premature death）の実際的な原因

	1990年	2000年
喫煙	400,000	435,000
不適切な食事と少ない運動	300,000	400,000
アルコール摂取	100,000	85,000
微生物感染	90,000	75,000
毒性物質	60,000	55,000
交通事故	25,000	43,000
銃器使用	35,000	29,000
性行動	30,000	20,000
不法な薬物使用	20,000	17,000
計	1,060,000	1,159,000

アメリカの疾患制御予防センターが，様々な統計資料を駆使して推計した人数
（Marshall E：Science 304：804, 2004 より）．

　またこれらのゲノム研究，ポストゲノム研究は，細胞の分化，増殖，癌化，死，機能発現などのいわゆる細胞生物学の研究にも，大きく貢献した．その詳細を述べることはできないが，特筆すべきことは幹細胞の研究の進歩である．幹細胞は無限の増殖能と様々な細胞に分化できる能力を有するもので，受精卵から作られる胚性幹細胞（ES細胞），体細胞に遺伝子を導入して作られる誘導幹細胞（iPS細胞），成体に存在する体性幹細胞などが存在する．これらの幹細胞は，傷害された組織を再生させる再生医療へ応用できるものと期待され，現に研究が進んでいる．

　細胞生物学の進歩と関連して，生体に存在する微量物質を可視化する分子イメージングの技術も発展しつつある．分子イメージングには正確な定義はないが，大別すると細胞レベルで様々な分子の動態を見るために行われるものと，個体を対象として物質の動態を観察するものがある．後者の代表としてすでに臨床に応用されているのが，陽電子放射断層撮影（positron emission tomography：PET）で，後に述べるバイオマーカーとしても利用されている．また機能の指標として血流や酸素化の程度を示す機能性核磁気共鳴イメージング（functional MRI：fMRI）もバイオマーカーに含めることができる．

5　疾病構造の変化，特に慢性疾患の増加

a. 慢性疾患の増加と健康寿命

　すでに述べたように第二次世界大戦後，日本人の疾病は大きく変化してきた．すなわち20世紀の中葉ではまだ結核などの感染症が三大死因を占めていた．しかしその後感染症による死亡は急速に減少し，悪性腫瘍（癌，肉腫など），脳血管障害，心臓病など，加齢とともに増加する非感染性慢性疾患が主要な死因となっている．これらに続いて欧米では慢性閉塞性肺疾患（肺気腫など）が死因の4位を占めるようになっており，わが国でも増加が予想されている．

　これらの疾患は後に述べるように遺伝素因と環境因子の相互作用によって発症する疾患で，生活習慣も大きな要因となる．アメリカの疾病予防管理センターは様々な統計を駆使して，一定の方法で計算された早期死亡（premature death）の実際的な原因を10年ごとに推計している．それによると，表1[6)]に示す通り喫煙が第1位で，次いで不適切な食習慣と運動の不足（すな

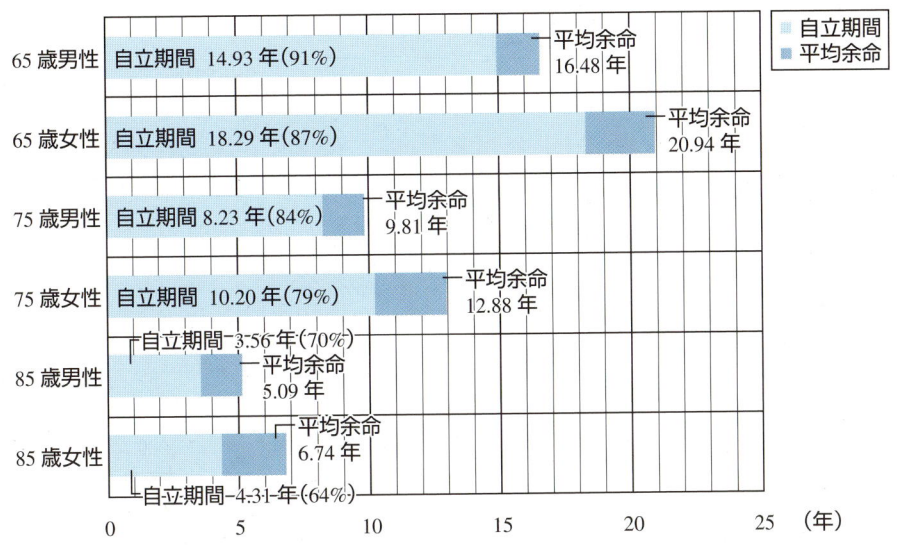

(注) 自立期間とは，要介護とならない平均期間を意味する．
％の数値は自立期間の割合（平均余命のうち要介護とならない期間の割合）を示す．

図6　わが国における65歳，75歳，85歳男女の平均余命と活動的平均余命（自立期間）
自立期間とは食事，排尿・排便，入浴などの日常生活を自立してできる期間をいう．平均余命から差し引いた期間が，介護を必要とする状態である（厚生省：厚生白書平成12年版．2000より）．

わち肥満）が第2位となっている．わが国では生活習慣が異なるとはいえ，1，2位は変わらないであろう．

疾病構造の変化は，健康寿命にも大きく影響している．図6[7)]は日本人の平均余命と，自立して生活できる活動的平均余命を示したものである．65歳の男女の平均余命は，それぞれ16.48年，20.94年であるが，介護を必要とせず自立して生活できる活動的平均余命は，それぞれ14.93年，18.29年であり，男性は平均しておよそ1.5年，女性は2.5年介護を必要とすることになる．すでに述べたように介護保険が発足して以来総介護費も年々増加しており，2010年には7.9兆円に達している．

要介護状態になる疾患は図7[8)]に示す通りで，脳血管障害，高齢による衰弱（老衰），骨折，認知症の順である．骨折の原因としては骨粗鬆症が基礎にあり，転倒して起こるものが圧倒的に多いが，脊椎骨折は体重の負荷によって圧迫されて起こるのが一般的である．また高齢による衰弱は，加齢によって起こる筋肉量の減少（サルコペニー）が基礎にあり，病気などを契

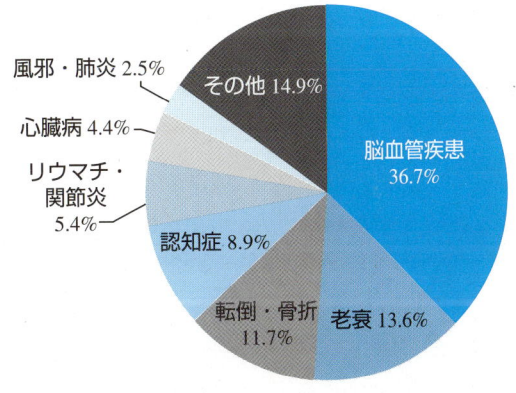

図7　寝たきりになり介護が必要となる疾患
（厚生労働省：国民生活基礎調査．1998より）

機として寝たきりになるものである．これらの病態も今後増加が予想されるので，社会への負担という視点から見て深刻な疾患群であるといえる．

表2は，疾病罹患率，死亡率，要介護率などの面から，今後重要となる主要な疾患を示したものである．すでに述べたように癌は死亡率の第1位を占め，その罹患率は国民2人に1人といわれるほど多い．死亡率の第2，3位を占め

る脳血管障害，心疾患はいずれも血管病変を基盤として発症するものであり，血管病変を起こす基礎疾患として糖尿病，脂質異常症，高血圧，あるいはそれらの集積状態であるメタボリックシンドロームが重視されている．表2に示す疾患の多くは高齢者に多発するもので，加齢という現象と深くかかわっている．精神疾患はあらゆる年齢に起こり，若年者で特に重要であるので，後に別に述べることとする．

表2 主要な慢性非感染性疾患

癌
脳血管障害，心疾患
糖尿病，高血圧／メタボリック・シンドローム
閉塞性肺疾患
認知症，その他の神経変性疾患
骨・関節疾患
感覚器疾患(眼，耳など)
精神疾患

b. 遺伝素因と環境因子

　慢性疾患は，一般に遺伝素因を背景としている．遺伝の関与の程度は疾患によって異なっているが，ごく一部の単一遺伝子疾患を除いて多くは多因子疾患であり，多数の遺伝子が関与して起こる不均一な疾患と考えられる．すでに述べたように全ゲノム関連解析が進み，それぞれの疾患で多数の関連遺伝子が見出されてきたが，まだ臨床の現場で遺伝的にハイリスク群を選ぶため利用できるまでには至っていない．すでに述べたように今後個人のゲノム解読などの研究が進めば，遺伝素因がより明確になるものと期待される．

　しかしこれらの慢性疾患は遺伝素因のみで起こるものではなく，環境因子も重要な役割を果たしている．すでに述べた疾病構造の変化は，主として環境因子の変化に基づくものである．たとえば糖尿病の大部分を占める2型糖尿病（成人発症型糖尿病）は，わが国では1960年以降急速に増加しており，その増加は現在も続いている．2型糖尿病は，中国，韓国など東アジア諸国，インド，アラブ諸国でも最近急速に増加しており，「糖尿病の津波」という表現すら用いられるほどである．この背景には食品やモータリゼーションなどの生活環境の西欧化が関与していることは明らかである．そしてアジア地域ではあまり顕著ではないが，2型糖尿病の基盤となる肥満が増加していることも知られており，環境因子の変化が大きく影響することを示唆している．図8[9]は2025年の世界の各大陸における2型糖尿病の患者数の増加の予測を，2003年の推計値と対比して示したものである．発展途上国の多いアジア，アフリカ，南米などで糖尿病が顕著に増加すると予測されている．

c. 胎生期の環境と発達プログラミング

　最近，環境因子の一つとして胎生期の環境の影響が注目されている．イギリスでは，冠動脈疾患が比較的貧しいイングランド西部やウエールズに多いという矛盾に注目した臨床疫学者，D. J. バーカー[10]が出生時体重の記録をもとに調査を行い，生下時体重の少ない小児が成人になって心筋梗塞を起こしやすいことを明らかにした．その後多くの疫学的研究が世界各地で行われ，出生時体重の少ないものに心筋梗塞だけでなく，高血圧，肥満，2型糖尿病，メタボリックシンドローム，骨粗鬆症，慢性閉塞性肺疾患なども多いことが報告された．また第二次世界大戦末期にオランダで起こった厳しい飢餓の後に生まれた小児を追跡した結果でも，同様の所見が認められた．なお成人における2型糖尿病や肥満は出生時高体重のものでも多い傾向があることが報告されているが，これは母親の糖尿病によるものと推定される．母親に糖尿病があると，巨大児が生まれることが多いからである．

　出生時低体重であった小児に成人になってから上記の疾患が多くみられることから，バーカー仮説，あるいは発達プログラミング仮説（developmental origins of health and diseases：DOHaD）が有力となってきている[11]．それは胎生期に環境が不良であると生後も同様な環境で

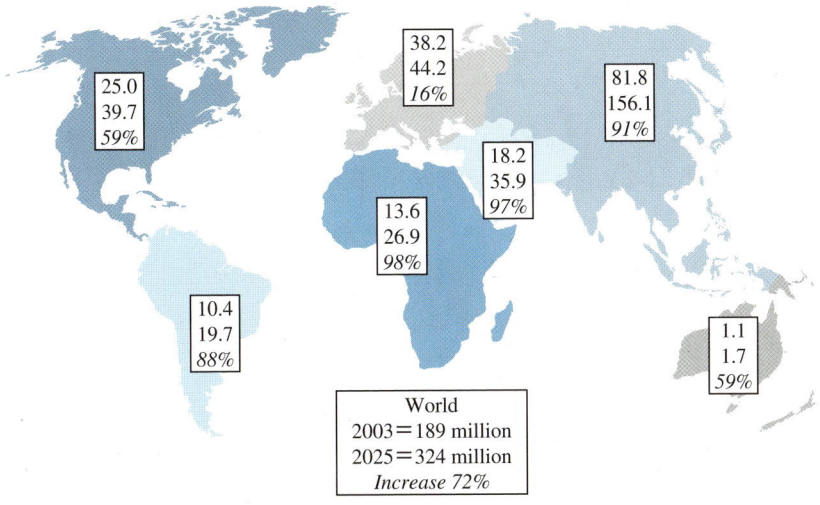

図8　世界の各大陸における糖尿病患者数の将来予測
2003年の推計値と2025年の予測値を示す（Zimmet P, *et al.*：*Diab Med* 20：693-702, 2003より改変）．

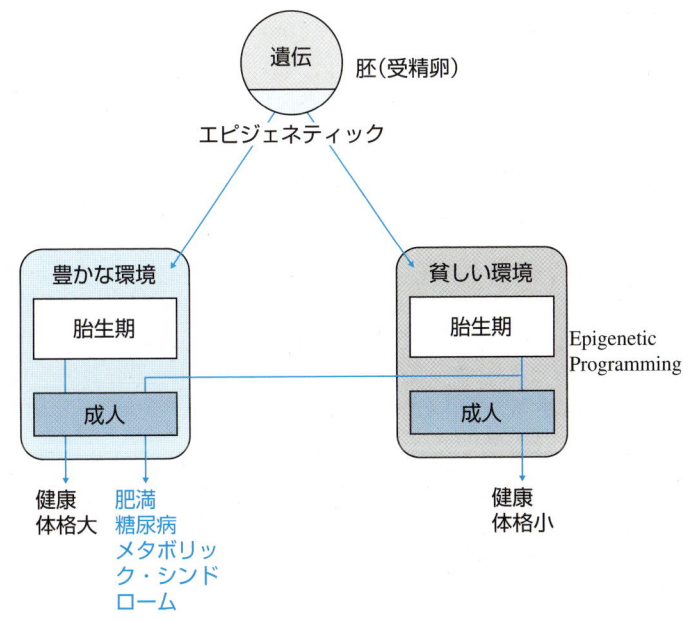

図9　発達プログラミングの模式図
胎生期栄養状態の成人後の疾患との関係を示す．

生きる可能性が大きいので，それに適したようにプログラムされるという仮説である．一方胎生期の栄養がよいと生後も同様な環境に生きることが期待され，そのようにプログラムされる．問題は胎生期栄養が不良な環境で育った小児が，成人になってから急に豊かな環境に変化すると，ミスマッチによって種々の疾患が起こるとする考え方である（図9）．さらに胎生期の栄養環境が不良で低体重になったものでは，生後にキャッチアップ成長が起こるが，その時期，程度なども成人における疾患に関係する可能性も指摘されており，小児期の環境も影響する可能性がある．現在プログラミングの分子機構の研究がはじまっており，すでに述べたエピ

ジェネティックな変化を示唆する結果も得られている.

図10 は DOHaD 仮説に基づいて,慢性疾患の成立機構を模式的に示したものである.これらの疾患では遺伝素因と胎生期あるいは生後の環境が疾患感受性を決定し,さらに成長後の環境も影響して次第に病変が進行する.そしてあるレベルに達すると臨床症状や検査所見の異常が認められるようになり,発症したと判断される.この発症を予防しようと介入するのが,次に述べる一次予防である.

6 治療医学から予防医学へ,そして先制医療へ

現在の医学の中心は,発症後に診断・治療する「治療医学」である.慢性疾患の予防の重要性は十分認識されているが,その実現は必ずしも容易ではない.その理由は従来の「予防医学」は,おもに疫学を基礎として発展してきたことに関係している.すなわち多数例のコホート研究やその他の臨床観察研究から対象とする疾患を起こす危険因子を明らかにし,それを避けるか,または治療することによって,発症を予防することで一定の成果をあげてきた.たとえば心筋梗塞の危険因子としては,脂質異常症,高血圧,2型糖尿病,喫煙などが知られているので,これらの病態を治療し,また禁煙を勧めることによって,心筋梗塞を一定の程度予防できるようになった.

しかし疫学の基盤を成すものは統計学であって,個々の症例に必ずしもあてはまるものではない.すなわち危険因子がほとんどなくても発症しうるし,危険因子があっても,リスクは場合によっては数倍に増加するとはいえ,そのうちで発症するのは一部に過ぎない.言いかえれば従来の予防医学は,「個の医学」ではなく,集団を対象とした統計的観察に基礎をおいたものであった.したがって,多くの人に,危険因子を避けて疾患を予防しようとする動機づけをすることは容易ではない.たとえば肥満のある

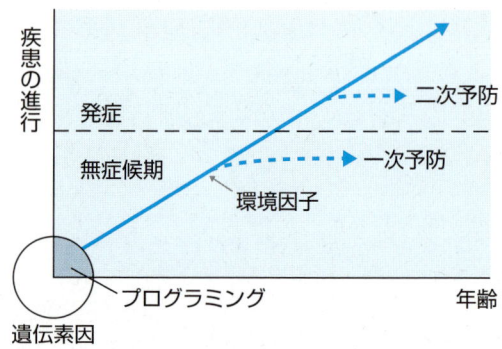

図10 慢性非感染性疾患の一般的な発症の経過
遺伝素因,胎生期または生後初期のプログラミングとその後の環境の影響によって次第に進行し,あるレベルに達すると発症する.一次予防は発症前に介入して発症を防ぐもの,二次予防は発症後早期に診断し,疾患の進行を防ぐものである.

表3 予防あるいは先制医療におけるレベル

予防			先制医療	
レベル1	レベル2	レベル3	レベル1	レベル2
発症の予防	早期診断,早期治療による進行の防止	重篤な合併症の防止	発症前診断・発症前治療	重篤な合併症の発症前診断・発症前介入

喫煙者で心筋梗塞を予防するために禁煙を勧めても,喫煙者の一部でしか心筋梗塞は起こらないのでなかなか実行されないのである.断っておくが,筆者は予防医学を否定しようとしているわけではない.それは従来一定の成果をあげてきていることは疑いがないし,現在も極めて重要である.しかしそこに限界があることを指摘したい.

これからの予防医学は,「個の医学」に根ざしたものでなければならない.特に今後遺伝素因が解明されれば,リスクの高い群を層別化することが可能になると期待される.しかも一定の確率で発症前にその疾患を診断ができるようになれば,強い動機づけができるものと考えられる.それが次の章で述べる先制医療である[12].

7　まとめ

　先制医療は個人の遺伝的特徴に注目し，全く症状のない発症前に診断して治療介入をしようとする医療である．従来の予防と異なって「個の医療」に立脚し，発症前診断を目指した「予測の医学」であるといえる．少子高齢化の進む世界にあって，健康長寿を実現するための究極の医療であるが，その実現にあたってはなお多くの研究が必要である．

　予防に一次予防，二次予防があるように，先制医療にもレベルがある（表3）．例えば骨粗鬆症では骨量の加齢による減少をできるだけ防止するレベル1と，骨折を防ぐことを目指したレベル2があり，現実は後者に重点が置かれている．心筋梗塞の発症前予測も，レベル2であるといえよう．

　疾患予防に向けた取り組みは，わが国においても欧米においても種々試みられており，一定の成果を挙げつつある．しかし先制医療を明確に目指した取り組みはアメリカではじまっているのみで，わが国でもそれを目指した施策が現在進められている．

　先制医療をすべての疾患において実現することはむずかしいし，また実現が可能となっても社会的，倫理的，経済的な問題について十分検討が必要である．しかし高齢化の負担が重くのしかかるこれからの社会にとって，先制医療の実現は望ましい未来を拓くものと期待される．

文献

1) 河野稠果：人口学への招待．中公新書，163, 2007
2) 松山幸弘：Economic Review 1：84-94, 2001
3) 堀内義裕：ファイナンス　6：79-86, 2011
4) 内閣官房：社会保障に係る費用の将来推計について③．http://www.cas.jp/jp/seisaku/syakaihosyou/syutyukento/dai10/siryou1-1.pdf
5) Lesk AM：Introduction to Genomics. Oxford University Press, 2007
6) Marshall E：*Science* 304：804, 2004
7) 厚生省：厚生白書平成12年版，2000
8) 厚生労働省：国民生活基礎調査．1998
9) Zimmet P, *et al.*：*Diab Med* 20：693-702, 2003
10) Barker DJ, *et al.*：*Lancet* 8663：577-580, 1989
11) Gluckman P：Developmental Origin of Health and Disease. Cambridge University Press, 2007
12) 科学技術振興機構研究開発戦略センター：戦略イニシアティブ　超高齢社会における先制医療の推進．科学技術振興機構，2011

著者プロフィール

井村裕夫（京都大学名誉教授，公益財団法人先端医療振興財団理事長，前科学技術振興機構研究開発戦略センター首席フェロー，日本学士院会員）

　1954（昭和29）年京都大学医学部卒，内科学特に内分泌代謝学を専攻し，神戸大学教授，京都大学教授，京都大学医学部長を経て，1991（平成3）～1997（平成9）年京都大学総長．退任後文部省学術顧問，科学技術会議議員，のち改組により総合科学技術会議議員を歴任，2004（平成16）年から公益財団法人先端医療振興財団理事長として現在に至っている．また科学技術振興機構顧問，同研究開発戦略センター首席フェローを歴任した．

　総合科学技術会議退任後は特にわが国で遅れていた臨床研究を振興するための，種々の提言を行った．それと並行して阪神・淡路大震災からの復興計画として神戸においてわが国初のバイオメディカル・クラスターの建設に尽力している．また進化生物学に興味をもち，進化医学の勉強にも力を入れている．2015（平成27）年には第29回日本医学会の会頭を務める予定で，相変わらず多忙である．趣味は美術鑑賞と書，あとは少量のワインとおいしい料理があれば幸せである．

第1章

先制医療

第1章 先制医療

先制医療とは
―その概念と施策の現状―

[先端医療振興財団，前科学技術振興機構研究開発戦略センター] 井村裕夫
[科学技術振興機構研究開発戦略センター] 辻　真博／中村亮二

1　先制医療とは何か

　すでに述べたように，多くの慢性疾患は，遺伝素因と環境因子が相互作用して発症する．したがって通常長い無症候期があり，その時期には臨床症状を伴わない．たとえばアルツハイマー病については，多くの脳病理学的研究によって図1に示すように，臨床症状が現れる10年以上前から脳にアミロイドβ蛋白(Aβ)が蓄積し，少し遅れてタウ蛋白が蓄積しはじめ，やがて軽度の認知機能障害(mild cognitive impairment：MCI)の状態となり，次いで明らかなアルツハイマー病に移行することが知られている[1]．すなわちAβが蓄積しはじめる時期には，自覚的にも，他覚的にも異常がみられない．このように慢性疾患では，正常と病的状態の境界は極めて不分明なことが多い．後に述べる骨粗鬆症では，加齢によって次第に骨量が減少していくが，明確な一線で病気であると決めることは困難である．

　それでは発症前にどのような手段で診断できるのであろうか．その一つは，遺伝素因である．現在までのゲノム研究の成果にはすでに述べたようにまだ限界があるが，少しずつ遺伝素因が明らかになりつつある．たとえば，比較的高齢で発症する散発性のアルツハイマー病を例にとると，アポリポ蛋白Eのε4アリル(アポEの対立遺伝子の型)のホモ接合体では発症する相対リスクは15～20倍，ヘテロ接合体では3～4倍ぐらい高いことが知られている．そのほ

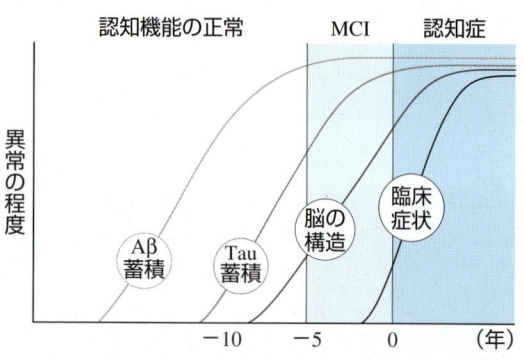

図1　アルツハイマー病における脳病変の進行の模式図
認知症の症状が出た段階を0年とし，さかのぼって表した．脳の構造の変化は明らかな萎縮，PETでのfluorodeoxyglucose(FDG)の取り込みの減少を示す．

か全ゲノム関連解析(genome-wide association study：GWAS)によって，多くの関連遺伝子が見出されている[2]．したがってゲノム情報から，アルツハイマー病のハイリスク群を選別することは，ある程度可能になってきている．その他の加齢に伴う疾患でも関連遺伝子の研究が今後進展するであろう．

　次に問題になるのは，疾患の進行の程度を表す測定可能な指標，バイオマーカーである[3]．バイオマーカーとして用いられつつあるのは，血液あるいはその他の体液(たとえば脳脊髄液)中の蛋白や代謝産物の測定や，イメージング(画像診断)などである．すでに述べたプロテオーム，メタボローム，分子イメージングなどの研究から，鋭敏なバイオマーカーが見出され

つつある．たとえばアルツハイマー病では脳脊髄液中のAβとタウ蛋白の比が一つの指標となる．また脳内に蓄積したAβをPIBなどのリガンドを用いて陽電子放射断層撮影（positron emission tomography：PET）で検出する分子イメージングの研究も進んでいる[4]．まだAβ蓄積と疾患の成因との因果関係が完全には証明されていないが，家族性，遺伝性のアルツハイマー病は，Aβの前駆体の異常か前駆体からAβを作る酵素の異常であり，高齢者に多い散発性のアルツハイマー病にもAβが何らかの形で関与すると多くの人が考えている．特にAβのある種の多量体ないしは構造に変化を起こしたものが，神経細胞を傷害するとの考え方が有力である．また先述のアポEは脳血管に作用して，Aβのクリアランスに関係している可能性が指摘されている．したがって，Aβのイメージングは極めて重要なバイオマーカーであるといえる．アメリカでは認知機能障害がまだ現れていない段階のプレアルツハイマー病について診断基準が作られており，発症を防止することを目指した介入試験もはじまっている．

図2は，アルツハイマー病の自然経過を模式的に図示したものである．アルツハイマー病は遺伝素因を背景として，何らかの環境因子と加齢によって発症する．臨床症状，たとえば軽度認知機能障害がはじまる前に，すでに脳内にAβが蓄積し，髄液中のAβ/タウ蛋白比が変化するので，プレアルツハイマー病と診断できる．この段階で介入治療をして発症を防止するか，遅らせようとするのが先制医療である．

アルツハイマー病の臨床症状は，Aβや少し遅れて蓄積するタウ蛋白による神経細胞死が原因であると考えられている．いったん神経細胞死が起こると再生は困難で，たとえAβを取り除くことができても臨床症状の改善は期待できないとする見解が有力である．したがって広範な神経細胞死が起こる前に治療することにより発症を防止しようとする先制医療に大きな期待が寄せられている．問題はAβなどの蛋白を除去し，神経細胞死を防ぐ薬剤の開発であり，現

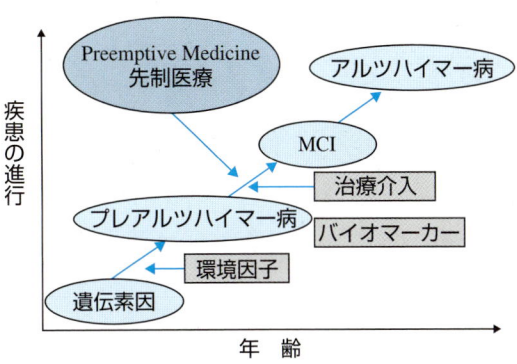

図2 アルツハイマー病の経過と先制医療の関係
アルツハイマー病は遺伝素因とまだ十分解明されてはいないが環境因子が関わりあって次第に脳病変が進行すると考えられる．胎生期ないしは生後初期の環境因子もプログラミングとして働く可能性もある．臨床症状を伴わないプレアルツハイマーの時期に診断し，介入しようとするのが先制医療である．

在全世界で鋭意研究が進められている．

アルツハイマー病以外にも，先制医療が必要な神経変性疾患は少なくない．たとえば中脳黒質のドパミンを産生する神経細胞が変性して起こるパーキンソン病も，高齢者に比較的多い疾患で，長い経過で次第に進行して死に至る．最近ではドパミン作動薬を用いる対症療法が進歩して一定の成果をあげているとはいえ，根治療法はまだ開発されていない．そして長い経過の後に次第に薬物が効かなくなり，治療が困難になる．多くの神経細胞はいったん死滅すると再生が困難であるので，再生医療に期待がもたれているが，それ以上に神経細胞死が重症になる前に診断し，治療することが重要であることは疑いがない．運動神経ニューロンが系統的に傷害される筋萎縮性側索硬化症（aminotrophic lateral sclerosis：ALS）も治療法のない難病であり，今後先制医療に向けた研究の発展が望まれる．

糖尿病も先制医療の対象となる可能性がある疾患である．2型糖尿病は遺伝素因と環境因子の相互作用によって起こると考えられているが，すでに述べたように最近では胎児期の環境も重視されている．そして生後のある時期にインスリン分泌能あるいはランゲルハンス島の容量が決まるとする仮説が提唱されている．図3

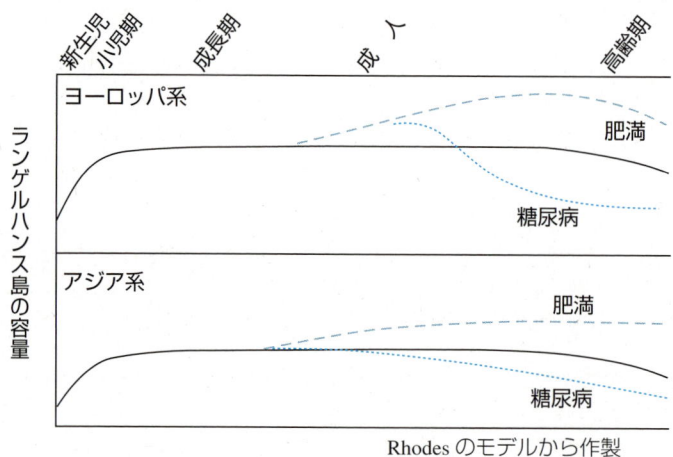

図3 ランゲルハンス島(ラ島)容量の成長と肥満および糖尿病における変化の模式図(仮説)
Rhodesのモデルに，日本人のランゲルハンス島容積の推定を加えたもの(Rhodes CJ: *Science* 307：380-384, 2005より改変)

はRhodes[5)]の提唱したランゲルハンス島の容量のモデルを，日本人における変化を加味して描いたものである．ランゲルハンス島の容量は生後急速に増加し10歳ぐらいでほぼ横ばいの状態に達すると考えられている．その後に肥満をすると容量は増加するが，肥満の結果糖尿病を発症する人では，ランゲルハンス島の容量は次第に減少する．それは主として膵β細胞のプログラム細胞死(アポトーシス)によるものであると推測されている．日本人ではまだ十分研究されていないが，ランゲルハンス島の容量は欧米人より少なく，糖尿病になると早期から低下すると予想される．それは欧米人では糖尿病の初期にはブドウ糖負荷に対するインスリン反応は増加するが，日本人では早期から低下するためである．

すなわち糖尿病を発症する人では，ランゲルハンス島の容量がはじめから少ないか，もしくは需要に応じて容量が増えないものと考えられる．このような異常をもっていても，若いときには組織のインスリンへの応答，すなわちインスリン感受性がよいので通常発症しない．やがて肥満，加齢などの要因が加わると，インスリン作用の障害，すなわちインスリン抵抗症が起こってくる．インスリン分泌予備能のよい人では，十分量のインスリンが分泌されるため糖代謝障害は起こらない．しかし糖尿病にはならなくてもインスリン抵抗性があると動脈硬化が進行し，血管障害を起こす原因となる．一方インスリン分泌予備能に限界がある人では，インスリンの需要に応じきれず，血糖が上昇しはじめ耐糖能障害(impaired glucose tolerance：IGT，境界型)とよばれる軽度に血糖が高い状態となり，次いで糖尿病に移行する．

コーカソイド(ヨーロッパ系の人種)では，一般に顕著な肥満によって糖尿病を発症する．しかし日本人をはじめ東アジアの人々には顕著な肥満は極めて少なく，しかもあまり肥満しなくても糖尿病を発症する．このことはすでに述べたように，ランゲルハンス島の容量が少ないか，需要に応じて増加しにくいためと考えられる．そのため今後東アジアでは，環境因子の変化によって糖尿病が欧米諸国よりも顕著に増加するものと推測されていることは，すでに述べた通りであり，その理由が遺伝素因の相違に基づくものか，それとも発達プログラミング仮説で説明できるものなのか，今後の研究が必要である．

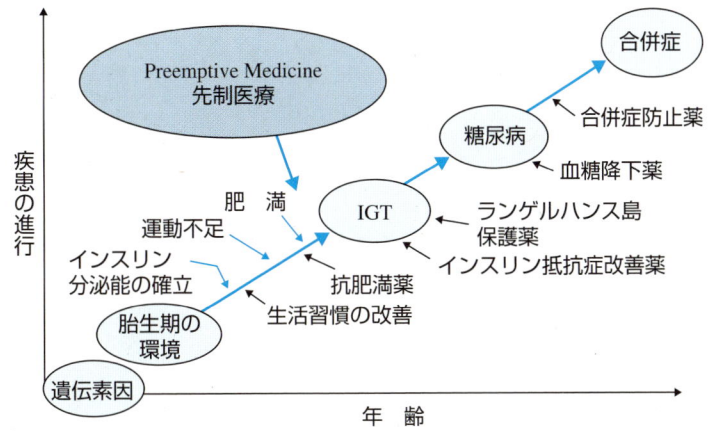

図4　2型糖尿病の経過と先制医療
2型糖尿病は遺伝素因と胎生期あるいは生後比較的早い時期の環境因子の相互関係により，ランゲルハンス島のインスリン分泌予備能が決まると考えられる．若いときにはインスリン感受性がよいので糖代謝に変化が起こらないが，中年以降肥満，加齢などの因子によってインスリン抵抗性が起こると，インスリン予備能が低い人には耐糖能異常が現れてIGT(耐糖能障害)の状態となり，やがて糖尿病を発症する．このIGTの以前のプレ糖尿病の時期に診断し介入することを目指すのが，先制医療である．なお，図中の黒い矢印は治療法を示している．

　この問題とある程度関連して注目されているいま一つの環境因子は，ミクロビオーム(microbiome)である．人体はおよそ60兆個の細胞よりなっているが，その約9倍の共生細菌が鼻咽腔，消化管，泌尿生殖器，皮膚などに存在しており，ミクロビオームと総称されている．その種類がメタゲノミクスとよばれる手法を用いて少しずつ解明されてきているが，個人によっても環境によっても異なることが明らかになりつつある．特に肥満者で特徴のある共生細菌が見出されており，肥満の成因と関連しているものとして注目されている．宿主である人体と共生細菌の間には複雑な相互関係があり，全体を超個体として捉えようとする考え方も登場している．糖尿病とミクロビオームとの間に関係があるのかないのかは，今後の研究課題である．

　図4は2型糖尿病の自然史を模式的に示したものである．2型糖尿病は遺伝素因に，胎生期の環境，生後の環境因子が働いて次第に進行する．先述のIGTの状態になると，血糖や血清ヘモグロビンA1cを測定すれば診断できる．この時期に介入すれば，糖尿病への進行を防ぐことができる場合もあるが，一定数は次第に進行して糖尿病へと移行する．こうした症例では，インスリン分泌能は時間の経過とともに低下していく．このインスリン分泌能の低下曲線を逆に外挿すると，糖尿病と診断される10年以上前からすでにインスリン分泌能の低下がはじまっていると推定される．これはアポトーシスによって膵β細胞が次第に失われるためと考えられている．またすでに述べたようにIGTの状態ですでに血管病変は進展している可能性がある．したがってより早い時期，すなわち血糖に全く異常がみられないプレ糖尿病の段階で診断できるバイオマーカーの開発が期待される．これについてはイメージングによる膵β細胞の容積の測定などの研究が進められているが，まだ成功していない．

2　先制医療の対象になる疾患と治療目標

　前項では先制医療の対象となる疾患の代表として，アルツハイマー病と2型糖尿病を取り上げた．しかしその他の非感染性慢性疾患も多くは遺伝素因と環境因子の相互作用によって発症するので，先制医療の対象となる．しかし疾患

によって何をもって発症とするか正確に定義することは必ずしも容易ではない．すでに述べた2型糖尿病でも，検診によって血糖の測定を行わない限り早期の診断は困難で，進行してはじめて臨床症状が現れる．発症の時期をどこにおくかは疾患によって異なる．

骨粗鬆症は骨量が減少する病的状態で，加齢によって起こる特発性のものと，疾患やホルモン療法に伴って起こる症候性のものがある．骨粗鬆症は，骨を構成する有機基質とカルシウム・リンなどの無機基質の比率には変化がなく，骨量が全体として減少した状態である．骨には長管骨と脊椎骨などがあるが，図5は両者の加齢に伴う変化，特に骨量の変化を模式的に示したものである．長管骨では皮質が薄くなり，脊椎骨では骨梁が疎となる．骨粗鬆症があっても通常は無症状であるが，一定以上進行すると長管骨の場合には転倒によってしばしば骨折を起こす．特に大腿骨頚部骨折が多く，寝たきりになる重要な原因疾患となる．一方脊椎骨は体重の負荷によって，圧迫骨折を起こすことが多い．程度が強いとQOLが障害される．

図6は骨粗鬆症の自然経過を模式的に示したものである．遺伝素因はかなり重要で，遺伝率（病気の発症に遺伝が関与する率，1は完全に遺伝による）は0.6〜0.85といわれている．GWASによって検討が進められており，ビタミンDレセプターの多型など，約20の多型が報告されている[6]．胎生期の環境との関係も注目されており，生後1年で低体重の人は成人において骨塩量が少ないとの報告もある．また成長期以降の環境因子も重要で，栄養，運動，内分泌環境などが影響する．

先制医療の理想は骨粗鬆症の発症を防止するか遅らせることにある．そのため遺伝素因の解明を進めるとともに，適度の運動や食事などの生活習慣の改善，女性では性周期の維持などの対策が必要である．過度の運動，極度の摂食などによって性周期が不規則となると，女性ホルモン（エストロゲン）の骨への作用が低下して，骨量が減少する．若い時の最大骨量は重要で，

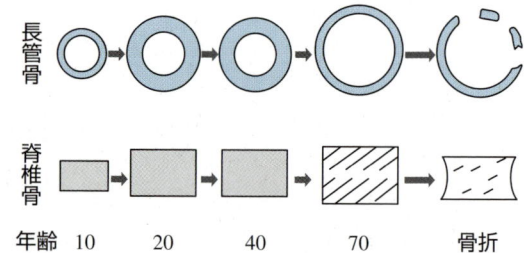

図5　長管骨，脊椎骨の加齢に伴う変化と骨折の模式図

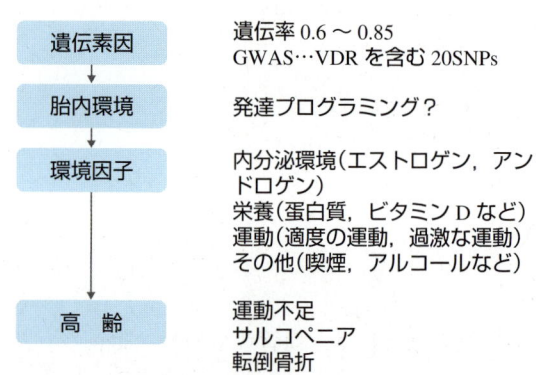

図6　骨粗鬆症の発症の経過
骨粗鬆症は遺伝素因に環境因子が加わり，加齢とともに次第に進行して発症する．胎内環境も影響するとの考え方もある．女性と男性では経過が異なる．

頂値が低い場合には更年期以後骨粗鬆症を起こしやすい．しかし，骨粗鬆症は加齢および閉経に伴って起こるある意味では生理的な変化であるので，その進行を防止することは必ずしも容易ではない．したがって現実的には，骨粗鬆症をできるだけ早く診断して治療することにより，骨折を防止しようとする戦略が主としてとられている．

診断には骨塩量の測定が一般に行われており，骨の強度の指標として重要であるが，骨質の変化も関与している．この骨質の変化は，骨のバイオプシー（生検）を行えば知ることができるが，より簡便なバイオマーカーの開発も現在進められている．治療法としては薬物の開発が進んでおり，それらをいかに多くの人で骨折の予防に使用していくかが課題となっている．こ

のように骨粗鬆症の先制医療は，骨粗鬆症そのものの進行を遅らせる第1段階と，骨折を防止する第2段階に分けて考えていくべきであろう．

動脈硬化性疾患についても同様の問題がある．動脈硬化症には粥状硬化症（アテローム硬化症），細動脈硬化症，中膜の石灰化を特徴とする中膜硬化症などがあるが，数が多く臨床的に重要なのはアテローム硬化症で，心筋梗塞や脳梗塞の主要な原因となる．WHOはアテローム硬化の経過を脂肪線条，線維丘，複合病変と分類している．脂肪線条のような初期の病変はかなり早い時期から現れることが解剖所見によって知られている．アテローム硬化症は遺伝素因に様々な環境因子が働いて，次第に進行すると考えられている．従来は血管壁への脂肪沈着が重視されたが，最近では慢性炎症の役割が注目されている．炎症は感染や創傷などに対する防御反応として起こるものであるが，炎症の原因が除去できないと慢性化する．アテローム硬化症の場合には，血管壁への酸化脂質の取り込み，マクロファージ，樹状細胞，白血球の浸潤などが次第に進行し，高リスクプラークとなる．そして突然血栓形成が起こって血管の閉塞が起こり，心筋梗塞，脳梗塞を発症する．

したがって先制医療の目標は遺伝素因を明らかにするとともに，脂質異常症，インスリン抵抗症あるいは糖尿病，高血圧，肥満，喫煙などの危険因子を避けるか治療することによってアテローム硬化症の進行を防ぐことにある．しかし血管壁の動脈硬化の初期病変を診断することはおそらく困難であるので，現実の重要な課題は，血栓形成を起こし心筋梗塞や脳梗塞などのイベントの原因となるリスクの高いアテローム硬化症を診断して介入治療することにより，重篤な合併症を防ぐことである．アメリカではHigh Risk Plaque Initiative がはじまっており[7]，血液マーカーや非侵襲的画像診断によって重篤な合併症が起こる前に介入する試みがなされている．このようにアテローム硬化症という病理学的な病変に対する先制医療は，その発生・進行を防止することであるが，心筋梗塞や脳梗塞に対する先制医療はハイリスク病変を診断して，血栓形成などによるイベントを防止することにある．このように疾患によっては異なるレベルで考えていくことが現実的であるといえよう．

癌の場合にはさらに異なった問題がある．癌は体細胞に複数の遺伝子異常が蓄積して，異常な分裂・増殖能を獲得する疾患と考えられている．しかし最近では遺伝子そのものの異常よりも，その発現にかかわるエピジェネティックな変化を重視する考え方もあって，まだ原因は完全には明らかになっていない．多くの癌は一つのクローン（単一の細胞）から発生すると考えられており，臨床的に診断できるまでにはかなりの時間を必要とする．したがって胃癌，大腸癌などでは内視鏡検査によって早期の癌，ないしは前癌病変を見出して切除すれば，治癒させることが可能である．癌の先制医療は主として早期診断に尽きるといえるであろう．

しかし遺伝性の癌などリスクが高い人に対しては，前癌状態で診断して薬物による発症の化学予防（chemoprevention）や手術などの介入を行う先制医療も成り立つと考えられる．乳癌においては一定の基準で高リスク群を選別し，選択的エストロゲン受容体モジュレーター（tamoxifen, laroxifen）やエストロゲン合成にかかわるアロマターゼ阻害薬（exemestane）を投与する試みもなされており，一定の効果があることが報告されている．またBRCAなどの遺伝子異常をもつ人への対策としては，乳腺切除も行われている．さらに切除後の再発の防止のためにも，乳癌ではtamoxifenなどの薬剤が用いられている．乳癌など一部の癌では，切除後かなり長い時間ドーマント（休眠）状態で経過して，発症することもあるので，予防的に薬物を投与することは有用であろう．

乳癌以外にも，化学予防は大腸癌，前立腺癌，食道癌など種々の癌で試みられている．しかし薬物の副作用やコストを考えると，どのような基準で高リスク群を選ぶか，初期がんのバイオマーカーは見出されるのか，どの程度の期

間治療を実施するのか,未解決の問題が多い.癌の先制医療は今後に残された課題である.

　癌,血管病変に続いて,現在世界で増加が認められ懸念されているのが慢性閉塞性肺疾患(chronic obstructive pulmonary disease：COPD)である.欧米ではすでに死因の4位となっており,アメリカでは間もなく3位となると予想されている.COPDは圧倒的に喫煙者に多いが,最近欧米では非喫煙者のCOPDも30%に達するとの報告もある.喫煙者のおよそ20%に発症するので,発症には遺伝素因が関係していると考えられており,GWASを用いた研究でいくつかの関連遺伝子が見出されている.またα-アンチトリプシン欠損症では,喫煙によって高率にかつ若年でCOPDを発症することが知られており,遺伝素因の解明は今後の課題である.診断には呼吸機能検査,CTなどが用いられているが,発症前診断に有用なバイオマーカーはまだ見出されていない.禁煙という効果的な予防法があるだけに,高リスク群の層別化,発症前診断など研究を進めるべき重要な疾患の一つである[8].

　いま一つ重要な疾患が,自己免疫疾患である.たとえばランゲルハンス島が自己免疫によって破壊される1型糖尿病は,発症したときにはまだインスリン分泌能がある程度保たれており,早期の徹底したインスリンによる治療が一定の効果をあげている.したがって発症前に診断し介入すれば,重篤なインスリン分泌不全が避けられるのではないかと予想され,先制医療に期待が寄せられている.1型糖尿病の遺伝素因はまだ十分明らかになっておらず,GWASでも強力な関連遺伝子は見出されていない.しかしHLA型などを用いて,ある程度ハイリスク群を選別できるので,進行しつつあるラ島炎のバイオマーカーを見出すことができれば,早期介入によるインスリン分泌能の一定の温存も可能になるであろう.インスリン分泌能が完全に失われてしまうと,血糖のコントロールが極めてむずかしくなるだけに,先制医療への期待は大きい.

　関節リウマチも数の多い自己免疫疾患で,重症の場合には関節の変形をきたし高度のQOLの障害が起こる.最近疾患の発症早期から見出されるマーカーとして,抗CCP抗体(anti-cyclic citrullinated peptide antibodies)が注目されている.この抗体陽性例では,抗体価が疾患の重症度,進行の予測などに役立つが,抗CCP抗体陰性の症例は別の疾患サブセットを構成している可能性がある.抗CCP抗体はリウマチ患者の症状のない1親等の家族でかなりの頻度に見出されており,発症前の疾患マーカーになる可能性もあり,今後のフォローアップ観察によって結論が得られるであろう.関節リウマチには有効性の高い抗体薬などが臨床に応用されており,適切な治療によって全治する例も現れている.今後発症前の診断,介入が可能になればさらに成果は上がるであろう.

　全身性エリテマトーデスも,難治性の自己免疫疾患で,重篤な臓器障害をきたすこともまれでない.最近発症前に採取されていた血清を用いた研究で,発症のかなり前から抗核抗体などの自己抗体が陽性であり,発症が近づくにつれて陽性の程度が強くなることが報告されている.したがって他の自己免疫疾患と同様にかなり長い発症前期があると考えられ,今後発症前診断も可能になるのではないかと期待される.

3　先制医療を推進する戦略

　すでに述べたように先制医療の対象となる疾患は極めて多く,極言すればすべての慢性疾患が対象となる.しかし先制医療を実現するのは必ずしも容易でないので,政策的にはある程度優先順位を付けて挑戦していくべきであろう.まず第1は発症前に診断しないと治療の方法がないもの,または極めて困難なもので,すでに述べたアルツハイマー病やその他の神経変性疾患,膵癌などがこれに該当する.第2に発症すると重篤な後遺症を残す疾患で,脳血管障害や心筋梗塞などがその例である.骨粗鬆症も骨折を起こすと寝たきりになる可能性があり,対象

とするべきである．第3に発症するときにはすでに合併症を起こしている可能性がある疾患がある．2型糖尿病では，発症時にはある程度血管病変が進行している可能性が大きく，またランゲルハンス島の容積の減少もはじまっているので，より早い介入が望まれる．このほか自己免疫疾患もいったん発症すると根治が困難な場合が多く，合併症も少なくないので，先制医療の対象とするべきであろう．すでに述べた関節リウマチ，1型糖尿病などがその例である．COPDもいったん発症すると治癒は困難であるし，他の臓器障害を伴うこともありかつ現在増加が著しいだけに先制医療の可能性を模索すべきである．すでに述べたように癌も長い経過の後に臨床的に発見しうる状態まで進行する疾患であり，その先制医療はとりもなおさず超早期診断に帰着するが，特に難治性の膵癌や遺伝性癌などを対象とした先制医療のための臨床研究を今後進める必要がある．

これと関連して今後先制医療の対象にするか検討すべき疾患として，精神疾患がある．精神疾患の多くは遺伝素因を背景とし，これに環境因子が作用して発症する．遺伝率は疾患によって異なるが，発達障害による疾患は一般に遺伝素因の関与が大きい．しかもすでに述べたDOHaD仮説は精神疾患にも当てはまり，オランダの飢餓の追跡調査で最初に気付かれたのが統合失調症の増加である．人の中枢神経系は胎生期から生後の長い期間にわたって発育し，高度の認知機能の完成には20年以上を必要とする．したがってこの間の環境因子も遺伝素因と関連して脳の発達障害を起こす可能性は極めて大きい．

精神疾患の代表ともいうべき疾患の一つが統合失調症である．統合失調症は世界のどの人種でも1％弱の頻度で起こり，18〜25歳で発症する．いったん発症すると社会生活が極めてむずかしくなる場合が多く，入院を必要とするものも少なくない．遺伝素因についてはGWASなど多くの研究がなされていてある程度有力な異常も見出されているが，まだ完全には解明されていない．最近脳のMRIを用いる研究や乳児期からのコホート研究の結果から，かなり早い時期から一定の異常が観察されることが明らかとなり，統合失調症は脳の発達障害により起こるとする仮説が有力になりつつある．したがって早期に発見して介入治療すれば，発症を遅らせ軽症化することができるのではないかと期待されている．

現在の診断基準は臨床症状のみによっているので，病像が完成しないと診断できないが，今後適当なバイオマーカーを発見できれば，より早い時期から介入することにより，発症を遅らせるか，軽症化できる可能性が大きい．その意味で統合失調症をはじめいくつかの精神疾患（自閉症，双極性障害など）も先制医療の対象とすることが望ましいと考えられる．

先制医療によってすべての疾患で発症を防止することはおそらく困難であろう．しかし発症を遅らせたり，軽症化することができれば，本人，家族，社会の負担を軽減することが可能であり，急速に少子高齢化が進むわが国にとって極めて重要な課題である．

4　先制医療を実現するための研究

先制医療を実現するためには，それに向けた多くの研究が必要である．まず第一に，遺伝素因の解明によって，疾患リスクをもつ人を層別化することが必要である．すでに述べたGWASを中心とした疾患遺伝子の研究は一定の成果をあげたが，まだ臨床に用いるには十分でなく，今後個人のゲノム解読を中心とした疾患感受性の研究の進展が望まれる．また環境因子がどのように遺伝素因と相互作用して，疾患の発症に結びつくのかも解明されねばならない課題である．最近糖尿病患者のランゲルハンス島では，エピジェネティックな変化であるDNAメチル化が正常人とは異なっていることが報告され注目されている．この変化の中には高血糖などの代謝異常に基づく二次的な結果と考えられるものもあるが，糖尿病の発症に結び

つくインスリン分泌障害に関係すると推測されるものもある．このようなエピジェネティックな変化を今後人においてどのように研究していくかが，一つの課題である．

　第二に，疾患の進行の程度を示すバイオマーカーの開発が，喫緊の課題である．バイオマーカーは定量的に測定可能なもので，DNA，RNA，プロテオーム，メタボローム，イメージング（PET, MRIなど），生理学的・心理学的指標などがある．実用化するためには，比較的簡便に実施できるものを選ばねばならない．たとえば潜在性の冠動脈硬化性病変は，CTや冠動脈カテーテルなどを用いて発症前に診断が可能となりつつあるが，多くの人に実施することは困難で血液成分などのバイオマーカーが必要である．また骨粗鬆症の診断には骨量の測定が比較的簡便に行われるが，骨質のマーカーとしてよいものを見出していくことが求められる．アルツハイマー病ではPETによるAβの検出や，髄液中のAβ/タウ蛋白比がバイオマーカーとして評価されているが，より簡便なスクリーニング法の開発が望まれる．このように疾患の進行の程度を示すバイオマーカーは，発症前診断に不可欠であるだけでなく，介入治療の効果を判定するうえにも必要である．

　第三に，介入治療法の開発も必要であることはいうまでもない．生活習慣の改善，たとえば禁煙，食事の改善，運動などは，動機づけができ，かつ適当な指導者がいれば比較的容易に実施できるが，その体制を自治体や職場がどう作るかが課題である．介入に薬物が必要な場合には，より困難な問題を生じる．従来の薬物の多くは発症後その症状や検査所見の異常を改善することを目的として開発されたもので，そのすべてが先制医療に適しているわけではない．かつ発症防止のためには長期の服用が必要となるので，廉価で，服薬が容易で，かつ副作用が少ないものが必要となる．この条件を満たす薬物の開発は，決して容易ではないと予想される．

　先制医療の実現のためには，以上の研究のほかに大規模なコホート研究が必要となる．すでに述べたことから明らかなように，胎生期の環境が成人後の疾患発症に関与する可能性が大きいので，コホート研究は胎生期からはじめるのが理想である．いわゆる出生前コホート研究（prenatal cohort study）で，胎生期の母体の栄養摂取，喫煙などの習慣，ストレスの有無，その他の環境因子を知ることは，発達プログラミングの影響を知るうえで有用である．生後には遺伝子の検索を行い，発達の状況や環境因子を観察する必要がある．出生前コホート研究が困難であれば，生後の比較的早い時期から大規模なコホート研究を実施するべきであろう．またより実施しやすい健康成人を対象としたコホート研究も並行して進めるべきである．環境省のエコチル調査との連携も，可能であるかもしれない．

　これらの事業を発足させるためには，コホート参加者の理解を得るためのインフォームド・コンセントとプライバシーの保護の在り方，健康情報の収集・保存と解析の方法，長期間にわたる研究体制の構築などの基盤の整備が必要である．同時に並行して主要な疾患に関するバイオマーカーの研究を進め，かつ介入の方法と効果を判定する指標を検討しなければならない．従来わが国では健康人を対象とした大規模なコホート研究が行われていないため，そのノウハウは蓄積されていない．病院などの臨床データの活用も必要となるが，個人情報を保護しながらそれらを研究に用いる体制はまだ構築されていない．

　しかしすでに述べたように少子高齢化によってより効率的な医療が求められるので，医療情報の共有をどのように実現していくか，重要な課題であるといえる．

5　先制医療の実現までと実現後の医学と医療

　先制医療は，病気の発症を未然に発見して治療しようとする究極の医療である．しかしすべての疾患でこれが可能になると期待することは困難であるし，実現するとしてもまだ一定の日時を必要とする．したがって当面は，現在の医

療をいっそう発展させていく努力も続けねばならない．

その一つはすでに述べた一次予防である．生活習慣が発症に深くかかわる疾患については，生活指導をいっそう徹底することにより，かなりの効果をあげうるものと期待される．禁煙，運動，食事療法などであり，生活指導をどのように徹底して行うか，どのようにモチベートしていくかが，課題である．これらの対策は，早期死亡を減らすうえで有効である．

薬物療法としては，分子標的療法のいっそうの発展を図らねばならない．ゲノム情報を基盤とした生命科学の進歩によって，薬物の標的となる分子は数多く見出されている．問題はどのようにして標的分子に結合して作用する候補物質を見出し，それを薬物として臨床応用するべく開発していくかである．このトランスレーションのプロセスを効率よく行うために，新しい手法が求められている．別の言葉でいえば，新しいトランスレーションの科学を発展させていくことが必要となっている．

再生医療は，最も期待される医療の一つである．たとえ先制医療が実現してもすべての人に適用することはできないし，先制医療が困難な疾患も少なくない．したがって傷害された組織を再生する研究には多くの努力を傾けねばならないし，成功した技術についてはその普及に努めねばならない．現在体性幹細胞を用いる再生医療が成果を上げつつあるし，近い将来胚性幹細胞やiPS細胞の応用も期待できる．再生医療の一つの問題は，コストがかなり高くつくことであり，この点を解決する努力も必要である．

移植医療は再生医療が実現していない疾患，または困難な疾患を対象とするものである．心移植，肝移植，ランゲルハンス島移植などがその例である．移植医療の問題はドナーの不足，拒絶反応，高いコストなどであり，その解決は決して容易ではない．

最後に高齢社会においては，いかに寝たきりの人を少なくするのかが，医療コストの面からも必要となる．すでに述べたように，今後高齢者の増加によって介護費用はいっそう増加することが予測されているからである．そのためにはリハビリテーションの研究をいっそう推進し，新しい技術の開発と普及を図らねばならない．また麻痺した四肢の運動を助ける装具，たとえば装着型ロボットの開発など，ハンディキャップをもった人が自立して比較的質のよい生活を送ることができるよう支援する技術の開発が重要であることはいうまでもない．こうした施策を実現するためには家庭におけるリハビリの推進が必要であり，そのための人材の育成，確保や訪問リハビリの在り方が課題となる．

これらの現在の先端医療の推進を図りながら，並行して究極の医療ともいうべき先制医療の実現に向けて着実に研究を進めなければならない．それと同時に医療制度の改革と教育に力を入れていくことが必要である．現在の医療はいわば人々が病気になるのを診療所や病院で待ち構えていて治療する形になっている．将来先制医療を実現するためには，コミュニティに入って行って先制医療の知識を普及し，人々の健康へ向けた努力を支援する人材が必要となる．そのためには医師，看護師，薬剤師のみでなく，健康科学の様々な分野で活躍する人材の育成を，今から考えていくことが必要である．先制医療が実現すれば診療の在り方が大きく変わることになるであろう．

それと並行して一般の人々に対する健康教育も必要となる．すでに述べたように急速に進む少子高齢社会では，今まで以上に個人の健康への知識と医療への理解が求められる．それはできる限り自分の健康を自分で守らねばならない社会となるからである．したがって自分がかかる可能性のある疾患について一定の理解をし，それを避けるため自ら努力していく姿勢が必要となる．そのためには小・中学校から引き続いてどのような健康教育を進めていくかが，大きな課題であろう．イギリスにおけるコホート研究によると，初等教育の結果が中年以降の健康の維持に大きく影響するとされているからである．

特に喫緊の課題は，禁煙の実施と生活習慣の

改善，特に食事の内容と運動である．わが国の食事は比較的に低カロリーでその意味では健康食であるが，食塩摂取がむしろ増加している点は憂慮される．また喫煙者が全体として減少の方向であるとはいえ女性の喫煙は減少せず，そのため受動喫煙の影響が問題となる．すでに述べたように喫煙と食事などの生活習慣が早期死亡に深くかかわっているだけに，健康教育の一つの柱として重視すべきものである．

なお本項の主題と直接関係しないので述べてこなかったが，出生率の低下への対策も必要である．それは若年人口の低下を少しでも軽減することが，社会制度の維持に必要だからである．出生率の低下の主因は，晩婚化であると考えられる．30歳を過ぎると次第に卵子の機能が低下して，不妊となる率が高くなるからである．早婚の奨励，子育ての支援，保育制度の充実など，種々の施策を考えねばならないであろう．

わが国は現在人口オーナス（重荷）社会の最前線を走っているが，やがて世界の多くの国が同じ問題に遭遇することになる．少子高齢化の方向を進めない限り，限られた資源と容積しかもたない地球の人口問題は解決しないからである．そのためにわれわれは，早く日本モデルとでもいうべき解決策を模索し，それを実現していかねばならない．先制医療は，医学・医療の分野における最も期待される方向であるといえよう．

先制医療が多くの疾患で可能になったとしても，老化と死を避けることはできない．人は必ず老い，最終的には死を迎えることは確実である．こうしたプロセスをできるだけ遅らせることを目的とした試みとして，最近アンチエイジングという言葉がよく用いられている．日本抗加齢学会の定義によれば，抗加齢医学（アンチエイジング医学）とは元気で長寿を全うするための理論的・実践的医学であり，特に加齢に伴って起こる疾患，たとえばがんや動脈硬化の予防に重点を置いている．その意味では先制医療の目指すものと一致している．ただアンチエイジングという言葉は一般に広く用いられており，効果の不確かなサプリメントや，皮膚のしわ，しみなどを対象とした美容整形の宣伝に用いられがちである．しかも老化が防止できるという誤った考え方を，一般化する恐れも大きく，その意味で注意しなければならない．

そこで最近サクセスフル・エイジングというコンセプトも提唱されている．サクセスフル・エイジングを実現するためには，身体の健康と認知機能をできるだけ維持し，常に社会との関係（コミットメント）を持ち続けることの必要性を強調しており，医学のみでなく社会学的要素も含んでいる．その意味で本書の先制医療の背景も含んだ適切な概念であるといえるであろう．しかも老化という現象を受け入れて，それに対処するため努力しようとしている点が，アンチエイジングの概念と違う点であろう．

最後に死生学（thanatology）のことに触れておきたい．すでに述べたように先制医療が確立されたとしても，人は必ず老いそして死を迎える．死生学は死と，それに至る生の過程を研究する学際領域である．医学，生物学，社会学，哲学，宗教学など多様な分野の人々が，死と生について論じてきた．生物学的には寿命を決定する因子，老化のメカニズムと，それを遅らせる方法についての研究が進んでいるが，人に応用されるまでには至っていない．しかもすべての生物には限界寿命があり，生存期間を延長できるとしてもおのずから限界がある．むしろ高齢社会では，死に至る生をいかに質の高いものにするのか，そして本人および家族がどのように死を受容するのかが課題であろう．よい死を迎えるためにはQOLのよい人生を送ることが必要である．幸福で質のよい人生は多くの人の希求であるが，それを実現するためには健康を守り，認知機能の低下を防ぎ，かつ社会とのコミットメントを維持していくことが大切であり，先制医療はそのための最良の医療であるといえる．

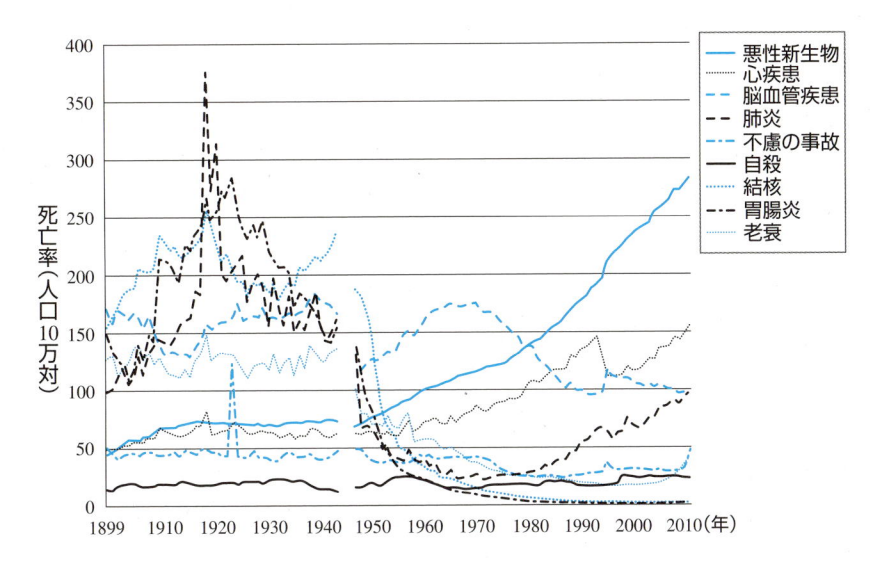

図7 わが国における死因別死亡率の推移（1899年～2011年）
戦前は結核，胃腸炎，肺炎の割合が高いのに対し，戦後は悪性新生物，脳血管疾患，心疾患の割合が高いことがわかる．
（総務省統計局　政策統括官・統計研修所：日本の長期統計系列から作成，厚生労働省：人口動態統計（2006，2011）から作成
検証用URL等
1899年～1943年…総務省　統計局・政策統括官・統計研修所「日本の長期統計系列」より　http://www.stat.go.jp/data/chouki/02.htm
1943年～厚生労働省：人口動態統計
http://www.mhlw.go.jp/toukei/saikin/hw/jinkou/geppo/nengai10/index.html
1899年～厚生労働省：心疾患―脳血管疾患死亡統計の概況　人口動態特殊報告
http://www.mhlw.go.jp/toukei/saikin/hw/jinkou/tokusyu/sinno05/13-1.html）

6　国内外の政策的な動向

a. 国内

1) 時代背景

　すでに述べたように，20世紀前半は感染症が蔓延し，結核，肺炎，胃腸炎がわが国の三大死因であった．そして，抗菌薬の導入や公衆衛生の改善が進んだ20世紀後半は，感染症が激減し，代わって悪性新生物（癌），脳血管疾患，心疾患などが三大死因となった（図7）．

　20世紀後半はまた，男女の平均寿命が50歳代（昭和20年代）から80歳前後（平成元～10年代）へと大幅に伸び，2度のベビーブームを経て人口は増加の一途をたどった．ベビーブーム世代の成長と少子化の進展によって人口構造も変化し，全人口に占める65歳以上人口の割合は7％（1970年）から14％（1994年）へと大幅に増加を続けた．また，バブル崩壊まで経済はめざましい成長を続け，国民所得は増加し，生活環境は大きく変化した．たとえば，食生活が変化し，炭水化物の摂取源である穀類とイモ類の摂取量が大きく減少する一方で，脂質の摂取源である肉類，卵類，乳類と油脂類の摂取量が増加した．

2) 健康・医療に関する対策の変遷

　時代が大きく変容した20世紀後半は，それに呼応して健康・医療に関する国の対策も変化した．ここではそうした流れを死因として大きな割合を占める疾患に着目して概観したい．

a) 成人病の概念の導入

　まずはじめは，「成人病」という政策的概念の導入である．成人病は，加齢に着目して，「40歳前後から死亡率が高くなり，しかも全死因の中でも上位を占め，40～60歳くらいの働き盛りに多い疾病」（厚生省：当時）が対象とされた．昭和30年代になると，いわゆる「三大成人病」とよばれる悪性新生物（癌），脳血管疾患，心疾患を中心に，成人病に対する各種の施

策が講じられた．それらはおもに集団検診を通じた成人病の早期診断，早期治療という二次予防であり，疾病やその危険因子を早期に発見して成人病患者の救命，延命を実現することを目的とした．厚生省（当時）が策定した「第1次国民健康づくり対策」（1978年～1988年）もその一環であり，健康増進に関する取組みとして「健康診査の充実」を掲げ，二次予防に重点を置いていた．

こうした対策の成果もあり，脳卒中，胃癌，子宮癌などの死亡率は昭和40年代以降で減少した．一方で，成人病の罹患には生活習慣に基づく長年の積み重ねが深く関与することも科学的に明らかになってきた．また小児の肥満が増え，なかには糖尿病を発症する事例もみられるようになった．こうした社会の変化を踏まえて「国民健康づくり対策」は第1次から第2次（1988年～2000年）へと移行し，第1次で掲げられた対策の拡充に加えて運動習慣の普及にも重点を置くなど，生活習慣に対する意識を高めていった．

b）成人病から生活習慣病へ

そのような中，1997年頃からは「生活習慣病」という政策的概念が新たに導入されることになった．成人病が加齢に着目した疾患群を指すのに対して，生活習慣病は食事・運動・喫煙・飲酒などの個人の生活習慣の積み重ねに着目した疾患群を指す．両者は異なる概念ではあるものの，慢性疾患を対象としている点で共通する部分も多い．

生活習慣病対策は，一次予防のうち生活習慣の改善に主眼が置かれた．「健康日本21」として知られる「第3次国民健康づくり対策」（2000年～2012年）でも「一次予防の重視」という方針が明示されている．具体的には，生活習慣病およびその原因となる生活習慣などの課題について，9分野（栄養・食生活，身体活動・運動，休養・こころの健康づくり，たばこ，アルコール，歯の健康，糖尿病，循環器病，がん）からなる多数の目標が設定されている．「健康日本21」の開始と同時期の2001年には「医療制度改革大綱」も策定され，「健康寿命の延伸・生活の質の向上を実現するため，健康づくりや疾病予防を積極的に推進する．そのため，早急に法的基盤を含め環境整備を進める」との指摘がなされた．その法的根拠として健康増進法案も2002年に策定され，翌2003年に施行された．

c）癌対策など

個別疾患の対策も進められた．1981年にわが国の死亡原因の1位となった癌はその代表的な例で，「対がん10ヵ年総合戦略」（1983年～1993年度），「がん克服新10ヵ年戦略」（1994年～2003年度），「第3次対がん10ヵ年総合戦略」（2004年～2013年度），といった一連の戦略策定，実施を通じて研究開発，医療提供を含めた総合的な取り組みがなされている．当初は早期診断，早期治療の研究開発を中心とした取り組みが進められていたが，近年は一次予防の位置づけが急速に高まっており，第3次の戦略では，「がん予防の推進」が重要な推進項目となっている．また，2006年に成立した「がん対策基本法」では，3つの基本的施策の1つとして「がんの予防及び早期発見の推進」があげられるなど，癌の一次予防は今後も重要なテーマになると考えられる．

以上のように，20世紀後半から今日に至る，わが国の健康・医療に関する対策の1つの側面は，慢性疾患への予防的対策であり，二次予防から一次予防への移行であった（図8）．また「健康日本21」は第2次を2013年から2022年度にかけて実施することがすでに予定されており，この予防重視の傾向は今後もしばらく継続すると予想される[9]．

3）医療費増大の深刻化

「医療制度改革大綱」が公表された当時，医療を取り巻く今日的な課題はおよそ顕在化していた．なかでも医療費の増大は深刻さを増していた．高齢化と医療技術の進歩が相まって，将来の医療費は大幅に増大すると確実視されていたのである．そのため，高齢社会対策のいっそ

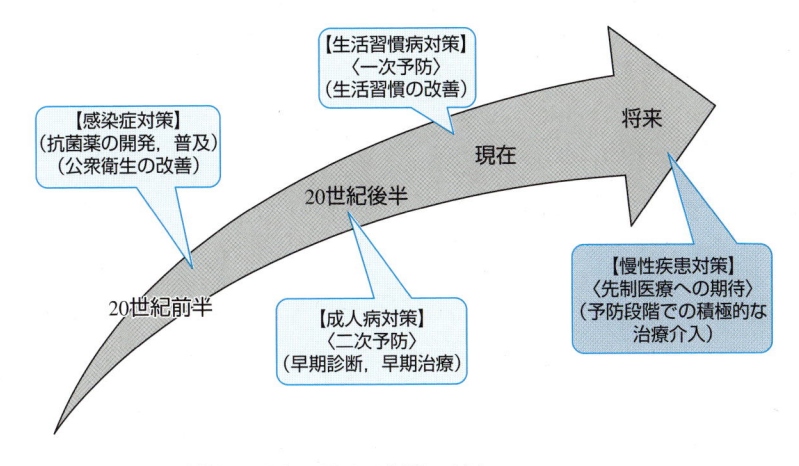

図8 わが国の健康・医療に関する対策の流れ
これまでの取り組みに加え，今後は先制医療の実現への期待が，政策にも表れつつある．

うの推進に向けた「高齢社会対策大綱」（2001年）なども策定されていた．

こうしたことを背景に，2005年に「医療制度改革大綱」[10]が改めて策定され，健康づくりがはじめて医療費適正化の手段として位置づけられた．具体的には，治療を重視した医療から疾病の予防を重視した保健医療への転換を図るとともに，医療提供体制，医療保険制度の在り方などにまで踏み込んだ見直しを行い，結果として医療費の伸びの適正化を実現する，という抜本的な医療構造改革を目指したものだった．これにしたがって「安心・信頼の医療の確保と予防の重視」，「医療費適正化の総合的な推進」，「超高齢社会を展望した新たな医療保険制度体系の実現」という基本的な考え方が示された．

基本的な考え方のうち「安心・信頼の医療の確保と予防の重視」では，内臓脂肪を減少させることで生活習慣病の諸病態の改善や発症リスクの低減が図られるという，「メタボリックシンドローム」（内臓脂肪症候群）の概念が導入された．従来の健診・保健指導は，個別疾患の早期発見・早期治療が主たる目的であったが，この方針により内臓脂肪型肥満に着目した早期介入・行動変容という観点からも行なわれることとなった．

また，この取り組みでは生活習慣病の進行をモデル化し，発症前段階での健康増進や発症後の重症化抑制と並んで，「不健康な生活習慣」と「内臓脂肪症候群としての生活習慣病」の間にある「予備群（境界領域期）」での生活習慣の改善が，生涯にわたって生活の質（QOL）を維持するうえで重要であることを示した（図9）[11]．

4）科学技術・研究開発への取り組み

健康・医療と関連の深いもう一つの取り組みは，科学技術・研究開発に関するものである．わが国の科学技術行政は，1996年度以降，5年ごとに策定される「科学技術基本計画」に基づいて具体的な方策が検討され，実行されている．2011年度からは第4期にあたる基本計画がはじまっている．

基本計画に基づく関係府省の取り組みは，内閣府にある総合科学技術会議が司令塔となり調整が図られている．調整の手段として総合科学技術会議は「科学技術重要施策アクションプラン」を毎年度作成し，関係府省はこのアクションプランに描かれた国としての総合的な推進を各々の事業において実行することとなっている．

施策を実行するにあたってのおもな関係府省は，厚生労働省，経済産業省，文部科学省，農林水産省，環境省である．厚生労働省は，安全確保（医療などの安全，食の安全，健康危機管理対策），先端医療の実現（基盤技術の開発，臨床研究（治験）の整備の推進），そして健康寿命の延伸のための科学技術研究を推進する．経済

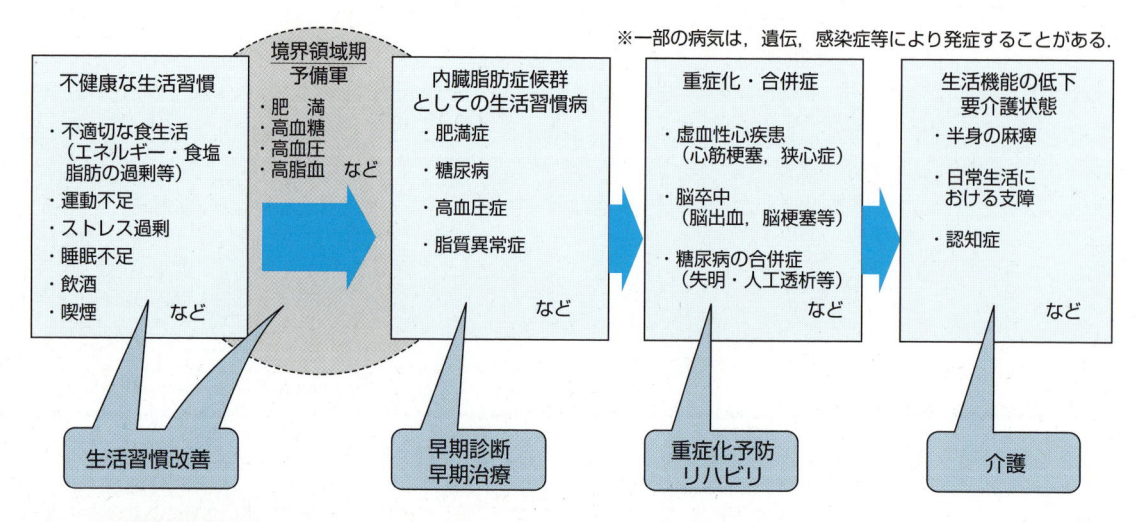

図9 生活習慣病の進行モデル
生活習慣病の予備軍（境界領域期）での生活習慣の改善の重要性が認識された．
（厚生労働省：平成19年版厚生労働白書　図表2-1-7. 32, 2007. http://www.mhlw.go.jp/wp/hakusyo/kousei/07/dl/0102-a.pdf より一部改変）

産業省は，医薬品や医療機器など各種医療技術の臨床応用に向けた研究開発を推進する．文部科学省は，医療・健康にかかわるあらゆる基礎的または基盤的研究を推進する．農林水産省は，健康長寿に資する農林水産物や食品の研究開発を推進する．環境省は，大気汚染などいわゆる環境問題との関連での基礎的研究を推進する．

こうした役割分担でわが国の科学技術，研究開発は推進されているが，近年はその役割間の連携や，国としての一体的な推進について様々な意見がある．とりわけ臨床研究の統合的かつ迅速な推進[12]や，司令塔機能の強化[13]の必要性などが指摘されている．そのため政府は2011年1月に内閣官房に「医療イノベーション推進室」を新たに設置し，現状打破に取り組んでいる．

5）ライフ・イノベーションの推進

つづいて近年の取り組みについて紹介したい．近年のわが国の停滞と閉塞感を打破すべく，国全体の基本方針として「新成長戦略～「元気な日本」復活のシナリオ～」が2010年6月に閣議決定された[14]．ここでは医療，介護，健康関連の産業をわが国の成長牽引産業にするという大方針が「『ライフ・イノベーション』による健康大国の実現」として掲げられた．これを受けて策定された「第4期科学技術基本計画」（2011年8月）[15]は，ライフ・イノベーションの推進を主要な柱の一つとして掲げている．またその中では「疾患の予兆を発見し，先制介入治療（先制医療）による予防法の確立を目指す」との文言が明記されている．これにより，先制医療は，国の健康・医療への取り組みの基本方針としての位置づけが与えられたことになる．

さらに，これに続いて医療イノベーション推進室による「医療イノベーション5か年戦略」（2012年6月）[16]や総合科学技術会議による「平成25年度科学技術重要施策アクションプラン」（2012年7月）[17]といった科学技術関連施策も検討，公表され，それぞれにおいて先制医療への取組みが方針に含められている．また，2012年7月，国全体の基本方針として「日本再生戦略」が新たに策定された[18]．その中では，東日本大震災からの復旧，復興を最優先課題としつつ，「新成長戦略」の問題意識はそのまま引き継がれており，医療，介護，健康関連産業を真にわが国の成長産業にするという大方針は継続している．

これまでの健康・医療への国の取り組みは，大きくみれば慢性疾患に対してより早期の段階での関与を行おうとする流れであった．したがって先制医療という考え方は，こうした流れ

の延長線上にある方向性の一つとしておよそ自然なものと思われる．一方で国の方針に取り込まれるためには国家レベルの議論を支える府省，民間，産業界などからの声も一定程度の影響を及ぼしていたと考えられる．一例として，わが国の科学技術政策，特に研究開発のあり方について中立的な立場から国全体に対して提言を行う組織である，独立行政法人科学技術振興機構（JST）研究開発戦略センター（CRDS）は，2010年度に先制医療に関する調査，検討を行なっている．検討結果は提言書「戦略イニシアティブ　超高齢社会における先制医療の推進」[19]として発行され，第4期科学技術基本計画の策定に関連する委員会において，参考資料として用いられた．

6）おもな関連施策

先制医療に固有の施策についてはこれから検討され，策定・推進がなされると期待されるものの，比較的関連が深いと思われる取組みは現時点でもいくつかみられる．以下では研究開発の段階に沿って基礎・基盤的研究，応用・臨床研究（治験），の順にまとめ，さらに研究開発の成果の社会導入に向けた動向についても述べる（図10）．

a）基礎・基盤的研究

先制医療では将来の疾患の発症をなるべく高い精度で予測することが必要になる．しかし先制医療の対象となる慢性疾患の多くは，病変が症状として現れ，それが診察によって確認できる（発症する）までに長い年月を要する．またすでに述べたように発症に至るには遺伝素因のほか様々な環境因子が作用すると考えられている．発症に至るメカニズムや多種多様な要因間の相互作用を，科学的な観察に基づいて客観的に把握・同定するためには，疫学的な研究が極めて重要になる．ところがわが国では大規模な疫学研究を推進する体制の整備が必ずしも十分に，また継続的に進められてこなかった．そこで，内閣府および文部科学省では，20年間にわたって10万人もの一般の研究協力者を対象に遺伝素因や環境因子に関する様々なデータを収集し，解析しようとする「ゲノムコホート研究」の準備が進められている．また文部科学省では，東日本大震災の被災地を中心に15万人規模のコホート調査，およびデータ収集を行う「東北メディカル・メガバンク」の準備が新たにはじまっている[20]．

診断技術や治療技術の開発では，上記の取り組みに加え，疾患の発症メカニズムの解明や医薬品などにつながる可能性のある医療技術シーズの探索など，基礎・基盤的な研究が必要である．各府省ではすでに多くの取り組みがなされている．たとえば文部科学省では，独立行政法人日本学術振興会（JSPS）の科学研究費補助金で研究者の探究心に基づく多種多様な学術研究が行われ，JSTの戦略的創造研究推進事業で国がトップダウンで領域を設定する課題達成型基礎研究が推進されている．これらの膨大な研究活動の中では先制医療に資する知見も数多く創出されている．また，厚生労働省でも，厚生労働科学研究費補助金による探索的研究が多く推進されており，それら研究を支援するバイオバンク（研究目的に利用される各種生体サンプルなどの収集・蓄積体制）の整備も計画されている．

b）応用・臨床研究（治験）

基礎・基盤的な研究成果のうち医薬品，医療

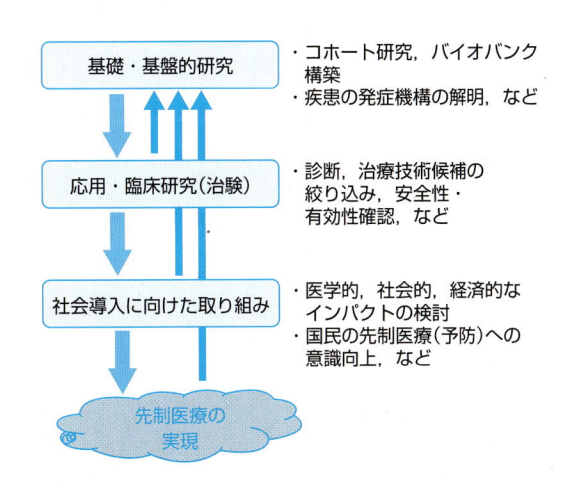

図10　先制医療実現までに必要となる研究（検討）段階
各段階を強力に推進しつつ，密にフィードバックを行うことで，先制医療の実現が加速すると考えられる．

機器などの医療技術として有望なものについては，通常，応用研究や臨床研究（治験）へと引き継がれていくことになる．たとえば文部科学省の橋渡し研究支援推進プログラム，JSTのA-STEP，独立行政法人新エネルギー・産業技術総合開発機構（NEDO）の各事業などがそれに相当する国の仕組みと位置づけられている．

医療技術は人を対象にするものであり，安全性の高さが特に求められることから，実用化にあたっては人の集団を対象とする臨床研究（治験）の実施が義務づけられている．しかしながら，わが国の臨床研究（治験）の環境整備は先進諸外国と比して遅れており，国もそうした事態の改善・克服に向けた取り組みを行っている．たとえば文部科学省と厚生労働省は治験・臨床研究の活性化に向けた取り組みを2003年からはじめており，さらに2012年からは「臨床研究・治験活性化5か年計画2012」[21]が実施されている．

c) 社会導入に向けた取り組み

先制医療を実現するためには，社会に受け入れられることが重要であり，そのための取り組みも並行して進めていく必要がある．

先にも述べた通り先制医療は，ハイリスク群を対象として発症前に積極的に治療的介入を試みる医療である．そのため従来より行われている発症者を対象とした医療と比較すると，場合によってはより多くの人が介入の対象となりうる．しかし，医療の提供体制（人的資源など）や保険者が負担できる費用（経済的な資源）には限りがあるので，ハイリスク群の絞込みや治療的介入に用いる有用な医療技術やサービスの開発，普及が極めて重要となる．そのため医療の費用対効果やその他の医学的，社会的，倫理的側面などを科学的に総合評価しようする医療技術評価への期待が近年高まっており[22]，関連する取り組みもはじまっている．

また先制医療では発症前の自覚症状がない段階での介入を試みるため，その予防的意義を医療の提供者側は明確に説明でき，利用者側もそれを理解し納得して受容できる関係を構築することが重要になる．先に述べた「健康日本21」で行われている健康教育は，国民や医療従事者の予防，ひいては先制医療への意識向上に向けた啓発として重要な取り組みであるといえる．

b. 海外
1) 国際的な取り組みの変遷

世界保健機関（World Health Organization：WHO）は「すべての人々が可能な最高の健康水準に到達すること」を目的として1948年に設立された．当初の活動の一つは感染症対策であった．そこでは，ワクチンなどの医療技術の研究開発と普及に加え，健康増進（health promotion）という考え方の下，感染症予防の啓蒙活動が行われていた．その結果，天然痘の撲滅に成功するなど大きな成果をあげ，世界の感染症による健康被害は着実に低減した．

一方で，死因に占める慢性疾患（癌，心疾患，など）の割合が先進国を中心に高まってきた．慢性疾患の診断や治療に関する研究開発が活発に行われた結果，慢性疾患の発症メカニズムが徐々に明らかになり，診断，治療技術は急速に高度化した．同時に，予防に関する科学的な知見も蓄積され，予防に対する一般的な考え方も大きく変化していった．有名な「ラロンド・レポート」（1974年）[23]はカナダで作成され，人間の健康には各人が生まれもって有する性質 "Human Biology" だけでなく，他にも環境 "Environment" や生活習慣 "Lifestyle"，医療提供の仕組み "Health Care Organization" も大きな影響を与えていると指摘した．本レポートの内容は，疾患予防や健康増進に対して新たな視点を示すものであり，その後の世界の健康・医療政策に大きな影響を及ぼした．

たとえばWHOは，1978年に，先進国と途上国の間の健康格差を縮小するための方策として，プライマリ・ヘルスケア（予防を含む一次医療）という考え方を提唱した（アルマ・アタ宣言）[24]．この中には「ラロンド・レポート」で提起された視点が含まれている．また，WHOの「第1回健康づくり国際会議」（カナダ，

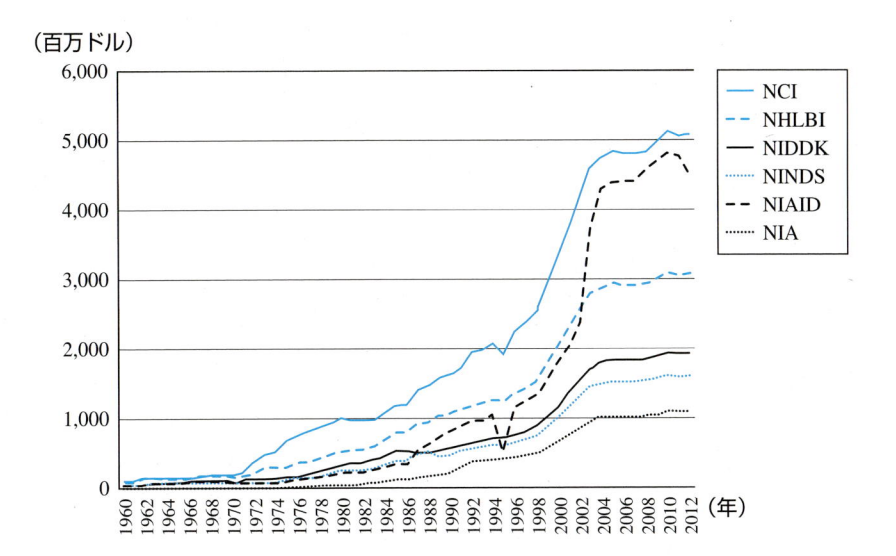

図11 NIHのおもな機関の予算推移（1960年〜現在）
1970年頃を境に、大幅に予算が増額している。（NCI：国立がん研究所、NHLBI：国立心肺血液研究所、NIDDK：国立糖尿病・消化器・腎疾病研究所、NINDS：国立神経疾患・脳卒中研究所、NIAID：国立アレルギー・感染症研究所、NIA：国立老化研究所）
（NIHホームページの"Office of Budget". http://officeofbudget.od.nih.gov/approp_hist.html から作成）

1986年）において、疾患予防と健康維持を達成するための条件などについて議論が行われた結果、「オタワ憲章」が採択された。ここではアルマ・アタ宣言で提唱された個人レベルの取り組みだけでなく、国や社会が一体となって取り組みを行うことの重要性が提起された。このオタワ憲章をベースに、疾患予防と健康維持のあり方などについて現在も継続的な議論が続けられている。

イギリスでも同様の動きがある。1992年に策定された「The Health of the Nation」やその後の政策の中で、疾患予防、健康向上を達成するための具体的な目標が設定され、着実に実行されている。

このように、感染症から慢性疾患への移行と、診断・治療に加えて一次予防重視の方向性が、WHOを中心として先進諸外国における取組においてみられた。

2）アメリカの取り組み

20世紀後半の死因のシフトを背景に、アメリカでは1971年にアメリカ癌法（National Cancer Act）が制定されるなど、国をあげて慢性疾患に対する取り組みが強化された。健康や医療に関する基礎・基盤的研究で世界最大規模の機関である国立衛生研究所（National Institutes of Health：NIH）では、癌や心疾患などの慢性疾患を対象とした研究組織への予算配分が1970年代から急激に増加し、活発な研究がなされるようになった（図11）。

1979年には、先述の「ラロンド・レポート」を参考に「Healthy People 2000」というプロジェクトが策定された。ここでは、慢性疾患の予防と健康増進に貢献する生活様式や環境要因の改善が、科学的根拠に基づいた具体的な目標とともに掲げられており、アメリカの健康・医療政策に、現在も続く一次予防重視の方向性が明確に記載された重要な事例であった。本プロジェクトには、ライフサイエンス研究で得られた最新の科学的根拠が定期的に反映され、2000年には「Healthy People 2010」、2011年には「Healthy People 2020」が策定され、現在も着実に推進されている[25]。

しかし、こうした取り組みにもかかわらず、アメリカでの平均寿命は78.2歳（2010年）と

OECD諸国の中では低い部類〔参考：わが国は82.9歳（2010年）〕に入る．さらに医療費対GDP比は17.6％（2010年）と，OECD諸国の中でも突出している〔参考：わが国は9.5％（2010年）〕．原因にはアメリカ独特の医療や保険の制度的問題があると考えられており，オバマ政権下で改善に向けた取り組みが進められている．また同時に，アメリカの強みである科学技術，研究開発の推進を通じた疾患予防と健康増進，そして医療費抑制を達成するための取り組みも進められている．

3）preemptive medicineへの挑戦

アメリカの科学技術・研究開発への取り組みは質，量ともに世界の中で突出している．その中で，国内の医学研究を率いるのはNIHである．NIHは，傘下の27研究所と連携して，上述のような社会の現状の克服を目指した取り組みを行っている．

2002年から2008年までNIH長官を務めたElias A. Zerhouni医師は2006会計年度のNIH予算要求において21世紀の医療について言及し，人々の生産活動を続けられる期間を延ばし，また疾病負荷（Burden of disease）を軽減することができるかどうかは，「疾病への先制攻撃（pre-emptive strikes）や，症状が現れる前あるいは通常の身体機能が失われる前の段階での科学の介入（intervention of science）次第である」と述べた[26]．なおこの発言の根拠となる科学技術上の進展は，疾病の原因遺伝子の発見など生命現象の分子レベルでの解明が進み，発症前に疾病を検知できる可能性が見えてきたことなどだった．

以降，Zerhouni NIH長官は毎年度の予算要求においてこのpreemptive medicineという考え方を強調している．2007年度はPrediction（予測），Personalized（個別化），Preemption（先制）の3つを大きな柱として示し，2008年度にはParticipatory（参加）を加えた4つの"P"をNIHが目標とする研究開発の方向性とした．2009年度にはその方針の下での着実な進捗と，とりわけゲノミクス，プロテオミクス，システム生物学，イメージング技術などによる診断技術の進展を強調した．

Zerhouni NIH長官が退任した2010年度以降は新たな方針の下でNIHの取り組みが進められたが，対象とする重要疾患や研究開発テーマに大きな変更はみられなかった．むしろ，オバマ大統領就任直後の2009年2月17日に成立したアメリカ再生・再投資法（The American Recovery and Reinvestment Act of 2009：ARRA）によりNIH予算規模は大幅に拡大し，それまでの路線を踏襲した一部の研究開発プロジェクトにとっては後押しとなった．

ARRAによってプロジェクトが後押しされた事例の1つがADNI（Alzheimer's Disease Neuroimaging Initiative，2004～2009年）の推進である．ADNIは，アルツハイマー型認知症の症状の進行度合いを測る客観的手法の確立と，それに基づいた治療法の確立を，NIH，アカデミア，産業界が一体となって目指す大規模臨床観察研究である．ADNIは成功裏に終わり，続いて上述のARRAに基づく景気対策の一環としてGrand Opportunity Grantにより2年間のフォローアップ研究（ADNI-GO）が行われ，その後にはより早期の段階の症状を対象とした5年間の後継プロジェクトADNI2がスタートした．さらにADNIの知見を活用したAPI（Alzheimer's Prevention Initiative）というプロジェクトも2012年から5年間，実施される予定である．APIには，NIHからのサポートに加えて企業からの研究費や治療薬候補の提供など積極的な参画があり，観察研究にとどまらず，より早期の段階を対象とする予防を目的とした治療介入という，挑戦的な取り組みが行われる予定である．なお，アルツハイマー型認知症は深刻な社会問題の1つとしてアメリカで強く認識されており，元上院議員を中心とした100名以上の有識者，行政官が検討を重ねて策定した国家戦略「A National Alzheimer's Strategic Plan」（2009年4月）[27]も作成されている．こうした取り組みもADNIの強力な推進の背景にあると思われる．

その他の疾患に関する研究プロジェクトを例

示すると，2型糖尿病に関してもNIHは多額の研究費を投じており，その中には先制医療と関連しうる研究も多く含まれている．たとえば，DPP（Diabetes Prevention Program）およびDPPOS（DPP Outcomes Study）といった大規模臨床研究では，糖尿病の発症リスクの高い成人（境界型）を対象に，生活習慣の改善（食事，運動）や薬物治療による糖尿病発症予防効果が調べられており，生活習慣の改善の重要性が再認識される結果が報告されている．

動脈硬化症については，産業界主導での先制医療に関する取り組みも行われている．アメリカの製薬企業を中心に，わが国，ヨーロッパの製薬企業も参画するHRP（High-risk plaque）initiative[28]では，破裂する危険性が高いハイリスクなプラークをもつ人を絞り込むためのバイオマーカーの探索や，プラーク破裂を予測する手法の開発などへの助成を行っており，アカデミアも含めた大規模臨床観察研究が推進されている．

また，疾患特有ではないが，NIH，FDA，産業界などで構成されるBiomarkers Consortium[29]では，生体の状態を客観的に示すバイオマーカーを用いて，疾患の予防，早期発見，早期診断，治療可能な技術開発を目指した研究が進められている．現在は，乳癌，2型糖尿病，アルツハイマー型認知症などがその対象となっている．

4）ヨーロッパ連合（EU）の取り組み

現在，ヨーロッパ連合（EU）には，統一的な健康・医療政策はない．しかし社会，経済，環境，教育，研究など様々な政策分野で健康・医療は重要な要素の1つとして取り込まれている[30]．

たとえば2007年に健康戦略に関する白書"Together for Health：A Strategic Approach for the EU 2008～2013"が公開された[31]．ここではEUが今後戦略的に取り組むべき課題として，(1)高齢化の進むヨーロッパにおける疾病構造の変化，医療制度の持続性，および生涯を通じた健康促進と医療へのアクセス向上，(2)伝染病やバイオテロなどの健康脅威，(3)医療技術のめざましい発展，の3つをあげている．対象疾患の種類は，EU市民の主要な死因となっている心血管疾患，癌，精神疾患，糖尿病，慢性呼吸器疾患，筋骨格系疾患などの慢性疾患（major and chronic diseases）があげられている．そして，これらに対して(1)信頼性が高く，比較検討可能で，かつ政策的にも有用な統計情報の作成，(2)啓発活動やハイリスク群を対象とした疾病予防キャンペーンの支援，(3)医療の均てん化（全国どこでも標準的な医療を受けられること），へ向けた体系的で統合的な施策の必要性を掲げている．その他には感染性疾患や，希少疾患への取り組みも重要テーマとして掲げている[32]．

5）高齢化への挑戦

EUは，2025年までに65歳以上人口が全人口の2割強に達すると予測されている．EU統計局（eurostat）の協力の下で実施された人口統計調査の報告書（2011年4月）[33]でも，出生率はわずかに増加を続けているものの，平均余命が伸びたため，地域差はあるが高齢化は進んだとした．こうした背景から高齢化への取り組みはEUにとって経済的，社会的に極めて重要な挑戦と認識されており，EUの立法機関である欧州議会も2008年に更新した7つの政策課題"Social Agenda"の1つに健康に関する課題（"Longer and healthier lives"）を入れている[34]．

また欧州議会は，競争力強化のような経済的側面も考慮したより幅広い枠組みを検討する場として"European Innovation Partnership on Active and Healthy Ageing"（活動的で健康な加齢に関するヨーロッパ・イノベーション・パートナーシップ，EIP）を試行的に2011年に設置した．EIPの運営グループは，2020年までに平均的なEU市民が活動的かつ健康な生活を送ることのできる期間を2年引き延ばすことを目的としており，高齢化という課題にイノベーションを通じて対応するために予防，ケアと治療，自立した生活という3分野におもに焦点を当てることとした[35]．

さらに欧州議会の下には"Joint Programming Initiative"（共同計画イニシアティブ，JPI）という取り組みもある．EIPは計画は策定するが，

研究助成（ファンディング）のような直接的なツールをもたない．これに対しJPIはEUにおける研究開発上の連携促進を図る取り組みである．このJPIが2011年から"More Years, Better Lives-The Potential and Challenges of Demographic Change"というテーマをはじめ，人口の変動や高齢化に関する調査研究の調整を進めている[36]．

6）研究開発とイノベーションへの取り組み

EUは研究開発とイノベーションを社会の持続的な成長のための重要な要素の1つと捉えている．そしてそれを推進するための資金配分の大きな枠組みとして"Framework Programme for Research and Technological Development"（研究・技術開発フレームワーク・プログラム）を設定している．2012年はその第7期（FP7，2007～2013年）の期間内にあたる．

FP7における"Health Research"（健康関連の研究）という分野はEU市民の健康向上と健康関連産業の競争力強化をおもな目的にしており，"Biotechnology, generic tools and technologies for human health"（ヒトの健康のためのバイオテクノロジー，ジェネリック・ツール，技術），"Translating research for human health"（ヒトの健康のためのトランスレーショナル研究），"Optimising the delivery of health care to European citizens"（EU市民へのヘルスケア実施の最適化）の3つを優先項目として掲げている．

Health Researchのなかでも，"Medical Research"（医学研究）に関しては，対象とするおもな領域として脳研究，ヒトの発達と老化，主要な疾患（癌，心血管疾患，糖尿病および肥満，希少疾患，深刻な慢性疾患（骨粗鬆症，慢性閉塞性肺疾患など）をあげており，それぞれの予防や治療に関する研究プロジェクトが推進されている．

その中には，先制医療の実現にあたって重要な役割が期待されるバイオマーカーについての研究プロジェクトも多く含まれている．たとえば，心血管疾患を対象としたプロジェクトとして，BIOMARCARE（EUにおける心血管疾患のリスク評価を行うためのバイオマーカー開発，およびそのための研究開発体制の構築）やEP-IC-CVD（効率的なハイリスク群のスクリーニングに役立つ指標ならびに手法の開発）などをはじめとした多くのプロジェクトが推進されている．また，糖尿病および肥満を対象としたプロジェクトではBETAIMAGE（非侵襲でβ細胞の量を計測するイメージング手法の開発）のようなイメージングに関するプロジェクトもみられる．さらに別の観点からは，バイオマーカーや適切な診断を可能にする手法の開発が鍵となる"Personalised Medicine Research"についても検討が進められている[37]．

7）ホライズン2020：次期フレームワーク・プログラムでの健康・医療への取り組み

FP7の後継は"Horizon 2020：the Framework Programme for Research and Innovation"（ホライズン2020，2014年～2020年）とよばれ，2012年7月時点では予算に関する折衝が行われている．

Horizon 2020では"Excellent Science"（卓越した科学），"Industrial Leadership"（産業のリーダーシップ），"Societal Challenges"（社会的な挑戦）という3つの目標を掲げ，その下で個別の課題を設定することになっている．社会的な挑戦に含まれる6つの重要テーマの1つとして"Health, demographic change and well-being"（健康，人口動態，幸福）があげられており健康・医療は引き続き重要な課題として認識されている[38]．

8）欧米での医療技術評価の推進

ここまで，欧米における研究開発に関する取り組みについて述べてきた．これら研究を通じて開発される医療技術を適切に国民へ届け，かつ医療費高騰にも対処するためには，医療技術を経済的，医学的，社会的な側面から評価する医療技術評価が重要となる．そのため欧米でも近年活発に進められている．たとえばイギリスでは1999年にNICE（The National Institute for Health and Clinical Excellence）が設立され，新規医療技術の保険収載の是非が検証されている．

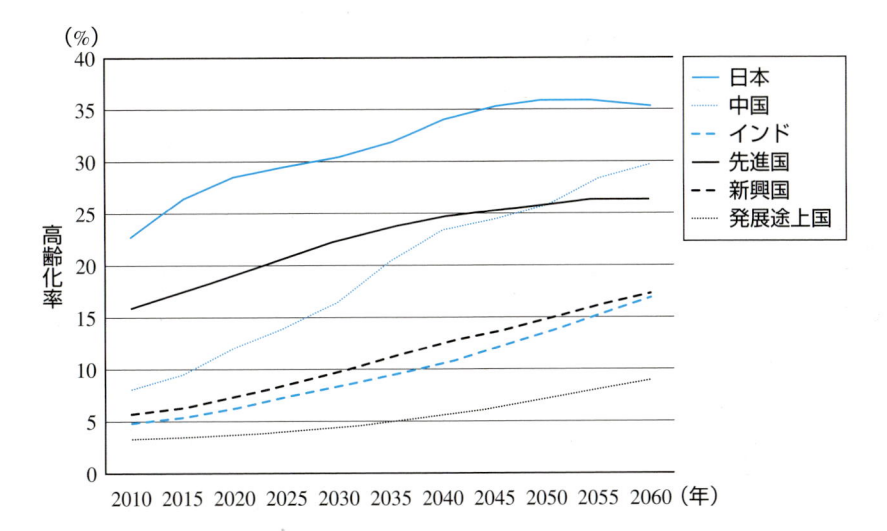

図12 世界の高齢化率の推移(2010年〜2060年)
高齢化率＝人口に占める65歳以上の割合．2060年には，新興国も高齢社会(高齢化率14%以上)に突入し，開発途上国も高齢化社会(高齢化率7%以上)となる．
(国際連合(United Nations)：Wolrd Population Prospects the 2010 Revision. http://esa.un.org/unpd/wpp/unpp/panel_population.htm から作成)

またアメリカでは1999年にAHRQ(Agency for Healthcare Research and Quality)が設立され，これまで民間保険会社が行ってきた医療技術評価を，国も実施することとした．さらに，オバマ大統領はヘルスケア改革の一環として医療技術評価の推進を重視している．

c．まとめ

日米欧のおもな政策的動向を見てみると，高齢化を社会的な課題として設定し，高齢者に多くみられる慢性疾患を研究開発の対象にしている点は互いに共通であった．先制医療という考え方を明示的に政策方針に組み込んでいたのはアメリカとわが国で，ヨーロッパではみられない．ただしヨーロッパは高齢化社会への挑戦を機会と捉え，その取り組みで世界を先導する立場を目指している．この点はライフ・イノベーションを通じて経済的な成長をも目指すわが国と方向性は同一と思われる．アメリカも同様で，景気対策の一環として健康・医療にかかわる研究開発に投資をするなど経済的な効果も強く期待している．

ここでは日米欧を例に取り上げたが，WHOの統計によれば新興国とよばれるインドや中国，あるいは途上国でさえ高齢化が進んでいる(図12)．生活水準の改善ないし食習慣の変化によって慢性疾患が増加しており，慢性疾患による死者の80%は低〜中所得の国々に集中しているとの報告もある[39]．したがっていわゆる先進諸国とよばれるような国・地域でみられる先制医療への方向性は，近い将来，地球規模での健康・医療に関する問題へのアプローチとなる可能性もある．

7　先制医療が実現する未来の社会

先制医療として様々な慢性疾患に対する発症前診断や早期の治療的介入が実現した社会では，現在と比べてどのような変化が期待できるのか．3つの側面から考えてみたい．ただし，繰り返しになるが先制医療の実現には多くの研究がいまだ必要であり，社会への普及にはさらに一定の時間がかかることには注意が必要である．

a．健康寿命の延伸

まず考えられるのは，日常的に介護が不要で自立した生活を送ることのできる生存期間，すなわち健康寿命(Health Expectancy)の延伸であ

表1 世界の健康寿命と平均寿命（WHO統計）

	健康寿命 （2007）	平均寿命 （2008）
日本	76	83
スイス	75	82
オーストラリア	74	82
イタリア	74	82
スウェーデン	74	81
フランス	73	81
ドイツ	73	80
イギリス	72	80
韓国	71	80
アメリカ	70	78
中国	66	74
ブラジル	64	73
ロシア	60	68
インド	56	64
低所得国（※）	49	57
低中所得国（※）	61	67
高中所得国（※）	61	71
高所得国（※）	70	80
世界平均	59	68

主要国別，および所得水準別の健康寿命と平均寿命をまとめた．わが国は世界で最も健康寿命と平均寿命が高いことがわかる（2007，2008時点）．
（※）2008年の一人当たり国内総所得（GNI）によって分類（参照：World Bank list of economies〈July 2009〉）．低所得国：975$以下，低中所得国：976$〜3,855$，高中所得国：3,856$〜11,905$，高所得国：11,906$以上
（世界保健機関：World Health Statistics 2010. 45-57, 2010 http://www.who.int/whosis/whostat/2010/en/index.html より改変）

る．そもそもこの健康寿命という考え方はWHOが2000年に提唱したもので，現在も定期的に調査が行われている[40]．2007年時点の日本人の健康寿命は男女平均で約76歳と世界最長であった（表1）[41]．日本人の平均寿命は2009年時点で約83歳であるので，大まかにいえば，健康寿命との差分にあたる7年という年月は，何らかの理由によって医療，介護を必要とした生活を送っているということになる．

先制医療が対象とする慢性疾患は，アルツハイマー病，骨粗鬆症，糖尿病，動脈硬化症など，高齢になってから発症するものが多い．多くの人々が高齢者として長い期間を過ごすようになり，またその傾向は今後も一層進むと予想されるなかでは，いかにこうした疾患の発症を回避または抑制し，一定の生活の質（QOL）を保ったまま死を迎えることができるかが多くの人が希求するところであると思われる（図13）．先制医療による早期の治療的介入を通じてそれら疾患の発症を回避または抑制できれば，それは結果的に健康寿命の延伸につながると期待できる．

健康寿命の延伸を目指した取り組みは国によっても既に行われている．2000年度から厚生労働省が推進してきた「健康日本21」[42]では，国民一人ひとりが主体的に健康づくりに取り組むことによる壮年期の死亡の減少，生活の質の向上，健康寿命の延伸が目標として掲げられてきた．また2013年度から2022年度にかけて実施予定の「健康日本21（第二次）」[9]では，「健康日本21」の方向性を発展的に引き継いだ上で，健康寿命の延伸の具体的な目標として，期間中に予想される平均寿命の伸び幅（約1.6歳）を健康寿命の伸び幅が上回ることを掲げている．

これら目標を達成するためには，食生活の改善や運動習慣の定着など，従来の一次予防の手法が効果的であることは疑いがない．またそれらに加えて，慢性疾患が発症する以前に治療的な介入を行い，発症を未然に防いだり遅らせたりすることも，健康寿命の延伸に大きく貢献するものと考えられる．

海外ではどうかというと，公衆衛生学や老年医学の歴史が長い欧米では，長年にわたって老後の在り方に関する議論が続けられている．1987年にはアメリカ内で心身ともに健康で自立した生活が可能な老い方として"successful aging"という概念が提案され[43]，関連する研究やその実現のための施策の推進が検討された．たとえば「Healthy People」という健康づくり政策が長期的に進められており，現在は「Healthy People 2020」[44]として疾患予防，健康

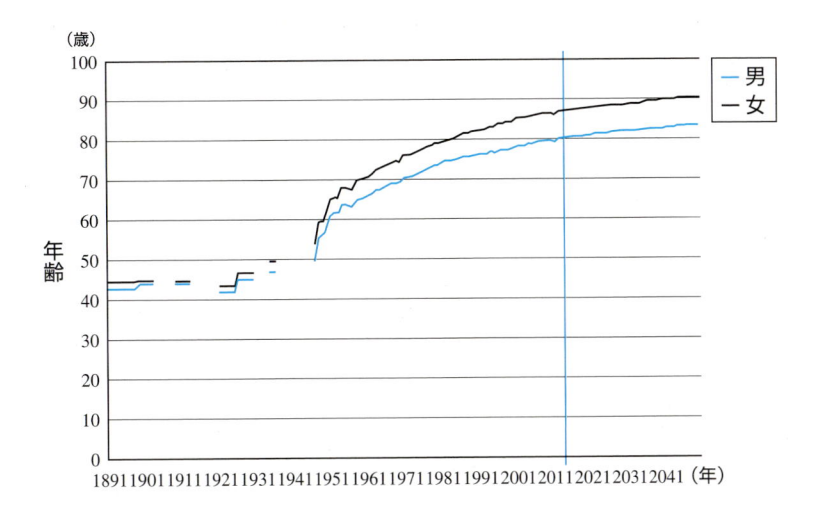

図13　日本人の男女別平均寿命（1891年～2050年）
20世紀初頭から現在にかけて，平均寿命が2倍となった．2050年には女性の平均寿命が90歳を超えると推計されている．（注：戦前は4期間分のデータのみ存在）
（1909年～2003年：総務省　統計局・政策統括官（統計基準担当）・統計研修所：日本の長期統計系列．http://www.stat.go.jp/data/chouki/02.htm，2004年～2011年：厚生労働省：平成22年簡易生命表の概況．2011．http://www.mhlw.go.jp/toukei/saikin/hw/life/life10/，2012年～2050年：国立社会保障・人口問題研究所：日本の将来推計人口（平成24年1月推計）．2012．http://www.ipss.go.jp/syoushika/tohkei/newest04/sH2401k.html から作成）

向上に向けた取り組みが実施されている．
　Successful agingの要件には病気にならず健康であることに加え，労働やボランティアなどの社会的活動に生きがいをもって積極的に参加するといった社会貢献も含まれている．こうした社会的価値の創出も，健康寿命の延伸による波及効果として，ひいては先制医療が実現した社会における一つの側面として，重要な要素であると思われる．

b. あらゆる世代がよりよく生きることを支える

　高齢者に多い疾患に限らず，発症のピークが18～25歳である統合失調症のような疾患でも，発症前診断と早期の治療的介入による発症の回避または抑制の可能性が指摘されている[45]．これは現時点ではまだ基礎研究段階にある話題だが，先制医療のような今後の医療の在り方が，あらゆる世代の人たちにとって大きな影響を与えうるものであることを示唆している．
　また，患者本人だけでなく介護を行う周囲の

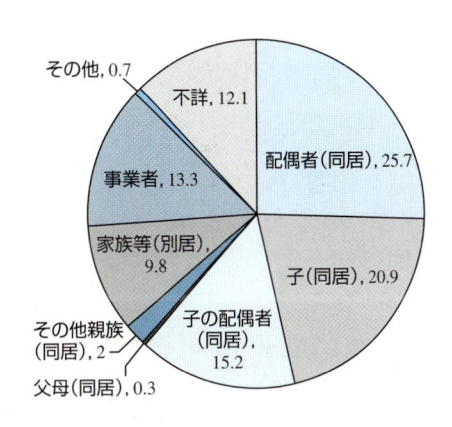

図14　要介護者等との続柄別にみたおもな介護者
介護が必要な場合，家族が介護をするケースが約7割を占めることがわかる．
（厚生労働省：平成22年国民生活基礎調査の概況．2011．http://www.mhlw.go.jp/toukei/saikin/hw/k-tyosa/k-tyosa10/4-3.html より改変）

人々に与える影響も大きい．患者に介護が必要となった場合，わが国では7割近くが家族もしくは親族が介護にあたっている実態がある．先制医療によって介護が必要になる状態を回避するか遅らせることができれば，介護に伴う負担の軽減につながると期待できる（図14）[46]．

こうした事例も踏まえると，先制医療が実現した社会において期待できる変化は，健康寿命の延伸だけではないと思われる．むしろ，疾患の発症によって生じる患者やその家族の機会損失の回避または軽減を通じて，多様な社会的価値創出の機会が周囲のあらゆる世代の人々に与えられることとなるだろう．そしてそれを支えるのが先制医療であるといえる．

c. 医療産業の活性化

先制医療は，個人の健康にもたらす価値のみならず，国の経済的な側面にもたらす価値も大きい．まずは医療産業に与える変化について考えたい．

日本経済の低迷がいわれて久しいが，その解消を目指して2010年6月に閣議決定された「新成長戦略」では，新たな需要と雇用の創出の必要性が強調された．現在の経済社会が直面する課題に向き合い，その解決方策を示すことで需要と雇用の創出を図ろうとするものである．その中には「ライフ・イノベーションによる健康大国戦略」として医療，介護の分野もあげられている．

医療，介護の分野があげられたのには理由がある．わが国のみならず多くの先進諸外国で，特に高齢者を対象とした医療，介護にかかわる市場の拡大が予想されているのである．また途上国でも，世界的な取り組みの結果として感染症の犠牲者が減少傾向にある一方で，糖尿病，心筋梗塞などの慢性疾患による死亡率が増加傾向にあるという．WHOによると世界の慢性疾患による死者の約80%が低～中所得の国々に集中しているとのことであるが[31]，これらの国々の所得が今後向上した場合，同市場はさらに拡大すると予想される．

わが国の成長は，自動車，電機製品，半導体などの製造業に支えられてきたが，今や世界市場における同産業・業種のわが国の存在感は薄れ，代わりに中国，韓国，台湾などが台頭している．そのため政府は，先の新成長戦略において今後の市場の拡大が見込まれる産業の一つとして医療，介護に期待を寄せている．

産業としての医療・介護，とりわけ医薬品・医療機器産業には高度な科学的知識や技術が必要とされる．そのため他の産業と比較して研究開発の要素が大きい．たとえば日本企業の売上高に占める研究開発費の割合は，電気機械，自動車，化学工業では約3～6%であるのに対し，医薬品工業は約12%と高い水準にある（表2）．また自動車や家電には1製品あたり数百から数千の特許が存在するのに対し，医薬品の場合，製品の基本特許は原則として1つであり，特許の存在が製品の開発に及ぼす影響が大きい．したがって新たな医薬品や医療機器を日本企業が開発して市場へと投入できれば，他国籍企業による追随は必ずしも容易ではなく，大きな市場の獲得につながる．結果として関連産業は活性化し，日本経済が享受できる恩恵も大きくなると考えられる．

こうした展開は十分期待できる．なぜなら医薬品・医療機器開発を支える大学や公的研究機関，あるいは企業の研究開発部門といった知識基盤のわが国の水準は，主要先進国の中でもトップクラスにあるためである．また先に述べた新成長戦略の「ライフ・イノベーション」では，基礎研究を通じた新しいタネの発見，応用研究，臨床研究を通じた医療技術への育成，市場への投入，そして社会への普及といった一連の研究開発を後押しするとしている．

先制医療が対象とする疾患の多くは高齢者でみられ，それは今後の成長市場とも重なる．医療には人道的な側面もあるため過度な利潤の追求には注意が必要だが，わが国が世界に先駆けて先制医療に関連する医療技術を数多く開発できれば，医療産業の活性化につながると考えられる．

近年，先制医療の考え方とも関連が深いと思われる事例が，わが国の医療保険制度下で使用可能な診断・治療技術を定める保険収載の検討においてみられた．これまで食後の過血糖の改善のために用いられてきたボグリボースの適応を拡大し，一定の条件を満たせば2型糖尿病に

表2 業種別，売上高に占める研究開発費の比率

業種	(A)研究開発費 (億円)	(B)売上高 (億円)	売上高に占める研究開発費率(%) ((A)÷(B))
自動車・同附属品製造業	20,613	440,508	4.68
情報通信機械器具製造業	17,293	297,702	5.81
医薬品製造業	12,760	106,136	12.02
電気機械器具製造業	9,922	180,919	5.48
業務用機械器具製造業	9,477	112,604	8.42
化学工業	7,439	208,711	3.56
電子部品・デバイス・電子回路製造業	5,191	114,419	4.54
生産用機械器具製造業	4,237	109,126	3.88
非鉄金属製造業	1,619	76,554	2.12
鉄鋼業	1,511	117,408	1.29
繊維工業	1,207	31,747	3.80

売上高に占める研究開発費の比率が，医薬品製造業は特に高いことがわかる．
総務省：平成23年　科学技術研究調査(総括表1，研究主体，組織別研究関係従業者数(企業等，非営利団体・公的機関，大学等)．2011．
(http://www.e-stat.go.jp/SG1/estat/List.do?bid=000001035775&cycode=0 から作成)

なる前の人，いわゆる予備群，に対しても使用可能とすることが2009年にわが国の規制当局に承認されたというものである[47]．従来，慢性疾患に対しては発症後を対象とした医療が行われていたが，本件は条件付きではあるものの予防的な用途での治療介入を承認する注目すべき事例であり，先制医療と関連する医療産業の今後の活性化が示唆される．

d. 医療費・介護費増大への対処

もう一つの経済的な側面は，医療費・介護費増大への対処である．医療費・介護費の問題はわが国の財政において慢性的に続く深刻な問題の一つである．

わが国では，医療技術の高度化や高齢者の増加に伴う医療ニーズの増大により医療費，介護費が年々増大しており，今後もこの傾向は続くと思われる．実際に2010年度には推計37.5兆円だった国民医療費の総額は，2025年には52.3兆円にも上ると予想されている．また2010年から2025年にかけての国民医療費の年平均伸び率は，65歳未満で0.6%，65～74歳で1.2%，75歳以上で4.3%となり，高い年代の高齢者ほど多くの医療費が必要になることが予想されている[48]．介護費も2010年度は約7.9兆円だが2025年には19～24兆円に増大すると予想されている[49]．疾患別では，たとえば骨粗鬆症に起因する骨折(わが国で多くみられる大腿骨頸部骨折と脊椎骨折)に要する年間の医療費と介護費の合計は1兆円弱(7,974～9,895億円)と推計されている[50]．また認知症(アルツハイマー型認知症，パーキンソン病，血管性およびその他詳細不明の認知症を含む)の医療費は1999年時点で少なくとも4,100億円，認知症にかかわる介護費用は2000年時点で1.4兆円にも達していた可能性があるとの報告がある[51]．

こうした逼迫した状況に対し，厚生労働省は，医療費適正化計画(2008年)を策定している．その中では生活習慣の改善等によって疾患を予防し，医療費の伸びを抑えることを目指している[52]．しかしながら，もし発症前の診断や

早期の治療的介入によって発症を回避または抑制することができれば，医療，介護に従来かかっていた費用の大幅な削減にもつながると期待できる．たとえば認知症の発症を2年遅らせることで医療費，介護費が5,000億円削減できるという試算もある[53,54]．

わが国の人口は今後大きく減少し，同時にさらなる高齢化の進展も予想されている（図15）．その結果，納税者数の減によって消費税や社会保険料などの税収が減少し，一方で高齢化などによって医療費や介護費が増大すると考えられる．医療産業の活性化や医療費・介護費高騰への対処は，これらの問題を乗り越えわが国の活力の維持につながりうるものであり，先制医療が実現した社会がもたらす重要な面の一つであるといえる．

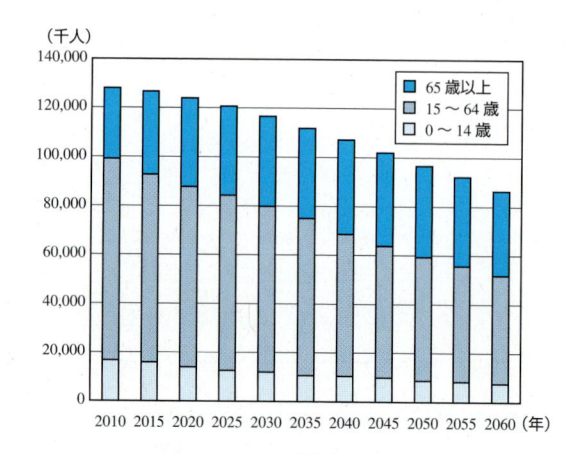

図15 わが国の総人口と年代別人口の将来予測（2010年～2060年）
現在の約1億2,800万人の総人口が，2055年には約9,000万人にまで減少し，現在約8,000万人の生産年齢人口（15歳～64歳）は2060年には約4,400万人にまで減少することが予想されている．
〔国立社会保障・人口問題研究所：日本の将来推計人口（平成24年1月推計），出生中位（死亡中位）＞. 2012. http://www.ipss.go.jp/syoushika/tohkei/newest04/sh2401.asp から作成〕

e. まとめ

ここでは先制医療の実現によってもたらされるいくつかの望ましい未来について述べた．しかし先制医療は必ずしもすべての問題を解決するものではない．あくまで目指すべき方向性の一つであり，今後取り組みを進めていく際には，その限界やリスクの把握と対応についてもあらかじめ十分に検討しておくことが重要である．

先制医療を狭義に捉えるとするならば，それは疾患をいまだ発症していない人への早期の診断と治療的介入を行う医療（レベル1）であり，発症の有無が一つの境界条件である．しかし重症化や合併症への対応もまた極めて重要な課題（レベル2）であり，それらを未然に防ぐような対応も必要である．広義に先制医療を捉えると，これらの対応も，先制医療の対象に含まれうると考えられる．

先制医療の一つの問題は，発症前の診断・治療に伴うコスト面にある．先制医療は，従来の発症後の診断・治療と比較し，その対象者の規模は大きくなると考えられる．そこで，発症前の治療介入が真に必要となるハイリスク群を，過剰医療とならないように効率的・効果的に絞り込んだ上で実施する必要がある．したがって用いる医療技術は医学的，社会的，倫理的，経済的な観点から総合的に評価され，より有用な医療技術が社会によって選択され，普及していくようにすることが望ましい社会の姿であろう．

先制医療には多くの望ましい可能性だけでなく，留意すべき点もある．両者を十分に把握し，多角的に検討をしながら研究開発や社会普及に向けた取り組みを進めることで，先制医療はわが国の明るい未来を切り拓くことができるだろう．

❖文献

1) Perl DP：*Mt Sinai J Med* 77：32-42, 2010
2) Schellenberg GD, et al.：*Acta Neuropathol* 124：305-323, 2012
3) Saykin AJ, et al.：*Altzheimers Dement* 6：265-273, 2010
4) Valassenko AG, et al.：*Biochim Biophys Acta* 1822：370-379, 2012
5) Rhodes CJ：*Science* 307：380-384, 2005
6) Richards JB, et al.：*Nat Rev Genet* 13：576-588, 2012
7) Falk E, et al.：*Curr Atheroscler Rep* 13：359-366,

8) Rosenberg SR, et al.：Transl Res 159：228-237, 2012
9) 厚生労働省：健康日本21（第2次）．2012. http://www.mhlw.go.jp/bunya/kenkou/kenkounippon21.html
10) 政府・与党医療改革協議会：医療制度改革大綱．2005. http://www.mhlw.go.jp/bunya/shakaihosho/iryouseido01/pdf/taikou.pdf
11) 厚生労働省：平成19年版厚生労働白書 図表2-1-7. 32, 2007. http://www.mhlw.go.jp/wp/hakusyo/kousei/07/dl/0102-a.pdf
12) 科学技術振興機構研究開発戦略センター：統合的迅速臨床研究（ICR）の推進．2006. http://crds.jst.go.jp/singh/wp-content/uploads/06sp181.pdf
13) 科学技術振興機構研究開発戦略センター：健康研究司令塔のあるべき姿についての提言．2008. http://crds.jst.go.jp/singh/wp-content/uploads/08sp051.pdf
14) 新成長戦略～「元気な日本」復活のシナリオ～（2010年6月，閣議決定）．2010. http://www.kantei.go.jp/jp/sinseichousenryaku/
15) 第4期科学技術基本計画．（2011年8月，閣議決定）．2010. http://www.mext.go.jp/a_menu/kagaku/kihon/main5_a4.htm
16) 医療イノベーション会議：医療イノベーション5か年戦略．2012. http://www.kantei.go.jp/jp/singi/iryou/5senryaku/index.html
17) 科学技術政策担当大臣，総合科学技術会議有識者議員：平成25年度科学技術重要施策アクションプラン．2012. http://www8.cao.go.jp/cstp/budget/h25ap/h25action.html
18) 日本再生戦略（閣議決定）．2012. http://www.npu.go.jp/saisei/index.html
19) 科学技術振興機構研究開発戦略センター：超高齢社会における先制医療の推進．2011. http://crds.jst.go.jp/singh/wp-content/uploads/10sp091.pdf
20) 東北メディカル・メガバンク機構：http://www.megabank.tohoku.ac.jp/index.html
21) 文部科学省，厚生労働省：臨床研究・治験活性化5か年計画2012．2012. http://www.mhlw.go.jp/topics/bukyoku/isei/chiken/dl/120403_3.pdf
22) 科学技術振興機構研究開発戦略センター：医療の持続的な発展に向けた戦略的な医療技術評価（HTA）の推進．2012. http://crds.go.jp/singh/wp-content/uploads/11rr08.pdf
23) カナダ政府：ラロンド・レポート．1974. http://www.hc-sc.gc.ca/hcs-sss/alt_formats/hpb-dgps/pdf/pubs/1974-lalonde/lalonde-eng.pdf
24) 世界保健機関：アルマ・アタ宣言．1978. http://whqlibdoc.who.int/publications/9241800011.pdf
25) Centers for Disease Control and Prevention：Healthy People. http://www.cdc.gov/nchs/healthy_people.htm
26) Zerhouni EA.：FY2006 Director's Budget Request Statement.2005. http://olpa.od.nih.gov/hearings/109/session1/testimonies/fy2006overview.asp；http://www.nih.gov/about/director/budgetrequest/fy-2006dirsenatebudgetrequest.htm
27) Kerrey B, et al.：A National Alzheimer's Strategic Plan.2009. http://www.alz.org/documents/national/report_asg_alzplan.pdf
28) HRP initiative：High-Risk Plaque. http://www.hrpinitiative.com/hrpinit/
29) The biomarkers consortium. http://www.biomarkersconsortium.org/
30) EUROPA：Public Health. http://europa.eu/legislation_summaries/public_health/index_en.htm
31) Commission of The European Communities：Together for Health：A Strategic Approach for the EU 2008-2013. 2007. http://ec.europa.eu/health/ph_overview/Documents/strategy_wp_en.pdf
32) European Commission：Public Health. http://ec.europa.eu/health/index_en.htm
33) EUROPA：EU population older and more diverse.2011. http://europa.eu/rapid/pressReleasesAction.do?reference=IP/11/391&format=HTML&aged=0&language=EN&guiLanguage=en
34) European Commission：Renewed Social Agenda. http://ec.europa.eu/social/main.jsp?catId=547
35) EUROPA：プレスリリース「Innovation Partnerships：new proposals on raw materials, agriculture and healthy ageing to boost European competitiveness」. http://europa.eu/rapid/pressReleasesAction.do?reference=IP/12/196&format=HTML&aged=0&language=EN&guiLanguage=en
36) European Commission：Joint Programming Initiative. http://ec.europa.eu/research/bioeconomy/policy/coordination/jpi/index_en.htm
37) European Commission：Health Research. http://ec.europa.eu/research/health/index_en.html
38) European Commission：Horizon 2020. http://ec.europa.eu/research/horizon2020/index_en.cfm
39) 世界保健機関：Global status report on noncommunicable diseases 2010. http://www.who.int/nmh/publications/ncd_report2010/en/
40) 世界保健機関：Estimates of healthy life expectancy for 191 countries in the year 2000：methods and results.2001. http://www.who.int/healthinfo/paper38.pdf
41) 世界保健機関：World Health Statistics 2010. 45-57, 2010 http://www.who.int/whosis/whostat/2010/en/index.html
42) 厚生労働省：健康日本21. http://www.kenkounip-

pon21.gr.jp/
43) Rowe JW, et al.：*Science* 1987；237：143-149
44) Centers for Disease Control and Prevention：Healthy People. http://www.cdc.gov/nchs/healthy_people.htm
45) Dobbs D.：*Nature* 468：154-156, 2010
46) 厚生労働省：平成22年国民生活基礎調査の概況. 2011. http://www.mhlw.go.jp/toukei/saikin/hw/k-tyosa/k-tyosa10/4-3.html
47) 武田薬品工業株式会社：2009年10月19日プレスリリース. 2009. http://www.takeda.co.jp/press/article_35272.html
48) 厚生労働省：医療費等の将来見通し及び財政影響試算. 2010. http://www.mhlw.go.jp/stf/shingi/2r9852000000uhlp.html
49) 社会保障国民会議：医療・介護費用のシミュレーション結果. 2008. http://www.kantei.go.jp/jp/singi/syakaihosyoukokuminkaigi/iryou.html
50) 原田敦也, 他：日老医会誌 42：654-657, 2005. http://minds.jcqhc.or.jp/n/medical_user_main.php
51) 福田 敬, 他：Cognition and Dementia 2：81-83, 2003
52) 厚生労働省：医療費適正化計画. 2008. http://www.mhlw.go.jp/bunya/shakaihosho/iryouseido01/info02c.html
53) 下方浩史：日本臨牀 62：121-126, 2004
54) 下方浩史：最新医学 61：2368-2373, 2006

著者プロフィール

井村裕夫（京都大学名誉教授，公益財団法人先端医療振興財団理事長，前科学技術振興機構研究開発戦略センター首席フェロー，日本学士員会員）

（p.15 参照）

辻　真博（独立行政法人科学技術振興機構研究開発戦略センターフェロー）

2003（平成15）年東京大学農学部卒．2004（平成16）年，独立行政法人科学技術振興機構入構．戦略的創造研究推進事業　発展研究（SORST），人道的対人地雷探知・除去技術研究開発推進事業等のファンディング業務に従事し，2009（平成21）年より同研究開発戦略センターにて，医学研究，医療政策をテーマとした調査，提言を行っている．最近増加気味の体重に「先制」的な取り組みの必要性を感じていたところ，嫁が適切な食事コントロールを行ってくれて，感謝感謝である．

中村亮二（独立行政法人科学技術振興機構研究開発戦略センターフェロー）

2008（平成20）年，首都大学東京大学院理学研究科博士課程修了．同年より現職．博士（理学）．専門分野は生物学（とくに生態学）．研究開発戦略センターでは臨床医学，環境，エネルギーに関連する分野の調査・分析や提言，ならびに研究開発戦略立案の方法論に関する調査・検討に従事．趣味は小学生の頃から続けているサッカーと大学時代にはじめたフットサル．大きな怪我もなく選手生活を送ることができているのが自慢．

第2章

先制医療の実現に向けた課題(個別技術と政策面)

第2章 先制医療の実現に向けた課題（個別技術と政策面）

1. ゲノム情報
―その先制医療への展望―

[株式会社スタージェン情報解析研究所] 鎌谷直之

1　ゲノムと健康，医療との関係

　ゲノム(genome)とは，もともとWinklerがgene(遺伝子)とchromosome(染色体)を結合させた造語として作成したものであるが，現在では特定の種の，遺伝する情報のワンセットを意味することが多い．初期には染色体レベルで議論されたが，最近では多くの種の全ゲノム配列が明らかになってきたので，ゲノム配列そのものをゲノムということも多くなっている．最近ゲノムということばが多用されるようになった背景には，遺伝子ということばで，遺伝する情報のすべてを含むのは困難であるとわかったことがある．蛋白をコードしている領域(エクソン)は全ゲノム配列の2%以下にすぎず，コードしていない領域(イントロンなど)も含んだ遺伝子の領域も20～30%程度である．そのため，遺伝子以外の遺伝する領域を含んだ全体をゲノムとよぶことが多くなった．

　ゲノムということばは両親由来の情報である生殖細胞系列(germline)だけではなく，体細胞の保有する，ゲノム配列に対応する情報にも適用される．たとえば癌細胞のゲノム配列は本人の生殖細胞系列ゲノム配列に比較して数千～数万個も異なるが[1]，そのように世代を超えて伝わらない情報もゲノム情報とよばれる(たとえば，国際癌ゲノムコンソーシアム〈ICGC〉)[2]．しかし，DNAであっても機械で合成したDNAや，mRNAを用いて逆転写酵素により合成した，たとえばcDNAはゲノムとはよばない．

　ゲノム配列はATCGの4種類の文字で，ヒトでは約30億文字ある．この30億文字は23種類の染色体(22個の常染色体，1つの性染色体)に分かれて書かれている．これがいかに膨大かを知るためには，この文字を通常の大きさ(1cmに3文字)で書くと東京からニューヨークに達することを知れば十分である[3]．ゲノム情報は父親から約30億個(ハプロイドゲノム)，母親から約30億個のヌクレオチド情報が子に伝わる．そして子の体内で組み換えが起き，変異(mutation)が起きたうえで次の世代に30億個が配偶子(精子，卵)に入って伝えられる．

　精子と卵の受精により受精卵ができ，この中に30億個×2のゲノム情報が入っている．細胞分裂により体細胞となったものは受精卵とほとんど同じゲノム情報をもつが，次第に変異を蓄積し癌となる細胞も出る．

　ゲノム情報の特殊性は，それがほとんど唯一，次世代に伝わる情報ということである．たとえばmRNA，蛋白などは次世代に伝わることはない．ただし，ゲノム情報の中にmRNAや蛋白の情報が含まれるため，次世代でも同様のmRNA，蛋白が合成される．

　ゲノム情報はこのように種において基本的な情報であるため，医療や健康維持において様々な有益な情報を提供すると期待されている．ゲノム情報が身体に影響を及ぼすためにはmRNA，蛋白，小分子，細胞，臓器，個体という各レベルを通じた効果が必要であると考えられる．たとえば，1型糖尿病は膵臓のランゲ

ハンス島の細胞からのインスリン分泌の不全で起きるが，これには様々な遺伝子，蛋白，小分子が関係する可能性があり，蛋白はmRNAから合成され，mRNAはゲノム配列であるDNAの情報をもとに合成される．

したがって医療や健康維持の最終的な目的は個体レベルであるが，それは結局ゲノム情報により読み取れる可能性がある．ゲノム情報が個体の健康や疾患に直接結び付いている例は単一遺伝子病（メンデル型疾患）である．単一遺伝子病では約30億のゲノム配列のどこかに変異があり，そのため特定の遺伝病になる．ゲノム変異と個体の健康状態の対応が一対一であり，極めて理解しやすい．しかし，多くの場合，それは期待できない．多くの頻度の高い疾患（common disease）の原因は単一遺伝子ではない．これらは多因子疾患とよばれ，多くの遺伝子と環境要因が関係していると考えられている．

先制医療の目的は未来の健康障害を予測して，その出現を予防することである．ゲノムを先制医療に用いる場合，単一遺伝子疾患では単純な論理が存在する．ゲノム上の変異で疾患の発症が予測できるので，発症の予防法を考えればよい．たとえばフェニルケトン尿症などではすでに予防的治療が実行されている[4]．

以上の議論はすべて生殖細胞系列のゲノム情報についてのものである．それ以外にも，癌ゲノム情報も重要である．以前より癌ゲノムについては癌遺伝子，癌抑制遺伝子などが発見され，薬物治療や予後予測に有用である場合があることがわかっていた．しかし，最近では全ゲノム情報から変異を発見することが可能になっている[1]．

遺伝病，多因子疾患に対する先制医療に生殖細胞系列ゲノム情報が有効であろうか．また種々の癌に対して癌ゲノム情報が有効であろうか．本項では種々の面からの検討を行う．

2 ゲノム疫学研究の現状

a. 連鎖解析

ヒト全ゲノム配列が発表された2003年以前にもゲノム上のマーカー探しがさかんに行われた．特に有効に使われたマーカーがマイクロサテライト（short tandem repeat polymorphism：STRP）である．マイクロサテライトの多くは2〜4塩基の繰り返し配列の繰り返し回数の違いによる多型である．比較的変異速度が速く，しばしば多アリルの多様性が存在するためマーカーとして適している．全ゲノム上にマーカーを300〜500個程度配置すれば1マーカーについて平均 10^7 ヌクレオチド領域をカバーできることになり，全ゲノム領域を対象とした連鎖解析に用いることができる（最近では1万個以上の一塩基多型〈single nucleotide polymorphism：SNP〉を用いることもある）．

連鎖解析（特にパラメトリック連鎖解析）[注]は単一遺伝子疾患の原因座位を検索するために極めて有効な手段である[5]．マーカー座位と疾患原因座位の連鎖を利用して後者の染色体上の位置を検索する．パラメトリック連鎖解析を行うためにはメンデル型遺伝に従う家系情報が必要である．多くの家系構成員の各個人について表現型情報とゲノム上に置かれた約300〜500のマイクロサテライトマーカーについての遺伝型データがあれば，連鎖解析により疾患関連座位と連鎖する（染色体上で近傍にある）マーカーを検索することが可能である[5]．パラメトリック連鎖解析では最尤法に基づいたロッド値（lod score）を求め，ロッド値が3を超えれば連鎖が存在する可能性が強い[5]．疾患関連座位と連鎖するマーカーがわかれば，染色体の地図情報から原因遺伝子をさがす．連鎖解析の理論自体は尤度，最尤法，EMアルゴリズム，隠れマルコフ過程などを用いるため極めて難解であるが，Linkage package, Genehunter, MARLINなどの

注　パラメトリック解析は，遺伝形式を仮定して染色体上の原因遺伝子を絞り込んでいく遺伝統計学的手法である．尤度（もっともらしさ）を用いた最尤法で解析する．なお一切の前提なしに解析するのが，ノンパラメトリック解析である．

コンピュータプログラムが提供されており，誰でも用いることができる[5]．

たとえば，慢性腎不全と高尿酸血症をきたす，家族性若年性高尿酸血症性腎症（familial juvenile hyperuricemic nephropathy）では連鎖解析により16p12に存在するマーカーとの連鎖が報告され[6]，その後，その場所にUMOD（uromodulin）遺伝子が原因遺伝子として見出されている[7]．

パラメトリック連鎖解析により多くの遺伝病の原因遺伝子が明らかになった後，ゲノム研究者の興味は多因子病に向かった．たとえば，糖尿病，関節リウマチなどの疾患に関与する遺伝子の発見である．まず登場したのがノンパラメトリック連鎖解析である[5]．特に，その中で罹患同胞対解析がさかんに行われた．同胞ともに同じ疾患にかかった家系を多く集め，同胞が共有しているゲノム上の座位を検索する方法である．しかし，残念ながらノンパラメトリック連鎖解析はそれほど成功しなかった．原因は検出力がそれほど高くなかったことと，連鎖する領域が見つかってもメンデル型遺伝病とは異なって，その領域で関連遺伝子を検索することが容易ではなかったことにある[5]．

b. ゲノムワイド関連解析（GWAS）

ノンパラメトリック連鎖解析に次いで登場したのがゲノムワイド関連解析（genome-wide association study：GWAS）である．これはゲノム上の各座位について特定の形質（たとえば糖尿病の有無）と関連があるかどうかを調べる方法である．関連がある座位は必ずしも直接形質と関連がある必要はない．その理由は，ヒトゲノム上には連鎖不平衡という構造が存在するからである．

連鎖不平衡とは，染色体上の近傍にある二つの座位のアリルの関連である[5]．たとえば，第一座位（A/C），第二座位（T/A）に関して，第一座位がAであると第二座位は独立な場合よりもTである可能性が高いとき，連鎖不平衡があるという．もし第一座位が疾患に関連する座位であり，第一座位と第二座位の間に連鎖不平衡があれば，第二座位も疾患と関連する．これが連鎖不平衡を利用した関連解析の原理である[5]．

しかし，連鎖解析と連鎖不平衡の違いは，連鎖が10^7ヌクレオチドの領域にも及ぶのに比較して，連鎖不平衡は10^4ヌクレオチド程度であるということである．また連鎖と異なって，連鎖不平衡の及ぶ範囲は染色体の場所によって大きく異なる．したがって，全ゲノム領域をカバーするために必要なマーカー数が10^3倍も違う．そのため，連鎖解析は300〜500のマーカーで行うことができたが，連鎖不平衡を利用した関連解析では30〜50万個以上のマーカーが必要となるのである．これだけの数のマーカーを整備するために時間がかかりGWASの開始が遅れた．

連鎖解析で用いられたマーカーはマイクロサテライトマーカーであったが，連鎖不平衡を用いた関連解析に用いられたマーカーは一塩基多型である．ヒト集団では極めて多数のSNPが存在し，最初は10万個程度のSNPを用いたゲノムワイド関連解析が行われた[8]．その後，HapMapプロジェクトが行われ[9]，連鎖不平衡ブロックの情報を用いたマーカー選択が行われた．連鎖不平衡ブロックとは，その中で比較的強い連鎖不平衡の存在するゲノム上の領域であり，数kb〜数10kbの長さのことが多い．その結果，数十万個のSNPを用いたGWASが行われるようになった[10]．

世界で最初にGWASを行ったのは理化学研究所の中村のグループである[8]．最初の論文は2002年に心筋梗塞に対して行われたGWASであるが，その後，関節リウマチを対象としたGWASが行われた[11,12]．わが国以外で最初にGWASを発表したのはKlein[13]である（2005年）．そして2007年にWellcome Trustによる膨大なデータをもとにしたGWASデータが発表され[10]，世界的にGWASが広がった．その後，GWASを行うためのチップはコマーシャルに広く販売されるようになって現在に至っている．

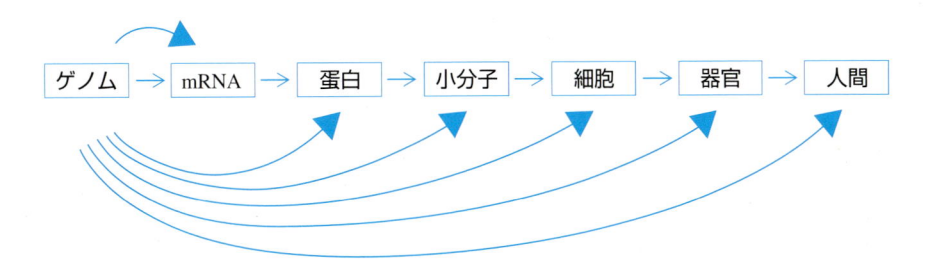

図1 ゲノムワイド関連解析(GWAS)研究の概要
GWASは基本的にゲノムの多様性と形質の多様性の関連を調べる研究である．

　GWASは基本的にゲノムの多様性と形質の多様性の関連を調べる研究である．形質は様々なレベルで存在しうる．mRNA，蛋白，小分子，細胞，臓器，個人(図1)など各レベルで形質は存在する．たとえばmRNAの発現量，蛋白，小分子の量，細胞の数や大きさなどは形質である．しかし，最も典型的な形質は個人レベルの形質であり，たとえば身長，体重，疾患の有無，薬物反応性などである．

　初期のGWASは疾患の有無について行われた．しかし，次第に薬物反応性を対象としても行われるようになり[14,15]，さらに分子や細胞を対象に行われるようになった[16]．また，生理学的検査値もGWASの対象となりうる．たとえば，心電図のQT間隔[17]，肺活量[18]などである．

　生化学的臨床検査値，血液検査値もGWASの対象となり，たとえば血清尿酸値に関連する遺伝子などが詳細に解析されており[16,19]，多数のトランスポーター遺伝子が関連することがわかっている．

c. シークエンサーを用いた解析

　GWASによる解析により多数の遺伝子と形質の関連が発見された．しかし，たとえばGWASでは単一遺伝子疾患に関連する遺伝子などはほとんど発見できない．その理由は，GWASで対象となるSNPは比較的頻度の高いSNPが多く，頻度の低いSNPは含まれていないからである．頻度の低いSNPは比較的新しい変異による可能性が高く，それぞれの家系に特有の変異であることもしばしばある．そのように低い頻度の変異と形質との関連はGWASで発見することは困難である．

　また，GWASで発見された関連遺伝子による形質への効果は比較的小さく，発見されたすべてのSNPの効果を集めても，双子研究などから得られた遺伝力(heritability)を説明するほどの大きな効果にはならないことが知られている．このギャップ(missing heritability)を説明する要因として，頻度が低く，効果の強い変異の存在が指摘されている．それらの変異は低頻度のためGWASでは発見されず，残っている可能性がある[20]．

　原因遺伝子の候補が比較的絞られている場合はサンガー法を用いたシークエンサー(塩基配列の分析装置)は十分な機能を発揮した．ヒトゲノム配列の決定や，HapMapプロジェクトで用いられたシークエンサーには速さの点で限界があった．しかし，最近導入されたいわゆる次世代シークエンサーはこれまでとは全く異なった原理を用いたものであり，膨大なゲノムデータを短時間で処理することができるようになった．たとえば1週間で10^9〜10^{10}ヌクレオチド程度のシークエンスが行えるようになってきた．そうなると，SNPチップではなく，シークエンサーを用いてゲノムと遺伝子の関連が解析できるようになる．

　まず，個人の全ゲノム配列が決定できるようになった．2007年にはサンガー法によりVentorの個人ゲノムが公表されたが[21]，2008年に発表されたWatsonのゲノム配列は次世代シークエンサーを用いて行われた[22]．日本人の全ゲノ

ム配列も2010年に理化学研究所より発表された[23]．

エクソンの部分は全ゲノム配列の2%程度である．したがって，6×10^7ヌクレオチド程度と考えられる．エクソンの領域のみを選択的に抽出する方法が開発された（エクソンキャプチャー法）．これを用いて全ゲノムのエクソン配列の変異を検出すれば多くの遺伝病の原因変異を発見できる可能性がある．前述のように，パラメトリック連鎖解析はメンデル型遺伝病に関連する変異の発見のための強力な手段である．しかし，連鎖解析で陽性となる領域は非常に広く10^7ヌクレオチド程度である．この領域のエクソン配列を読むことにより効率的に遺伝病に関連する変異を発見できる[24]．

また，致死的な遺伝病では家系情報が得られないこともしばしばある．そのような場合はパラメトリック連鎖解析は不可能であり，最初から直接エクソンの配列を読むことにより原因変異を発見できる[25]．

しかし，問題の1つは次世代シークエンサーによる配列は必ずしも100%正しくはないことである．たとえエラーの頻度が10^{-5}であったとしても，6×10^7ヌクレオチドには600個の誤った一塩基多様性（SNV：single nucleotide variation）が存在することになる．したがって，次世代シークエンサーで発見された変異をサンガー法で確認する必要があることが多い．さらに，サンガー法で真の変異と確認できても，多くの場合，数個以上の変異が原因変異の可能性として残る．そして，個々の変異が本当に遺伝病の原因変異であるかの証明が必要になることが多い．その場合，変異の効果を統計学的に予測することに加え，家系情報が極めて強力であることもしばしばある．同じ家系の遺伝病では，ほとんどの場合，疾患の有無はゲノム上の変異を基礎にしたメンデルの法則で決まることがわかっているからである．

多因子疾患のゲノム解析にもシークエンサーを用いる試みがはじまっている．しかし，正確性や価格の点で，SNPチップの補助がまだ必須である．

次世代シークエンサーは癌ゲノムの配列決定にも用いられている．国際癌ゲノムコンソーシアムが開始され，わが国ではウイルス性肝癌を担当することになっている．最近，27の肝癌ゲノムの変異のプロフィールが発表された[1]．それによると癌細胞には生殖細胞系列のゲノム配列に比較して極めて多い変異が存在する（数千〜数万個）．複数の癌患者の癌ゲノムに共通する変異も存在する．そのようなデータを積み重ねながら，どの変異が癌に特有なのか，治療や予後に関係するのかが今後の研究の対象となる．

今後，シークエンサーはさらに高速に，安価になる．ボトルネックは情報解析，コンピュータ性能と配列の正確性である．また，発見された変異の意味付けが最終的な重要事項になるであろう．

3 ゲノム情報の臨床，予防への応用

a. ゲノム情報利用のために考慮する要素

個人のゲノム情報（癌のゲノム，候補遺伝子のゲノムの情報を含む）を医療や予防，さらには健康維持に用いるために考慮する要素は4つにまとめられている．

1）分析的妥当性

まず分析的妥当性は，常に同じ結果を戻す，信頼できる検査システムにより保証される．今後，日本臨床検査標準協議会（JCCLS）などによる活動の一般化が期待される．

2）臨床的妥当性

特定の形質（疾患や薬物反応性）に特定のゲノムマーカーを使用するためには，まず2つの間の関連が確実に示されなければならない．単一遺伝子病の場合を除き，多くの場合，臨床的妥当性は疫学的研究から得られる．疫学的研究の中でも症例・対照研究から得られる場合が多い．まず関連の確実性は統計学的な結果の判定（検定）に用いられる閾値であるP値により示される．しかし，この場合，検定を複数回行うことにより，その中で低いP値が生じやすい

という問題を十分考慮する必要がある．たとえば，前述のゲノムワイド関連解析で多くのゲノムマーカーを使用する場合，5×10^{-8} という極めて低いP値が必要であり，しかも独立した標本による再現研究が必要である．

しかし，関連の確実性を示すP値だけでは十分ではない．関連の強さを示す効果サイズの推定，さらにはゲノムマーカーを使用した場合の表現型発現確率の変化の大きさを推定する必要がある．症例・対照研究で得られる効果サイズはオッズ比（OR）で示され，有病率が低い場合はオッズ比と相対リスクは近いことが知られている．さらに，症例群の中での検査陽性の割合（感度），対照群の中での検査陰性の割合（特異度）をできる限り正しく推定する必要がある．さらに，集団の中の検査陽性の人々が疾患をもつ確率（陽性的中率〈positive predictive value：PPV〉），集団の中の検査陰性の人々が疾患をもたない確率（陰性的中率〈negative predictive value：NPV〉）を推定することが望ましい．感度や特異度は症例・対照研究で推定できるがPPV，NPVは全集団調査（コホートなど）により推定できる．症例・対照研究からPPV，NPVを推定するためには有病率を仮定する必要がある．

研究者が陥りやすい誤りは，感度と特異度が高いことにより臨床応用の妥当性を判断することである．有病率が極めて低いときには感度と特異度が高くてもPPVは低いことがしばしばある．すなわち，検査を臨床応用し，陽性と判定された個人が疾患や薬物反応性を発現する確率がPPVなので，この値が高くないと臨床応用の妥当性は保証できない．また，陰性と判定された個人が表現型を発現しない確率（NPV）も高くなければならない．これらの値は先制医療を考え出すうえで極めて重要な要素である．

3）臨床的有用性

臨床的有用性を考えるうえで，感度，特異度，PPV，NPVの推定値は重要である．しかし，それに加え表現型の重症度，予防法や治療法の有無，医療経済的な問題なども考慮の対象である．たとえば，ある薬物の副作用に関連するゲノムマーカーが見つかったとする．そのゲノムマーカーの有用性は副作用の重症度にも関係する．さらに，ゲノムマーカーの検査費用も関係があるであろう．疾患の発症を予測するゲノムマーカーであれば，予防法や治療法の有無も有用性に関係する．これらを考慮して臨床的有用性が示された場合，実際にそれを臨床や予防的に用いることを考慮してもよい．

4）ELSI

倫理的，法的，社会的問題（ELSI：ethical, legal and social issue）も十分考慮する必要がある．ELSIの重要性は生殖細胞系列遺伝情報の場合特に大きいが，体細胞遺伝情報や発現情報の場合は小さい．

b. ゲノムマーカーの臨床や予防への応用

ゲノムマーカーは様々な分野で臨床応用されている．極めて有効な分野はゲノム薬理学と癌に対するゲノムマーカーである．疾患に対するゲノムマーカーの利用は創薬のターゲットとしての応用に注目が集まっているが，疾患の予測への応用はこれからである．

ゲノム薬理学については様々なゲノムマーカーと薬物の効果，副作用との関連が発見されている．多くのスティーブンス・ジョンソン症候群（Stevens-Johnson syndrome：SJS），TEN（toxic epidermal necrolysis）の原因がHLAの特定のアリルであることがわかった．たとえば*HLA-B*1502*とカルバマゼピンによるSJS-TEN[26]，*HLA-B*5801*とアロプリノールによるSJS-TEN[27]などである．しかも，関連するHLAアリルは薬物により異なるだけではなく，人種によっても異なる．これはHLAアリルの頻度が人種によって大幅に異なるからである．

たとえば前述の通りカルバマゼピンとSJS/TENの関連は漢民族で発表されたが，日本人と白人ではむしろ*HLA-A*3101*が関連している[28,29]．アロプリノールと*HLA-B*5801*との関連も漢民族において強いが，日本人でも同じ関連が発表されているものの*HLA-B*5801*遺伝子の頻度は極めて低い[30]．アバカビルと*HLA-B**

5701との関連については実際に遺伝子検査を行った群のほうが行わなかった群より副作用が少なかったことが報告されている[31]．

台湾においてはカルバマゼピン，アロプリノールをはじめて服用する前には遺伝子検査が義務づけられている．それによりSJS/TENの頻度を減らすことができると期待されている．わが国では医薬品の添付文書にゲノム情報と副作用の関係が記載されているものはあるが（イリノテカンとUGT1A1，カルバマゼピンと前述のHLA，アロプリノールと前述のHLA）[32]，遺伝子検査が義務化されているものはない．ゲノム薬理学的発見は相次いでいるので今後実際の応用に用いられると思われる．

以上は生殖細胞系列のゲノム多様性によるゲノムマーカーについてのものである．最近では体細胞ゲノム変異をゲノムマーカーとして用いる臨床応用の報告が相次いでいる．たとえばゲフィチニブの感受性に関係するEGFR遺伝子[33]，セツキシマブの感受性に関係するK-Ras遺伝子[34]，vemurafenibの効果に関与するBRAF遺伝子[35]などである．

4　先制医療の実現に向けた課題

先制医療のためにはできる限り正確な疾患の予測を行う必要がある．例をとると骨折の予防に用いられるビスフォスフォネート製剤がある．世の中に骨折のリスクがゼロの人は存在しないので，すべての人が予防的に服用すべきである，という論理は正しくない．必ず骨折を起こす人もほとんど存在しないので，だれも服用すべきではない，という論理も正しくない．得られるあらゆる情報を集めて，特定の値以上の確率で骨折を起こすと予測される人が服用すべきであろう．

そのような予測の下に開発されたソフトウェアがFRAX®であり，ポアソン回帰を使用している[36]．予測のためには年齢，性別，身長，体重，骨折歴，喫煙，アルコール，体格指数（BMD），関節リウマチの存在，ステロイド服用など多くの因子を取り入れている．そのためには多くの人々から得られた疫学データが必要である．疫学研究には膨大な費用と労力が必要であるが，それにより膨大な医療費が節約でき，本当に予防が必要な人々に予防的治療ができることを考えれば正当化できる費用と労力である．しかし，FRAX®の応用はわが国では欧米より盛んではないようである．

越智らは，インターフェロンとリバビリンによるC型肝炎治療の成功の有無を，年齢，ウイルス量，ウイルスの遺伝型，AST/ALT比，IL28B遺伝型（患者の遺伝型），アルファフェト蛋白の多因子を用いてロジスティック回帰モデルで予測する提案をしている[37]．

しかし，わが国の医師はこのような確率的な考えに慣れていない．アメリカの臨床の教科書には最初に尤度，オッズ比，感度，特異度，PPV，NPVなどの概念が詳しく説明されている場合も多く，診断行為，治療行為が必ずしも100％成功するわけではないことを前提に医療を行うことに慣れている．わが国では医療行為，治療行為の結果が100％予測できるという考えをもつ人々が多く，様々な方面に悪影響を与えている．社会やマスメディアが不可能な100％を要求するために，心ならずも完全性を装わざるを得ない面もあるであろう．

ゲノムマーカーにより100％予測できるのは100％の浸透率をもつ単一遺伝子病の場合である．その他の場合には複数の遺伝子と複数の環境要因が関与しており，予測は100％ではなく確率的であることを知る必要がある．さもないと，先制医療はわが国では過剰医療をもたらす可能性さえある．

❖文献

1) Fujimoto A, et al.：*Nat Genet* 44：760-764, 2012
2) International Cancer Genome Consortium：*Nature* 464：993-998, 2010
3) 鎌谷直之：オンリーワンゲノム．星の環会；22-24, 2009
4) Bickel H, et al.：*Lancet* 262：812-813, 1953
5) 鎌谷直之：遺伝統計学入門．岩波書店；181-

210, 2007
6) Kamatani N, et al.: *Arthritis Rheum* 43 : 925-929, 2000
7) Hart TC, et al.: *J Med Genet* 39 : 882-892, 2002
8) Ozaki K, et al.: *Nat Genet* 32 : 650-654, 2002
9) International HapMap Consortium: *Nat Rev Genet* 5 : 467-475, 2004
10) Wellcome Trust Case Control Consortium: *Nature* 447 : 661-678, 2007
11) Suzuki A, et al.: *Nat Genet* 34 : 395-402, 2003
12) Tokuhiro S, et al.: *Nat Genet* 35 : 341-348, 2003
13) Klein RJ, et al.: *Science* 308 : 385-389, 2005
14) SEARCH Collaborative Group, et al.: *N Engl J Med* 359 : 789-799, 2008
15) Tanaka Y, et al.: *Nat Genet* 41 : 1105-1109, 2009
16) Kamatani Y, et al.: *Nat Genet* 42 : 210-215, 2010
17) Arking DE, et al.: *Nat Genet* 38 : 644-651, 2006
18) Soler Artigas M, et al.: *Nat Genet* 43 : 1082-1090, 2011
19) Dehghan A, et al.: *Lancet* 372 : 1953-1961, 2008
20) Eichler EE, et al.: *Nat Rev Genet* 11 : 446-450, 2010
21) Levy S, et al.: *PLoS Biol* 5 : e254, 2007
22) Wheeler DA, et al.: *Nature* 452 : 872-876, 2008
23) Fujimoto A, et al.: *Nat Genet* 42 : 931-936, 2010
24) Hedges DJ, et al.: *PLoS One* 4 : e8232, 2009
25) Otto EA, et al.: *Nat Genet* 42 : 840-850, 2010
26) Chung WH, et al.: *Nature* 428 : 486, 2004
27) Hung SI, et al.: *Proc Natl Acad Sci U S A* 102 : 4134-4139, 2005
28) Ozeki T, et al.: *Hum Mol Genet* 20 : 1034-41, 2010
29) McCormack M, et al.: *New Eng J Med* 364 : 1134-1143, 2011.
30) Tohkin M, et al.: *Pharmacogenomics J* : doi : 10.1038/, 2011. 41.［Epub ahead of print］
31) Mallal S, et al.: *N Engl J Med* : 358 : 568-579, 2008
32) Araki K, et al.: *Cancer Sci* 97 : 1255-1259, 2006
33) Paez JG, et al.: *Science* 304 : 1497-1500, 2004
34) Lievre A, et al.: *J Clin Oncol* 26 : 374-379, 2008
35) Flaherty KT, et al.: *N Engl J Med* 367 : 107-114, 2012
36) Fujiwara S, et al.: *Osteoporos Int* 19 : 429-435, 2008
37) Ochi H, et al.: *J Infect Dis* 205 : 204-210, 2012

著者プロフィール

鎌谷直之（株式会社スタージェン情報解析研究所所長，東京女子医科大学客員教授，公益財団法人痛風財団理事長）

1973（昭和48）年東京大学医学部卒．東京大学病院，アメリカスクリプス研究所，ミシガン大学客員教授，東京女子医科大学膠原病リウマチ痛風センター（センター長），理化学研究所ゲノム医科学研究センター（センター長）を経て現職．現在は，株式会社スタージェン情報解析研究所所長，東京女子医科大学客員教授，公益財団法人痛風財団理事長．
内科学，リウマチ学，核酸代謝，統計学疫学，遺伝学，ゲノム薬理学，バイオインフォマティックスなど幅広い分野をテーマとして研究をしています．
わが国の社会や産業にも非常に興味をもっていろいろな本を読んでいます．現在の閉塞感を打ち破るには教育や産業を大改革し，健康，医療，介護などに雇用の場を広げる必要があるのではないでしょうか．

第2章 先制医療の実現に向けた課題（個別技術と政策面）

2. エピゲノム
―疾患発症危険度診断―

[国立がん研究センター研究所エピゲノム解析分野] **牛島俊和**

1 エピゲノムとは何か？

a. エピゲノムの役割

　人間の体は，1個の受精卵から出発してでき上がった約200〜250種類の細胞からなる．いったんできあがれば，胃の細胞は胃の細胞であるし，神経の細胞は神経の細胞である．どうしてそのようなことが起こるのかというと「エピゲノム」が働いているからである．同じ遺伝子のセットをもっていても，働く遺伝子のセットが異なれば，その結果として表れる細胞の機能が異なってくる．その遺伝子のセットをきちんと決め，胃の細胞では胃のセット，神経の細胞では神経のセットが働くようにしている仕組みがエピゲノムである[1]．同じ人の集まりでも，仕事人間が頑張っているときには仕事モードになるし，楽しい人が頑張っていると宴会モードになって，全く違う集団になるのと似ている．人間の体では，胃から神経ができたり，神経から胃ができては困るので，エピゲノムには，一生のあいだ，同じ細胞の中では同じ遺伝子のセットが働くように保つ性質がある．この点は，人の集まりとは少々異なる．

b. エピゲノムを作るもの

　この大切なエピゲノムが何でできているのかというのも，詳細にわかってきている．DNAは細胞の中では裸で存在するわけではなく，ヒストン8量体という蛋白が8個合わさった球に巻き付いて存在している（図1）．この構造をヌ

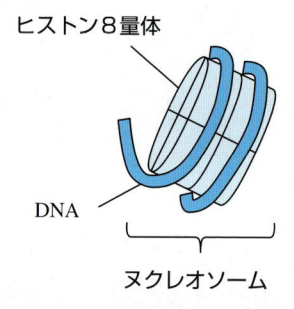

図1　ヌクレオソームの構造
ヒストン8量体の周りにDNAが2回巻き付いて，ヌクレオソームができている．

クレオソームという[2]．DNAに付着する「DNAメチル化」と，ヒストン蛋白に付着するアセチル化・メチル化などの「ヒストン修飾」が，エピゲノムの本体である．

c. DNAメチル化

　DNAはA，C，G，Tという文字のつながりであり，その文字のつながり方で遺伝子が構成される．Cの次にGがつながる場所でCに，メチル基が付着してできた目印が，DNAメチル化である[3]．DNAがメチル化されるときは二重らせんの両方の鎖がメチル化され，メチル化されない場合にはどちらもメチル化されない（図2）．この性質とDNAメチル基転移酵素（DNMT1）のおかげで，細胞が分裂するときにDNAが複製されても，DNAがメチル化されている・いないという状態も複製される．DNAメチル化は，次に述べるヒストン修飾と協調して，遺伝子が働くかどうか，すなわち，mRNA

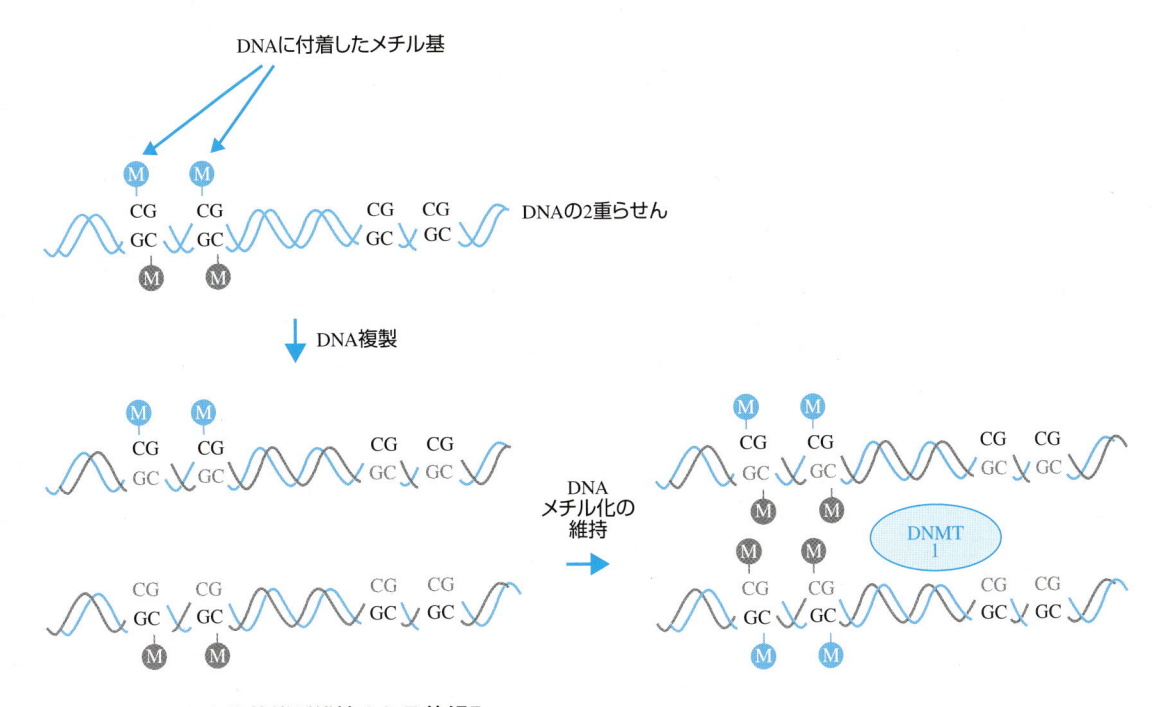

図2 DNAメチル化状態が維持される仕組み
DNAがメチル化されるときには両方のDNA鎖がメチル化され，されないときには両方ともされない．細胞分裂の際にはDNAが複製され，新しいDNA鎖（新生鎖）が合成されたときには，一時的に新生鎖にはメチル基がない状態ができる．しかし，鋳型となったDNA鎖のメチル化状態に応じて新生鎖もメチル化するDNAメチル基転移酵素（DNMT1）の働きにより，DNA複製とほぼ同時にDNAメチル化状態も複製される．その精度は非常に高いことが分かっており，99.9%にも達する．

が合成されるかどうかに関与している（図3）．

d. ヒストン修飾

ヒストン8量体を構成する8個の蛋白（ヒストン2A，2B，3，および4の4種類蛋白の各2個ずつ）は，それぞれ特別な意味をもつ修飾をうけることがわかっている[2]．たとえば，ヒストンH3の9番目，27番目のリジンにアセチル化（H3K9Ac，H3K27Ac）が起きたり，4番目のリジンにメチル（H3K4me）化が起きたりする．これらのヒストン修飾があると，このあたりからmRNAを合成しなさいという指令（転写活性化）になる（図4）．一方，9番目，27番目のリジンにメチル化（H3K9me，H3K27me）が起きると，このあたりからmRNAを合成してはいけませんという指令（転写不活化）になる．さらに，ヒストンH3の36番目のリジンのメチル化（H3K36me）は，このあたりの文字（塩基）をつなぎあわせて，遺伝子を作りなさいという指令（選択的スプライシング）をだす．一休さんの逸話として「ここではきものをぬげ」というのが有名であるが，このH3K36meは句読点のようなもので，同じDNAでもH3K36meの付き方によって「ここでは，着物を脱げ」の意味にもなるし「ここで，履き物を脱げ」の意味にもなる．

2　エピゲノムの異常と疾患

a. エピゲノムの生理的な変化

エピゲノムは，細胞の中で遺伝子の使い方を決めていること，体の細胞が分裂しても元のままの状態が保たれることについて，前節で述べた．大人の細胞では変化しないというエピゲノムの性質はDNAの塩基配列に似ているが，実は，エピゲノムの状態は変化する場合もある[4]．生理的には，受精卵から様々な組織が作られるときには，ダイナミックに変化する．ま

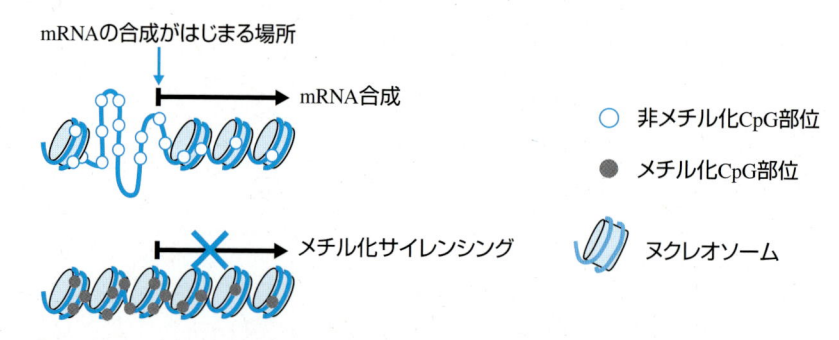

図3　DNAメチル化の遺伝子発現スイッチとしての働き
遺伝子プロモーター領域にCpG部位が密集したCpGアイランドが存在する場合，普通は，DNAメチル化はなく，ヌクレオソームもない．その結果，転写の刺激に応じてmRNAが合成されうる．しかし，この領域がDNAメチル化されると，ヌクレオソームが形成され，mRNAの合成を強力に抑制する（メチル化サイレンシング）．

た，ある程度分化した細胞から，精子や卵子などの生殖細胞が作られるときにも，いったんきれいに消去される．

b. エピゲノムの病的な変化

エピゲノムは加齢や長引く炎症によっても，変化する[5]．しかも，この場合の変化は，生理的な変化とは異なり，「ゲノムの錆び」とでもいうべきもので，遺伝子の使い方を異常にしてしまう場合がある．この異常は，原則は，一生の間保たれるので，癌をはじめとする各種の疾患の原因になりうる．この病的な変化を誘発する環境要因や，どのようにして誘発されるのかに関する分子機構の研究は，今後重要と思われる．

c. エピゲノム変化と発癌

エピゲノム変化の疾患へのかかわりが最もよくわかっているのは癌の場合である[1,6～8]．癌細胞と正常な細胞とを用いてエピゲノムを比較すると，多数のCpGアイランドが異常にDNAメチル化されている（部分的な高メチル化，図5）．部分的な高メチル化が，細胞の増殖や移動を調節している遺伝子に起こると，細胞が異常増殖したり，癌細胞が転移する能力を獲得したりする．実際，多くの種類のこのような重要な遺伝子が，異常に起きたDNAメチル化により不活化されている（メチル化サイレンシングされている）ことがわかっている．たとえば，胃

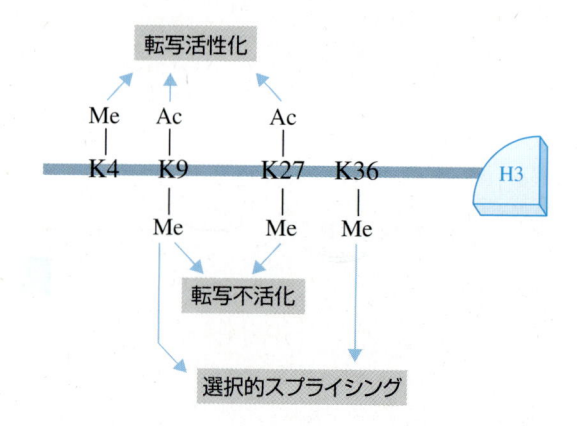

図4　代表的なヒストン修飾の種類と意義
ヒストン8量体を構成するヒストン蛋白のうち，ヒストンH3の修飾が最もよく研究されている．その中でも4，9，27および36番目のリジンの修飾が重要で，4番目のリジンのメチル化，9および27番目のリジンのアセチル化は転写を活性化する．一方，9および27番目のリジンのメチル化は転写を抑制する．また，36番目のリジンのメチル化は，どの部分を遺伝子として使うのについての目印となっている．

癌の場合，細胞増殖を抑える働きがある*CDKN2A*（p16）遺伝子，突然変異の発生を防ぐ働きがある*MLH1*遺伝子，上皮細胞同士を接着させて転移を防ぐ働きがある*CDH1*（E-cadherin）遺伝子などがDNAメチル化異常により不活化され，その原因となる．

同時に，癌ではゲノム全体のDNAメチル化の量が減少すること（ゲノム全体の低メチル化）も知られている．ゲノム内には類似の塩基配列をもつ領域（繰り返し配列）が多数あり，生理的にはこれらの繰り返し配列はDNAメチル化さ

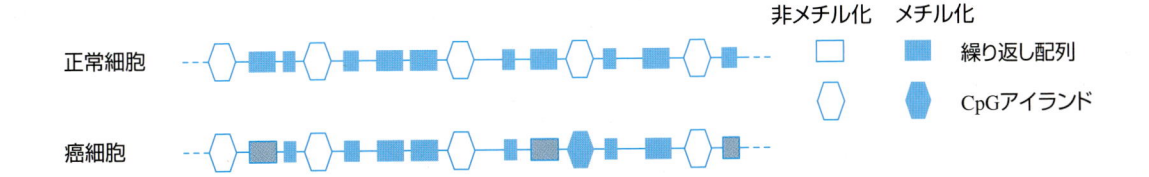

図5 癌における DNA メチル化異常
癌細胞における DNA メチル化異常の特徴は，部分的な高メチル化とゲノム全体の低メチル化である．部分的な高メチル化は，おもに CpG アイランドに認められ，発癌を抑制している遺伝子に誘発されると発癌の原因となる．ゲノム全体の低メチル化には繰り返し配列の低メチル化が大きく関与し，染色体欠失などが起こりやすい原因となる．

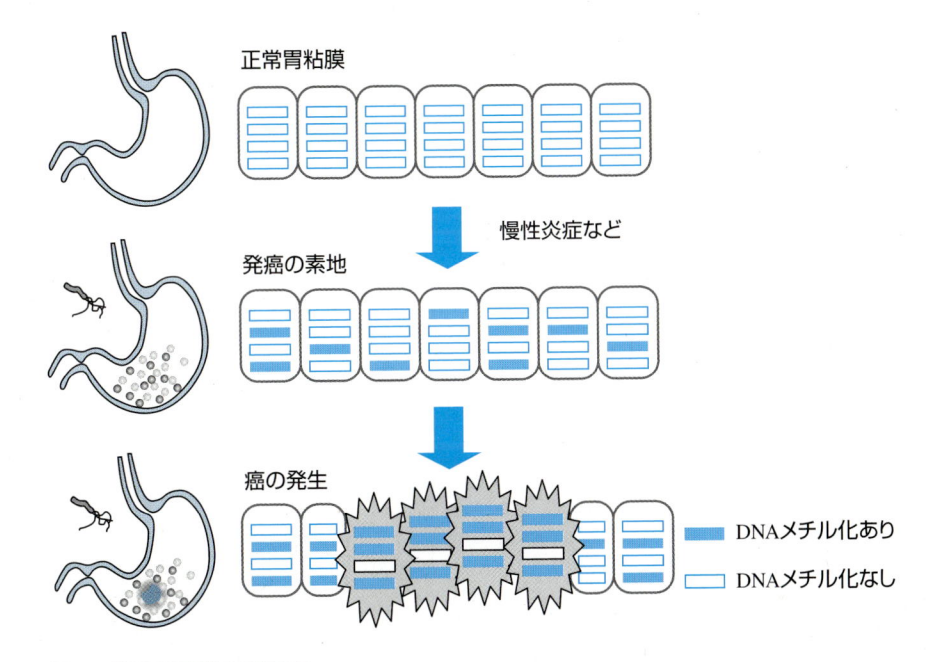

図6 発癌の素地の考え方
胃の場合はピロリ菌感染，他の組織でも各種の原因による慢性炎症があると，一見正常に見える組織に DNA メチル化異常が蓄積してくる．さらに新たな異常が加わると簡単に発癌する状況と考えられ，突然変異が蓄積した場合に知られてきた「発癌の素地」が，この場合も形成されていると考えられる．エピゲノム異常がおもに関与する発癌の素地が，「エピジェネティックな発癌の素地」である．

れている．しかし，これらの繰り返し配列は，癌では低メチル化状態になっており，その結果，染色体が消失すること（染色体欠失）が起こりやすくなる．また，大腸癌などでは，本来は父親由来の遺伝子しか発現しない IGF2 遺伝子が，エピゲノム異常の結果，母親由来のものまで発現してしまい，細胞増殖シグナルが強くなりすぎることも知られている．

d. エピジェネティックな発癌の素地

癌細胞でエピゲノムの異常があるのみならず，癌が発生するはるか以前から，一見正常に見える細胞にもエピゲノムの異常は蓄積している場合がある[9]（図6）．特に，胃癌，肝癌，潰瘍性大腸炎に伴う大腸癌など慢性炎症に伴う癌の場合，癌患者の非癌組織でのエピゲノム異常の蓄積が明確である．その蓄積量が多いほど，癌が発生するリスクが高いことも，胃癌など一部の癌についてはわかっている（エピジェネティックな発癌の素地）．

e. 癌以外の疾患におけるエピゲノム変化

癌以外の疾患におけるエピゲノム異常の役割についても，精力的に研究が行われている[10,11]．原因か結果かの証明はむずかしいものの，糖尿病患者のインスリン(血糖を下げるホルモン)を作る膵臓ランゲルハンス島の膵β細胞，自殺した人の脳の神経細胞，腎臓病患者の尿細管の細胞，リウマチ患者の免疫細胞などでもエピゲノム異常があることなど，次々に論文発表されている[12～14]．これらのエピゲノム異常が，それぞれの疾患に重要な遺伝子に起きていれば，その組織の機能を障害して疾患の原因になっていることがあっても不思議はない．

そもそも，突然変異は癌では大きな役割を果たしているが，それほど高頻度には起こらない(特定の遺伝子についてみると 10^5 ～ 10^3 の細胞に1個程度)．したがって，たとえば，膵臓のランゲルハンス島のβ細胞 10^5 個あたり1個の細胞で重要な遺伝子に突然変異が起きたとしても，10^5 に1個の細胞が機能不良になるのみで，膵臓のランゲルハンス島全体の機能には影響しない．一方で，特定遺伝子のエピゲノム異常は，非常に高頻度(特定の遺伝子についてみると数10%程度)で起こりうる(図7)．もし，重要な遺伝子のエピゲノム異常がこれだけ多くの細胞に起こると，膵臓のランゲルハンス島全体の機能が影響されても不思議はない．

f. 環境とエピゲノム

食事など環境の影響を体に刻む仕組みとしても，エピゲノムは重要である[15]．ある近交系マウスでは，毛の色をコントロールする遺伝子のDNAメチル化状態により，黄色く生まれたり，茶色く生まれたりすることが知られている．近交系マウスなので，多型も含めて全く同一のゲノム配列をもつにもかかわらず，明らかな表現形質の違いがあり，しかも一生の間変わらない．その違いはエピゲノムの違いによりもたらされる．重要なことは，この黄色く生まれるか・茶色く生まれるかに関して，母親マウスの食事や胎児期の化学物質への曝露が強く影響

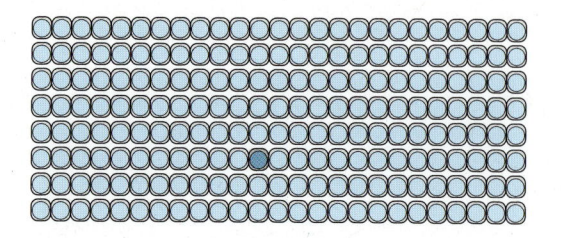

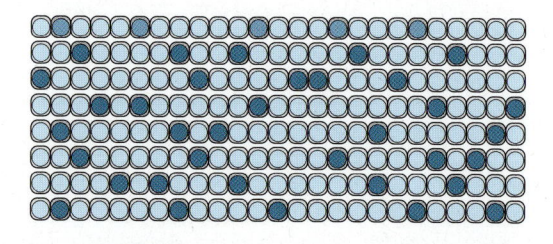

図7 突然変異とエピジェネティック異常の頻度の違いのイメージ

200個の細胞が描いてある．10^5 ～ 10^3 の細胞に1個程度しか起こらない突然変異がこの200個の細胞の中にある可能性はまれで，ましてや，突然変異により全体の機能が影響される可能性は極めて低い．一方，エピゲノム異常は数10%程度の細胞に起こりうる．ここでは20%の細胞に着色してあるが，このくらい高頻度になると全体の機能に影響するかもしれないと思えてくる．

することである(図8)[16,17]．環境要因への曝露により一生を左右するエピゲノムの変化が誘発されるということは，この現象に限るとは思いがたく，重要な研究分野である．

3 疾患エピゲノム研究の現状と課題

a. 癌エピゲノム研究の現状

癌研究は他の疾患研究に比べて，圧倒的に有利であるといわれる．その理由は，多少の血管・血球・線維芽細胞・正常な上皮細胞の混入があるにしても，癌の固まりの大部分は同じ癌細胞(モノクローナル)でできているからである．したがって，癌組織からDNAを抽出してそのまま解析しても，癌細胞に存在する突然変異やエピゲノム異常を見つけることができた．その結果として，癌で変化している様々なシグナル異常が解明され，異常を起こしたシグナル分子を狙った分子標的薬の開発につながってきた．

エピゲノム研究においてもその通りで，1990

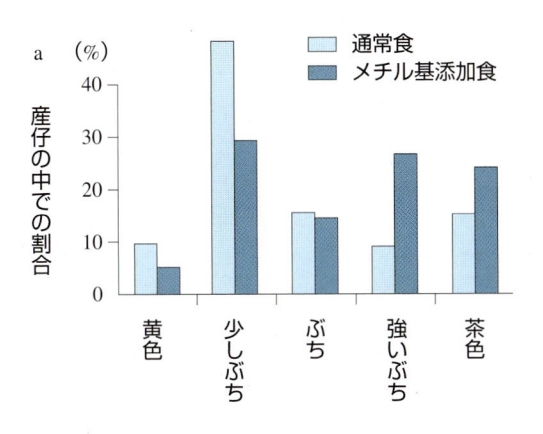

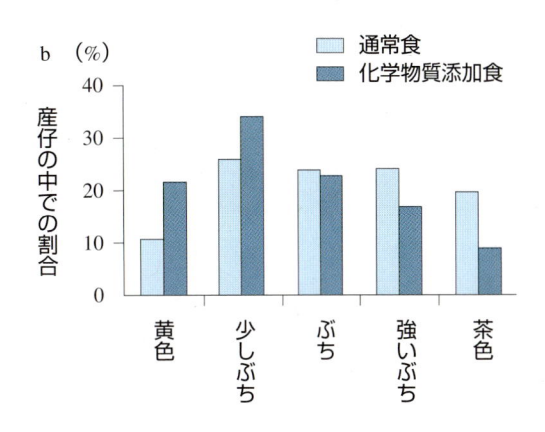

図8 環境によるエピゲノムへの影響
毛の色をコントロールする遺伝子のDNAメチル化状態が，母親マウスの食事(a)や胎児期の化学物質への曝露(b)により影響され，その結果どのような毛の色で生まれたかという効果は一生の間持続する．環境要因への曝露により一生を左右するエピゲノムの変化が誘発されるということは，他にもありうる．(a. Waterland RA, et al.：Mol Cell Biol 23：5293, 2003, b. Dolinoy DC, et al.：Proc Natl Acad Sci USA 104：13056, 2007 より)

年代以降，様々な癌エピゲノム研究が行われてきた．その結果，後に述べるように，すでにエピゲノム異常を標的とする薬剤（エピジェネティック薬）が実用化されているし，臨床開発段階のエピゲノム診断もいくつかある．

現在の基礎研究としては，高精度なDNAメチル化解析やヒストン修飾解析が可能になったことを活かして，各種の癌でどのようなエピゲノム異常があるのかを突き止めて治療標的を探そうという研究，薬剤の反応性や患者の予後と関係する変化を見つけて診断に活かそうという研究などが，精力的に行われている．また，疾患予防に活かすために，エピゲノム異常がなぜ起こるのか，慢性炎症やウイルス感染に注目した研究も行われている．さらに，新しいエピジェネティック薬を開発するために，様々なエピゲノム制御機構の研究，それらに干渉する化学物質の探索なども行われている．

b. 癌以外の疾患でのエピゲノム研究の現状

糖尿病・精神神経疾患・腎臓病・自己免疫疾患などの癌以外の疾患では，そもそもどの組織を調べることが疾患の本態解明のために重要なのかわからないことがある．また，特定の組織を調べるにしても，その組織の中の疾患に関与する細胞だけを分離することがむずかしい場合も多い．遺伝子の異常というと突然変異のみで

あった時代には，前に述べたように，組織の機能が変わるほど突然変異が蓄積することもないと考えられていた．

ところが，最近，エピゲノム異常は極めて起こりやすい場合があることがわかってきたのは，すでに述べた通りである．また，最新の細胞分離技術により，疾患に冒されている細胞を純化することもできるようになってきた．その結果，癌以外の疾患でも，精力的にエピゲノム異常が解析されるようになっている．

糖尿病では，たとえば，膵臓のランゲルハンス島を用いたエピゲノム解析により，β細胞の生存や機能に重要な遺伝子が冒されていることが解明されている[12]．精神神経疾患の分野では，たとえば，自殺者の脳の海馬という領域でストレス耐性にかかわる遺伝子のDNAメチル化状態が変化していることが明らかになっている[13]．ラットを用いた解析では，この遺伝子のDNAメチル化状態とストレス耐性とは関係があり，新生仔期の母ラットとの関係でDNAメチル化状態が変わってくることもわかっている．腎臓病の分野では，たとえば，高食塩への曝露で食塩の調節に重要な遺伝子のエピゲノムが変化し，その結果，高血圧症を発症しやすくなることがラットで見出されている[14]．自己免疫疾患の分野でも，関節リウマチ患者の間接滑膜やSjögren症候群患者の唾液腺でのエピゲノ

ム解析が進行している．

c. 研究推進上の課題

エピゲノムは細胞の種類毎に異なる．したがって，疾患の原因となった細胞を純粋に収集して，そのエピゲノムを解析することが理想的である．そのためには，同じ種類の細胞を大量に集める技術が必要である．DNAメチル化解析の場合，細胞を保ったまま収集する必要はないが，ヒストン修飾解析の場合，細胞（少なくとも核内のヌクレオソーム構造）を保ったまま収集する必要がある．現在，フローサイトメトリーという方法があるが，大量の細胞を収集するのには時間がかかる．また，細胞の種類を分けるのに適切な細胞表面の目印（抗原）がないと，分離できない．

一方，細胞株など，大量の細胞が容易に準備できる場合，エピゲノムの解析は格段に行いやすくなった．DNAメチル化は各種の解析方法が利用可能で，手間がかかっても1塩基単位でDNAメチル化状態を解析する方法や，簡便でゲノムの領域毎にDNAメチル化状態を解析する方法などが活用されている．ヒストン修飾の場合，特定のヒストン修飾を認識するよい抗体があるか否かがまず重要である．抗体がある場合，クロマチン免疫沈降と次世代シークエンサー解析（またはマイクロアレイ）を行うことで，ゲノムのどの部分にどのようなヒストン修飾があるのかを知ることができる．ただし，DNAメチル化と異なり，解析が抗体に強く依存するので，適切な抗体を用いることは極めて重要である．また，新しいエピジェネティック修飾というのも見つかってきており，その解析のためによい抗体を開発する必要もある．

重要なのは，データ量が巨大になり，情報処理が追いつかなくなりつつあることである．ただでさえ大きな3×10^9塩基対の全ゲノムについて，DNAメチル化と各種ヒストン修飾など複数のエピジェネティック修飾の相互の関係を解析し，それが疾患と正常とでどのように異なっているのか，さらに，白黒の違いの場合ばかりではなく程度の違いの場合も想定して，解析しなくてはならない．この複雑な作業には，情報処理が極めて重要である．この部分は人材不足がかねて指摘されており，エピゲノムに限らず情報処理が追いつかなければ宝の持ち腐れになるだけの懸念がある．

4 医療応用に向けた取り組み，活用状況

a. エピゲノムの癌発症後の診断への応用

癌などでは，DNAメチル化異常を用いることで，従来は判定が困難であった癌の性質が判定できるというものがあり，臨床開発されている[6,18]．たとえば，脳腫瘍では，*MGMT*という遺伝子のDNAメチル化を調べると，治療に用いるtemozolomideという薬剤がよく効くかどうかがわかる．これは企業が実用化のための臨床試験を行う段階に入っている．また，小児腫瘍として重要な神経芽細胞腫では，そのDNAメチル化異常の程度を調べると，現在，臨床で使用している*MYCN*という遺伝子を用いた場合よりも，さらに正確に予後が診断できる[19]（図9）．このようなシーズは他にもあり，今後も臨床研究が行われ，その中のいくつかは実用化されると思われる．

DNAメチル化異常を用いることで癌細胞の存在を他の方法よりも簡便に，または，正確に診断できるという検査も開発されている．たとえば，大腸癌特異的にDNAメチル化される*SEPT7*遺伝子を血液で検出する方法は，すでに検査薬として販売されている．また，気管支鏡検査の際の洗浄液を用いて，肺癌特異的なDNAメチル化異常を検出する方法も繰り返し研究されており，最近，大規模な臨床研究で細胞診を上回る感度・特異度が得られることが報告されている[20]．

b. エピゲノムの疾患発症前の危険度診断への応用

疾患が発症する以前から臓器の異常が蓄積していることは多い．癌の場合，臨床的な癌が発

症する以前から突然変異やエピゲノム異常が蓄積して「発癌の素地」が作られている場合があることはすでに述べた（図6）．この発癌の素地の程度を測定すると，癌を発症する危険度（リスク）と相関する場合があり，発症危険度診断（リスク診断）に用いることが可能と考えられる[9, 21]（図10）．

発癌リスク診断というと，生まれつきの発癌素因である一塩基多型（遺伝子配列の個人差）が有名である．これらの多型の多くは，飲酒・喫煙・ピロリ菌感染など，ある環境に遭遇した場合にどの程度突然変異やエピゲノム異常が起きやすいかを決めている．たとえば，ALDH2という酒の成分（アルデヒド）を代謝する酵素の個人差は，飲酒した場合の解毒のスピードを決めており，その結果，食道癌のリスクと関連する．しかし，飲酒をしなければそもそも関係ないので，ALDH2は生まれつきのリスクではあるが，ある人が今までどのような生活をしてきたかは反映しない．

一方，組織に蓄積したエピゲノム異常の量は，ある人のこれまでの生活やそれに対する反応の個人差も反映して，現在の異常の量である．したがって，癌患者と健常者と比較すると大きく異なることが多く，胃の場合蓄積の程度が高い人が胃癌患者である危険度は20倍に達する[22]．この性質を活かして，発癌リスク診断として実用化する臨床研究が行われている．同じ考え方は，エピゲノム異常が関与する癌以外の疾患にも応用可能で，「生活履歴を反映した疾患発症前の危険度診断」の分野におけるエピゲノム診断の活用は重要である．

c. エピゲノムの癌治療への応用

エピジェネティック薬としてDNAメチル化異常を標的にした薬剤（DNA脱メチル化剤）と，ヒストン脱アセチル化を標的にした薬剤（ヒストン脱アセチル化酵素阻害剤）とが，すでに何種類か開発されている[6, 23]（図11）．わが国でもアザシチジンとボリノスタットの2薬剤が承認されている．特に，DNAメチル化異常を

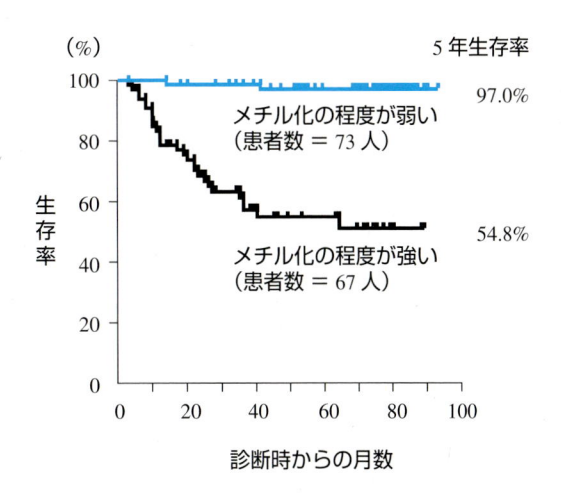

図9 エピゲノムを用いた神経芽細胞腫での予後診断
DNAメチル化異常の程度が弱い症例は，強い症例に比べて圧倒的に予後がよい．この違いは，現在使われているMYCN遺伝子の増幅を上回り，今後の実用化に期待がかかる．
(Abe M, et al.: Cancer Res 65: 831, 2005 より)

元に戻す薬剤であるアザシチジンは，今まで輸血以外の治療法がなかった骨髄異形成症候群という血液の前癌状態に対して2年生存率を2倍に延ばすという有効性が示され，わが国でもさかんに使われるようになっている．

もちろん，骨髄異形成症候群のみでなく，大腸癌，肺癌，乳癌など多くの固形腫瘍でも，エピジェネティック薬を適切な患者に適切に使用すれば有効であると期待できる．実際，アメリカではそのような「エピジェネティック治療」を確立しようとして，多数の臨床試験が実施されている．進行した非小細胞肺癌症例にアザシチジンとヒストン脱アセチル化酵素阻害剤エンチノスタットを用いた早期の臨床試験では，非常に少ない毒性で，既存の治療法に匹敵する効果が得られたと報告されている．今後，エピジェネティック薬同士，また，エピジェネティック薬と分子標的薬など様々な組合せで，臨床開発が行われていくと予測される．

d. エピゲノムの癌予防への応用

エピゲノム異常の蓄積が発癌に重要なのであれば，その蓄積を防止したり，さらには，蓄積したエピゲノム異常を元に戻せば，発癌予防に

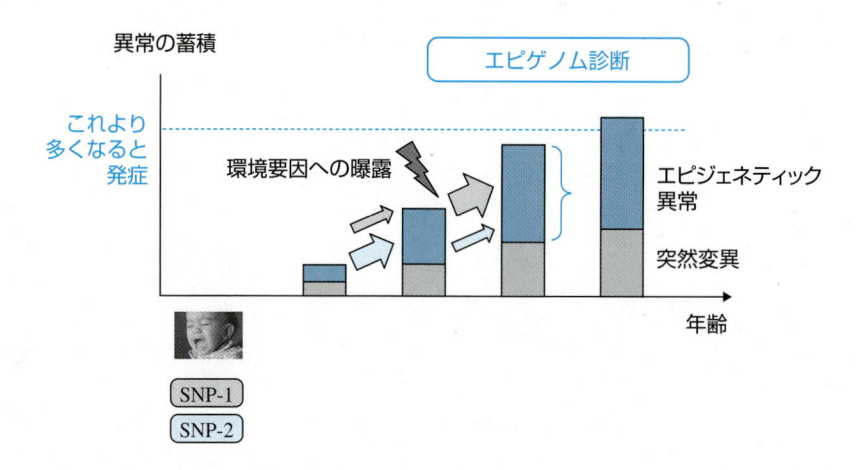

図10　エピゲノムによる発症危険度診断（リスク診断）と一塩基多型によるリスク診断
一塩基多型は生まれつきのリスクを決めるのに対し，エピゲノム異常の蓄積の程度は今までの生活履歴を反映する．

図11　おもなエピジェネティック薬
DNA脱メチル化剤とヒストン脱アセチル化酵素阻害剤に大別できる．

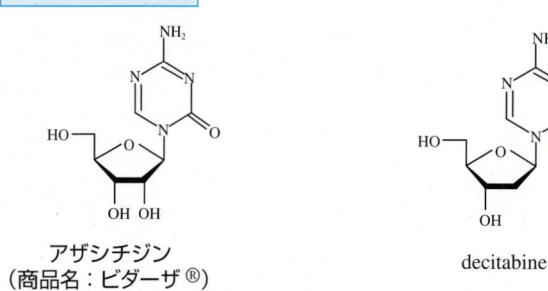

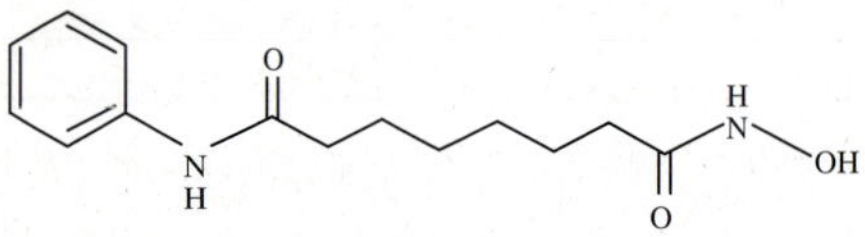

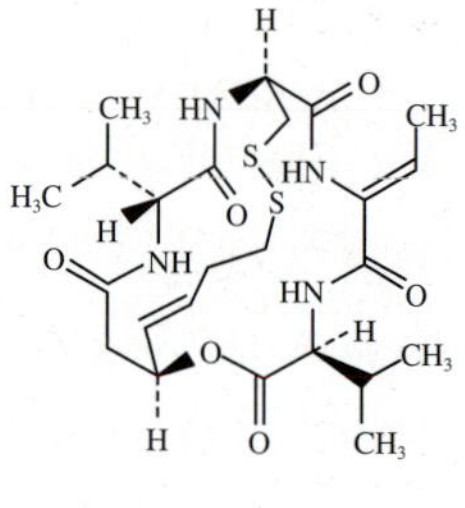

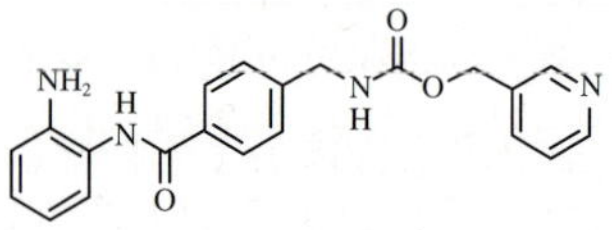

なるのではないかと考えられる．実際，DNAメチル化の程度が弱くなるマウスを用いて前立腺発癌の実験をすると発癌が抑制されることが報告されている[24]．われわれも，スナネズミにピロリ菌を感染させてできる胃癌も，DNA脱メチル化剤の投与により抑制することができることを見出している．したがって，エピゲノムを標的とした癌予防が可能であることは原理的にはすでに証明されている．

実際にヒトへの応用を考えた場合，エピゲノム異常の蓄積防止による癌予防は近く実現可能と思われる．そのために有用な食品等の開発も行われている．しかし，蓄積した異常を元に戻す癌予防の方は，現在のエピジェネティック薬には副作用があることから，すぐには実現しないと思われる．副作用の極めて少ないエピジェネティック薬の開発，リスクと効果を考慮した適切な対象者の選択等を行う必要がある．

5 先制医療の実現に向けた課題

a．エピゲノムの先制医療における有用性

組織に蓄積したエピゲノム異常は，少なくとも一部の癌の場合，疾患発症危険度と密接に相関する．一塩基多型を用いた個人差の診断と異なり，今までの生活履歴を反映していることから，発症危険度と非常に強く相関する．そして，エピゲノム異常が多くの癌に関与し，癌以外の疾患にも関わっていることが明らかになりつつあることを考えると，エピゲノムを用いた疾患発症危険度診断は，ますます有用性が高くなると考えられる．先制医療は，疾患発症危険度が高い人を同定し，その人に合った予防策を疾患発症に先駆けて実施することである．そのために，エピゲノム診断が果たす役割は極めて大きい．また，将来的には蓄積したエピゲノム異常を元に戻すという介入方法も実現する可能性がある．

b．エピゲノムを用いた先制医療実現への課題

研究開発という点からは，ほぼ順調にエピゲ

ノムの解明と臨床応用のシーズの開発は行われている．そこで何よりも重要と思われるのが，実用化のための有望な候補を正しく判定し，真剣に実用化を目指して開発するということである．特に，先制医療においてはエピゲノム診断の実用化が重要である．そのためには検査コストは低廉でなくてはならないし，十分な感度・特異度を達成しなくてはならない．このような実用化開発を，シーズを産出した研究者に行わせるのは非効率であり，実用化の見込みがないものにいつまでもこだわる危険もある．そこで，他の研究者が産出したシーズの実用化を得意とする研究者を育てていくこと，何回かに1回は成功事例が出るような責任をもった開発体制を整えることが重要と思われる．

おわりに

エピゲノムは生命の基本的な仕組みであり，その異常は様々な疾患に関与している可能性が高い．癌では，診断・治療への応用が実用化されており，今後も新たな実用化例がでてくると思われる．特に，発症前の危険度診断においては，エピゲノム異常は個人の生活履歴や体質を反映しているために，有用性が高い．癌以外の疾患での発症前の危険度診断ともあわせて，先制医療に応用できるように，引き続き，基礎研究・実用化研究を充実させる必要がある．

❖文献

1) Jones PA, *et al.*：*Cell* 128：683-692, 2007
2) Li B, *et al.*：*Cell* 128：707-719, 2007
3) Jones PA, *et al.*：*Nat Rev Genet* 10：805-811, 2009
4) Ho L, *et al.*：*Nature* 463：474-484, 2010
5) Ushijima T, *et al.*：*Clin Cancer Res* 18：923-929, 2012
6) Baylin SB, *et al.*：*Nat Rev Cancer* 11：726-734, 2011
7) Rodriguez-Paredes M, *et al.*：*Nat Med* 17：330-339, 2011
8) Ushijima T, *et al.*：*Cancer Sci* 101：300-305, 2010
9) Ushijima T：*J Biochem Mol Biol* 40：142-150, 2007
10) Feinberg AP：*Nat Biotechnol* 28：1049-1052, 2010
11) Petronis A：*Nature* 465：721-727, 2010

12) Volkmar M, et al.: *EMBO J* 31: 1405-1426, 2012
13) McGowan PO, et al.: *Nat Neurosci* 12: 342-348, 2009
14) Mu S, et al.: *Nat Med* 17: 573-580, 2011
15) Sinclair KD, et al.: *Proc Natl Acad Sci U S A* 104: 19351-19356, 2007
16) Waterland RA, et al.: *Mol Cell Biol* 23: 5293, 2003
17) Dolinoy DC, et al.: *Proc Natl Acad Sci U S A* 104: 13056-13061, 2007
18) McDevitt MA: *Semin Oncol* 39: 109-122, 2012
19) Abe M, et al.: *Cancer Res* 65: 828-834, 2005
20) Nikolaidis G, et al.: *Cancer Res*, 2012 [Epub ahead of print]
21) Maekita T, et al.: *Clin Cancer Res* 12: 989-995, 2006
22) Nanjo S, et al.: *Gastric Cancer* 15: 382-388, 2012
23) Boumber Y, et al.: *Oncology*(*Williston Park*)25: 220-226, 228, 2011
24) Huang YW, et al.: *FEBS Lett* 585: 2129-2136, 2011

著者プロフィール

牛島俊和(国立がん研究センター研究所エピゲノム解析分野分野長)

1986(昭和61)年,東京大学医学部医学科卒業.2年間の臨床研修,1年間の血液内科血液内科研修を行った.その後,研究を開始し,1989(平成元)年から国立がんセンター研究所リサーチレジデント,1991(平成3)年から同研究員,1994(平成6)年,同室長,1999(平成11)年,同部長.現在は,国立がん研究センター研究所上席副所長,エピゲノム解析分野分野長.突然変異だけでは癌が説明できないと感じて,1997(平成9)年以降はエピゲノムの研究に入ってきた.エピゲノム解析の成果を患者さんの所に届けることが使命と思い,日々,厳しい議論を仲間と戦わせている.論文がアクセプトされたときに美味しいワインを飲むのが楽しみ.

第 2 章　先制医療の実現に向けた課題（個別技術と政策面）

3. プロテオーム

[株式会社 iLAC] 松山正佳
[筑波大学リーディング大学院ヒューマンバイオロジープログラム] 佐藤孝明

1　プロテオーム解析

　プロテオーム解析は遺伝子の網羅的解析であるゲノム解析に対し，生物におけるすべての蛋白質情報を網羅的に解析し，代謝経路や機能を明らかにするものである．蛋白質は，リン酸化や糖鎖付加等の翻訳後修飾と選択的スプライシングによって多様性をもつため，パラメータが多く複雑系ではあるが，生物における重要な生理学的機能情報の宝庫である．特にバイオマーカーとよばれる蛋白質は疾病との関連情報だけではなく，潜在的な疾病リスクやオーダーメイド医療を可能とする質の高い情報を与えてくれるので，プロテオーム解析は後述する先制医療に必要不可欠な研究分野である．

a. バイオマーカーと臨床医療

　バイオマーカーはアメリカ FDA（Food and Drug Administration）において，「バイオマーカーは，ヒトや動物における生理学的・薬理学的・疾患的なプロセスを反映し，治療に伴うバイオマーカーの変化は臨床的反応を反映する測定可能な特性値である」と定義されている．生理的状態や疾患の病態変動の客観的指標を与えるものである．

　プロテオーム解析が与えるバイオマーカー情報は，検査診断・治療標的に利用することができる．これにより将来罹患する疾病，将来の病態（たとえば癌における転移，再発，予後），治療効果が予測可能となる．予測は個別化医療を実現するとともに医療効果を最大化する「先制医療」を実現し，無駄な医療費の削減を通して国家医療費の削減へつなげるものである．バイオマーカーとして承認されるには，診断ツールとして確立する必要があり，新薬開発研究においては，有効な患者を絞り，毒性出現の可能性を除外できるなどのメリットがある．

　臨床プロテオミクス研究は，DNA 配列に変化はないが，蛋白質の量的・質的変化により制御されている生命現象がターゲットとなる．これらの解析から疾患メカニズムの解明，バイオマーカー探索を行うのである．対象となる疾患は，各種固形癌や血液疾患等の悪性腫瘍，各種感染症，高血圧などの生活習慣病，自己免疫疾患等である．

　2006 年に FDA から革新的な医薬品・医療機器の開発研究を目指した優先課題が示され，その中には新規バイオマーカーの開発，バイオインフォマティクスの活用が含まれている．バイオマーカー市場は急激な成長過程にあり，2015 年には 265 億ドル，成長率は 2007 年〜2015 年で 20.2% と予測されている．

　現時点でプロテオミクス解析によって得られたバイオマーカーたる標的蛋白質はおもに表1 の 5 種に分けられる．

　疾患バイオマーカーは血液・尿・組織から採取され分析されることになるが，ここでは血液中のバイオマーカー探索に話を限定する（図1）[1]．血中の疾病バイオマーカーは超微量成分であり，探索されているバイオマーカー候補は

表1 プロテオミクス解析によって得られたバイオマーカーである標的蛋白質

①ヒト細胞の膜受容体(GPCR等),トランスポーター,チャンネル	創薬標的分子の本命
②疾患関連蛋白質(クリニカル・バイオマーカー)	診断に必須.病因蛋白質であれば抗体医薬の創製へ
③代謝異常,薬剤代謝因子の蛋白質	ファーマコゲノミクス,医薬の副作用回避のメカニズムに関与
④機能性RNAの核酸結合蛋白質	DNAあるいはRNAの機能制御に関与
⑤微生物の感染性,病原性や薬剤抵抗性関連の蛋白質	蛋白質阻害物質を抗菌薬や抗ウイルス薬へ

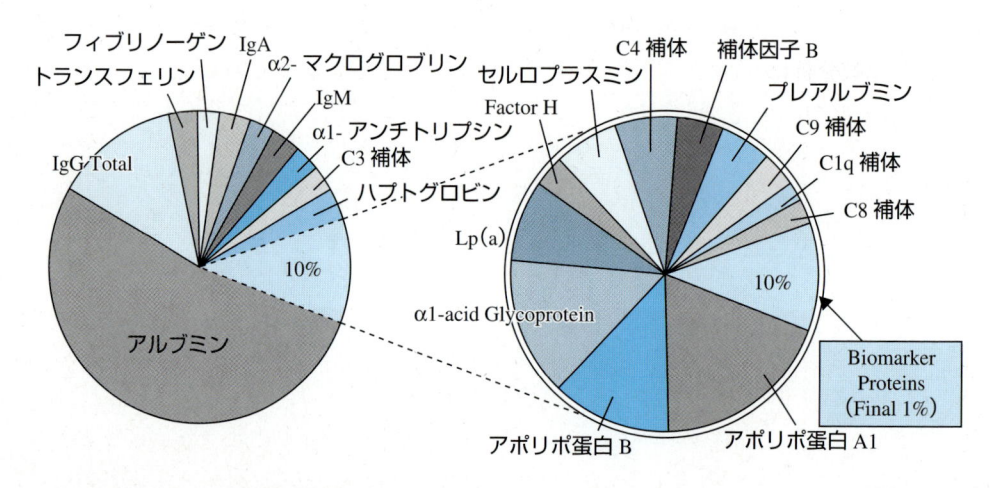

図1 血中蛋白質における疾患関連バイオマーカー
疾病関連バイオマーカーは血中の蛋白質中の約1%を占める.(Tirumalai RS, *et al.*:Mol Cell Proteomics 2:1096-1103, 2003 より改変)

血中濃度がpg/mL以下の因子がほとんどである.アルブミンやIgGと比べて10の10乗のダイナミックレンジが必要とされるため,質量分析装置が前提となるが,サンプル前処理技術を含め感度をいかに保証するかが分析の壁である.

血液にかかわらず,疾患バイオマーカーは微量である.高感度かつ安定的な計測をするためには,サンプル前処理技術が大変重要になり,高効率の前処理技術開発が必要不可欠となる.

b. 一般的なプロテオーム解析方法

プロテオーム解析には多数の手法が存在するが,代表的なものとして,二次元電気泳動法(two-dimensional gel electrophoresis:2-DE),液体クロマトグラフィー(LC:liquid chromatography),質量分析法(MS:mass spectrometry),情報解析手法(infomatics)があげられる.特に使用される2-DEおよびMSについて下記に概説する.

1) 二次元電気泳動法(2-DE)

表面荷電と分子サイズの二次元で分離解析を行う.等電点電気泳動法(isoelectric focusing:IEF)や二次元ディファレンシャル電気泳動法(2DE-DIGE)が疾患プロテオーム研究においては実績が多い.2-DEの後に質量分析と組み合わせ,特徴的蛋白質の抽出解析に用いられることもある.

2) 質量分析法(MS)

質量分析は最高ゼプト(10^{-21})モルオーダーを計測可能なワイドダイナミックレンジの分析手法である.蛋白質やペプチドの分離には前述のLCやキャピラリー電気泳動(capillary electrophoresis:CE)を使用する.これらはLC-

MS, CE-MS とよばれる.

質量分析にはおもに MALDI (matrix assisted laser desorption ionization) 法および ESI (electrospray ionization) 法が使われる. 分離には, MALDI では飛行時間型, ESI では四重極やイオントラップの質量分析計が用いられる. フーリエ変換質量分析法を用いたリニアイオントラップ内での CID (collision induced dissociation) や ETD (electron transfer dissociation) による多重質量分析によって分子量の大きい蛋白質解析が可能である. 比較分析においては, イオン化手法として, 表面強化レーザー脱離イオン化質量分析 (surface-enhanced laser desorption/ionization : SELDI) 法などが使用されることもある.

抽出した蛋白質を蛋白質分解酵素で消化後に多次元 LC で分離し, その後 MS-MS で取得した大量のペプチドのアミノ酸配列データをコンピュータによるデータベース検索によって蛋白質を同定するショットガン法は, 定量性はないものの, 高スループット解析が可能である. また, 直接的な測定では検出が困難な微量蛋白質については, リン酸化や前処理操作による効率的濃縮によって LC-MS で測定することが可能である.

上記のほかにも様々な前処理法・イオン化法・分析法が存在するが, 検出可能かどうかはサンプルへの依存要素が大きく, 質量分析では定量することが非常にむずかしい. 汎用性の高い新しいイオン化法の開発が必要であると考えられる.

その他の計測手法としては, X 線回折・核磁気共鳴分光法・フーリエ変換赤外分光・X 線小角散乱による構造解析, X 線トモグラフィーなどが用いられる.

プロテオーム解析においては, 膨大なデータベースを解析する必要があり, バイオインフォマティクス的解析手法が一般的に用いられる. 臨床的意義判定を行うためには, プロテオミクスだけではなくゲノミクス・メタボロミクス等他のオミックス研究の情報データベースと統合したシステムが望まれる.

2 プロテオミクス研究の現状

ヒトゲノムの解析が終了し, ヒトゲノム構造は解明されたが, 個々のゲノムの機能はほとんど未解明である. ゆえに機能解明を行うためには下流に位置づけされる, プロテオミクス (蛋白質), ペプチドミクス (ペプチド), グライコミクス (糖質), リピドミクス (脂質), メタボロミクス (代謝物), セロミクス (細胞) の個別オミックス解析が必要であり, オミックス研究が現在の主流となっている (図2).

上記の解析によって得られるデータは相互に関連した複雑系であり, バイオインフォマティクスによる統合化によってはじめて個々の機能が明らかになる. 得られた機能情報は生命活動の仕組みを知見として与えるとともに, 病因・治療のためのバイオマーカー (標的分子) が何かの情報を明らかにする. これらのバイオマーカーはバイオ医薬・遺伝子治療・細胞療法に対し重要な情報を与えるため, プロテオミクス解析においてはバイオマーカー探索が現在の世界の主流の一つとなっている.

a. プロテオミクス研究の動向：世界の状況

HUPO (Human Proteome Organization) は, おもにヒトを対象にしたプロテオーム研究の推進を図る国際機構で, 各プロジェクトにより主要蛋白質 (バイオマーカー) を同定し, 構造・機能の利用を目指して 2001 年に設立された. わが国でも同様に JHUPO (Japan Human Proteome Organization, 日本ヒトプロテオーム機構) が 2002 年に設立され, ヒトプロテオーム研究の発展や国際交流および研究者育成を行っている.

HUPO によって 2010 年より開始された HPP (Human Proteome Project) は, ヒトの全蛋白質の分布図と分子間相互作用などを網羅したデータベースの構築を目指している. 標準化された解析手法で, 質量分析, 抗体による分析, 集積情報が統合される予定である. 同様に現在, 表2 に列挙するプロテオーム解析プロジェクトが進行中である.

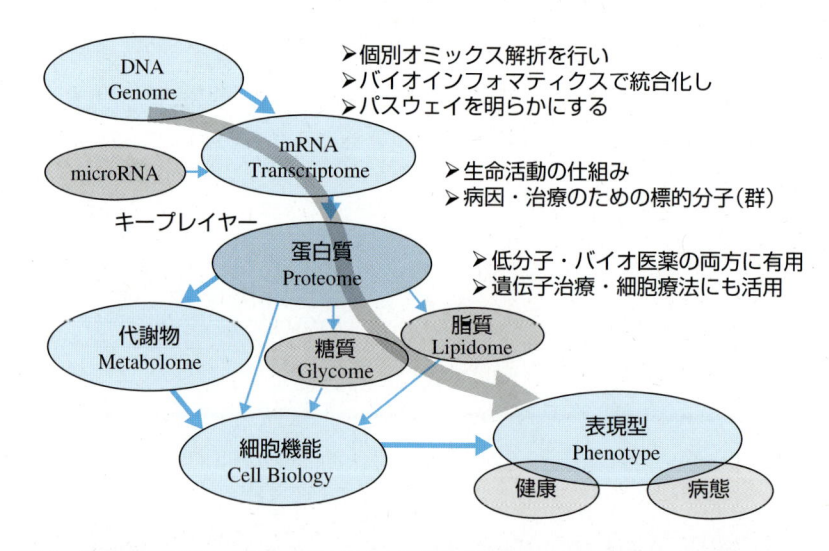

図2 疾病特定におけるプロテオミクス解析の位置および他解析との関連性

（図中ラベル）
- DNA Genome
- microRNA
- mRNA Transcriptome
- キープレイヤー
- 蛋白質 Proteome
- 代謝物 Metabolome
- 糖質 Glycome
- 脂質 Lipidome
- 細胞機能 Cell Biology
- 表現型 Phenotype（健康／病態）

- 個別オミックス解析を行い
- バイオインフォマティクスで統合化し
- パスウェイを明らかにする
- 生命活動の仕組み
- 病因・治療のための標的分子（群）
- 低分子・バイオ医薬の両方に有用
- 遺伝子治療・細胞療法にも活用

表2 進行中のプロテオーム解析プロジェクト

Human Proteome Project (HPP)
Plasma Proteome Project (PPP)
Human Liver Proteome Project (HLPP)
Human Brain Proteome Project (HBPP)
Human Antibody Initiative (HAI)
Proteomic Standards Initiative (PSI)
Human Disease Glycomics/Proteome Initiative (HGPI)
Kidney and Urine Initiative (HKUPP)
Mouse Models of Human Disease (MMHD)
HUPO Cardiovascular Initiative (HUPO CVI)
Proteome Biology of Stem Cells Initiative
Disease Biomarkers Initiatives (DBI)
Initiative on Model Organism Proteomes (iMOP)

b. プロテオミクス研究の動向：わが国の状況

プロテオミクス解析はポストゲノムとして，わが国における国家プロジェクトとして平成11年にスタートしたミレニアム・プロジェクトであり，より社会へ近づけるべく「実用化」を目指す方向にある．そのために，より下流のポストゲノム研究と臨床研究体制の整備が推進されている．

バイオ・医薬産業における「実用化」と「産業化」は「知的財産」が鍵となるため国および大学・研究機関・民間企業における知財管理体制を整備する必要がある．現在，研究ステージからより早い実用化への橋渡しを実現するために，文部科学省や経済産業省を中心に戦略的特許取得やアカデミア成果と知財情報の一元管理が整備されつつある．

日本国内はFDAを中心とする世界の動向に追随する形で実用化へ向かっており，「治験」と「トランスレーショナル研究」の重点整備化を行おうとしている．FDAは医薬開発でPharmacogenomicsデータ添付を要求し，医薬・医療機器開発でCritical Path Research（新技術・新概念による有用データ取得）を推奨している．

わが国の医薬・医療機器開発および承認を司るPMDA（医薬品医療機器総合機構）は基本的なスタンスとして，FDAの正式決定後の導入

表3 プロテオミクス分析における質量分析手法—イオン化法の適合性と性能比較

	IT-LIT	Q-Q-ToF	ToF-ToF	Ft-ICR	Q-Q-Q	Q-Q-LIT
質量精度	低	良	良	最高	中	中
分解能	低	中	高	より高	低	低
感度(検出限界)	良		高	中	高	高
ダイナミックレンジ	狭い	普通	普通	普通	広い	広い
ESI法	✔	✔		✔	✔	✔
MALDI法	(✔)	(✔)		✔		
MS-MS	可	可	可	可	可	可
追加機能	シーケンシャルMS-MS			プリカーサ	中性フラグメント	多重反応モニタ
同定精度	++	++	++	+++	+	+
定量精度	+	+++	++	++	+++	+++
スループット性能	+++	++	+++	++	++	++
修飾部位解析	+	+	+	+		+++

(Domon B, et al.：Science 312：212-217, 2006 より改変)

を行う予定である．これによりICH(日米欧三極医薬品規制調和国際会議)の三極統一が成される．わが国の製薬企業大手はFDAに対応中であり，中小製薬企業は様子見の段階である．CRO(受託臨床試験機関)や臨床検査会社は，需要を見ながら事業化および対応を検討している．

そのような状況において唯一，薬物代謝酵素の同定がDNAチップによって実用化されており，ゲノム研究成果が実用化した具体的成功例である．

c. プロテオーム解析にかかわる質量分析技術

プロテオーム解析においては質量分析が2012年現在のトレンド手法である．一般的に使用される質量分析手法について，それぞれの特徴を表3[2)]に示し，ほかでもよく用いられる数種について詳述する．①三連四重極(Q-Q-Q)は精度は高くないものの感度がよく，高速度であることから，SRM(selected reaction monitoring)による定量装置として普及している．②イオントラップ(IT)はMSのn乗が測定可能であり，高感度かつ高速度測定が行えるため，同定解析の汎用機として普及している．③Orbitrap(IT-FT)はAlexander Makarovによって開発されたイオントラップの一種であり，非常に高い分解能と質量精度をもつ質量分析装置技術である．同定・定量装置として広く普及しており，デュアルリニアイオントラップと組みあわせることで，MS-MSスペクトルとフルMSスペクトルを測定可能な質量分析技術である．

d. プロテオーム関連技術の実用化

プロテオーム解析が臨床検体に適用され，多くの有用な蛋白質やペプチドが解析・特定されることにより，臨床的にルーチンで使用可能な再現性のよい検出方法がいくつか出てくるとともに実用化されてきた．バイオマーカー・分析手法・解析手法・装置のそれぞれが実用化ステージに入っているのである．

田中耕一氏(島津製作所フェロー，2002年ノーベル化学賞)によるMALDI法の実用化によって，プロテオミクスの解析は質量分析法が主流になった．それ以降，バイオマーカー探索のために，"超高感度"と"ハイスループット"が質量分析装置(MS)に要求され，研究機関・国内外のメーカーによって開発が続いている．

2012年現在，プロテオーム解析用のMSの主流は欧米製（ThermoFisher, AB Sciex, Bruker-Daltonics）のものであり，自社の製品ラインナップの少ない日本メーカー（島津製作所，日立製作所）はやや苦戦している現状である．その理由として欧米製は，MSの感度・分解能・安定性が高くハイスループットで，かつ蛋白質・ペプチド同定のためのデータベースと検索エンジンが非常に充実していることがある．例としてあげるならば，血液1mLから数千種のポリペプチドを1週間で同定可能な超高感度/ハイスループット分析の実用化がなされている．

プロテオーム解析からその下流の代謝物・糖類・脂質のMS分析分野へと研究が拡張しており，それぞれ代謝物（メタボローム）解析はわが国が健闘（慶應義塾大学鶴岡），糖鎖（グライコーム）解析はわが国が優位（産業技術総合研究所），脂質（リピドーム）解析は世界で開発中という現状である．

プロテオーム解析の先端を担うわが国が実用化ステージおよび機器ビジネスにおいてのイニシアティブをもつためには，分析機器メーカー・医薬メーカーと，解析を主導する研究所・大学が密接に関連し，最終的な臨床装置の開発がマーカー探索の段階からはじまっていなければならない．

現在，最先端の研究に使用される先端分析機器の多くは欧米諸国メーカーの装置がハイエンドになることが多い．そのため，実用化に必要な技術やノウハウが海外装置メーカーに蓄積されることになり，そのまま実用化における競争力の差となりつつある．先端研究に研究開発に国内メーカーが多く参画することを望みたい．

3　先制医療の実現に向けた課題

プロテオミクス解析に対する国家プロジェクトは，2002年以降いくつか採択され，すでにその成果が実用化につながった研究も存在する．JSTの科学振興調整費の中でプロテオミクス関連では「翻訳後修飾プロテオミクス医療研究拠点」プロジェクト（横浜市立大学，H20），2009年には内閣府最先端研究開発支援プログラム（FIRSTプログラム）においてプロテオミクス解析における下記重要技術2テーマが採択され，現在も進行中である．

・次世代質量分析システム開発（中心研究者：田中耕一氏）
・多機能な分子設計抗体の実用化（中心研究者：児玉龍彦氏）

最先端研究支援プロジェクトは研究開発において，研究中心者が考える革新的な研究テーマに巨額な予算と自由度を与えた，研究者最優先の研究支援制度であり，数々の成果を生み出しつつある．

国家プロジェクトにおける成果の代表例にはフィブリノゲンα鎖C末端ペプチド（FIC5.9）→早期肝障害マーカー（千葉大学/ニットーボーメディカル），セマフォリン4A→多発性硬化症診断マーカー（大阪大学/日本ベーリンガーインゲルハイム）があり，現在，それらは産学連携で早期診断マーカーとして実用化に向けて開発中である．

また，バイオマーカーだけではなく，確立された分析技術としては，抗体医薬のペプチド及び糖鎖構造の不均一性の検定や細胞医薬（ES細胞やiPS細胞の分化型）の細胞表面抗原の検定があり，抗体医薬などの品質検査に活用可能な成果である．しかしながら，この分野の研究は，いまだスタートしたばかりで成果も少ない．諸外国や大手の製薬会社がコンパニオンドラッグを開発していることを考えると，早期の先制医療の実現に向けた大型国家プロジェクト体制の確立が強く望まれる．

a. 質量分析の位置付けとバイオマーカー探索の課題

質量分析は感度に対して非常に高いダイナミックレンジをもつ計測手法である．しかしながらMS分析は定量化がむずかしい分析であり，変動するマーカーを定量化するにはまだ多くの課題を抱えている．マーカーを同定する場

表4　乳癌・大腸癌・膵臓癌に関連した疾患バイオマーカー(診断・創薬標的)例

乳癌	大腸癌	膵臓癌
Androgen receptor	Apoptosis regulator BAX	MCSF-1 receptor
Carbonic anhydrase 2, 9	Apoptosis regulator Bcl-2	CTL protein 4
T-cell surface glycoprotein CD3	Bcl-2-like protein 1	EGFR
Cell division protein kinase 2, 7, 9	Serine/threonine-protein kinase B-raf	SCGF receptor
EGR receptor	Cytotoxic T-lymphocyte protein 4	MEK2(MAP2K2)
HER2/ErbB2, ErbB-3, 4	Catenin beta-1	MMP-1, 2, 8, 12, 13, 14, 16, 26
Estrogen receptor	Dihydrofolate reductase	Mesothelin
VEGF receptor 1, 2, 3	EGF-receptor	MUC1
GRH receptor	Coagulation factor VII	PDGF receptor
Hemoglobin subunit alpha	VEGF-1/2 receptor	EGF receptor
IGF-1 receptor	Histone deacetylase 4	
LCH receptor	IGF-1 receptor	
MMP-1, 2, 7, 9, 14	Integrin alpha-V	
Mucin-1	Poly[ADP-ribose]polymerase 1	
Poly[ADP-ribose]polymerase 1	Prostaglandin G/H synthase	
Retinoic acid receptor RXR	Retinoic acid receptor RXR	
DNA topoisomerase 1, 2	DNA topoisomerase	
Tubulin alpha/beta chain	Tubulin alpha/beta chain	

(THOMSON REUTERS：MetaCore ver6.4 Database, 2010 より)

合にはイオン化方法(MALDI法・ESI法)および前処理方法，またMS分析装置の性能や構成によって検出できるマーカーの種類が異なるため，多くのイオン化法とMS分析装置の組み合わせによる網羅的探索が重要となる．

バイオマーカー探索に使用する場合，サンプル自体の特性も問題になる．分析サンプルによって含有するマーカーが異なること，前処理方法によって含有マーカーが異なること，さらにアルブミン・IgG等の高含有成分が微量分析を妨害することが知られており，MS分析にどのような手法を用いるかで見つかるマーカーの相違が発生するのである．

MS分析においては現在，膜蛋白質や塩基性蛋白質などのゲルに入らない成分は分析不可能である．その他にも，ラベル化率の変動，ディファレンシャルゲルのズレ，イオン化の変動がマーカー検出を阻害する要素となっている．このように課題は多いものの，現在バイオマーカーとして存在している物質はMS分析によって得られたものがほとんどであり，質量分析はバイオマーカーの探索および検出において最も重要なツールである．

バイオマーカーの量は本質的に健康人においても大きな個人差が存在する．そのため，健常であることを判断するのは一時のマーカー測定ではむずかしい．個々の疾病の病態や時期によってもマーカーの変動は大きく，臨床診断のマーカーデータベースを構築するためには，患者背景と病態をそろえた良質のサンプルをたくさん分析する必要がある．得られたマーカーデータベースから健常者および患者のデータを解析ソフトウェアが比較し，マーカーを同定するわけであるが，ソフトウェアの開発は途上にある．各MSメーカーおよびソフトウェアメーカーがプロテオミクス分析解析ソフトを開発・

表5 アルツハイマー病・糖尿病・骨粗鬆症に関連したバイオマーカー例

アルツハイマー病	糖尿病	骨粗鬆症
Acetylcholinesterase	ATP-binding cassette sub-family C	Androgen receptor
Adenosine receptor	Angiotensin-converting enzyme	Calcitonin receptor
Alpha-2A/B/C adrenergic receptor	Aldose reductase	Extracellular calcium-sensing receptor
Gamma-secretase subunit	Pancreatic alpha-amylase	Cathepsin K
Amyloid beta A4 protein	T-cell surface glycoprotein CD3	Estrogen receptor
Amyloid intracellular domain 59	Acetylcholine receptor subunit alpha	Farnesyl pyrophosphate synthase
APP-C83（CTF）	Neuronal acetylcholine receptor subunit	Integrin alpha-V, beta-3, 5
C-terminal fragments APP-C99	Acetylcholine receptor subunit	Bile acid receptor
Amyloid beta 1-40/1/42 peptides	Collagen alpha-1/2（I）chain	Prostaglandin G/H synthase 2
alphaAPP soluble	Dipeptidyl peptidase 4	PTH/PTH-related peptide receptor
beta-processing APP soluble	Endothelin-1 receptor	Vitamin D3 receptor
Beta-secretase 1	Proteinase-activated receptor 1	
Cholinesterase	Lysosomal alpha-glucosidase	
Muscarinic acetylcholine receptor	Gastric inhibitory polypeptide receptor	
T-tau/P-tau181/P-tau231	Glucagon-like peptide 1 receptor	
Glutamate receptor	Peroxisome proliferator-activated receptor	
5-hydroxytryptamine receptor	Prostaglandin G/H synthase	
Nicastrin	Somatostatin receptor	

（THOMSON REUTERS：MetaCore ver6.4 Database, 2010 より）

提供しているが，解析ソフトにより同定マーカーが異なるなど基本的な問題が存在しており，解析アルゴリズムの統一化および標準化が必要である．トリプシン消化以外の生体内自然ペプチド同定，修飾蛋白質や糖ペプチドの解析にはさらなる技術開発が必要である．また，臨床医療におけるプロテオミクス分析の実用化には，膨大な解析データのパスウェイ解析を行い，解析手法の統一化が鍵となる（表4，5）[3]．

b. プロテオーム解析における問題点と課題：実用化への提言

蛋白質同定のあとに機能の生物学的検証を行ってはじめて，バイオマーカーの医学生物学的意義がわかる．分析化学的手法＋生物化学的手法＋臨床的意義判定があってはじめて診断・創薬へ展開可能となるのである（図3）[4]．その上，市場に本格的に投入が可能になるまでには長い開発評価時間が必要となる．診断装置はさらに"ものづくり"が必要であり，実用化は民間企業が必ず参加・展開しなければならない．

バイオマーカー探索研究用としてプロテオーム解析に用いられているMSは現在のところ臨床診断装置ではなく，分析計測装置である．臨床用途で使用するレベルの安定性や堅牢さ，ユーザビリティなどをクリアし，総合病院に設置可能な機器になるためには法的認可だけではなく，クリアすべき技術的課題がいくつもある．しかしながら，微量なバイオマーカーを高精度・高感度に検出することが可能な技術は現在のところ質量分析のみであり，将来的に質量分析装置が臨床医療診断装置へ発展することは確実である．

疾患プロテオミクス研究は，産学官の医薬連携で行わなければ実用化ステージまで進めることは不可能である．そのため，医薬連携を重要

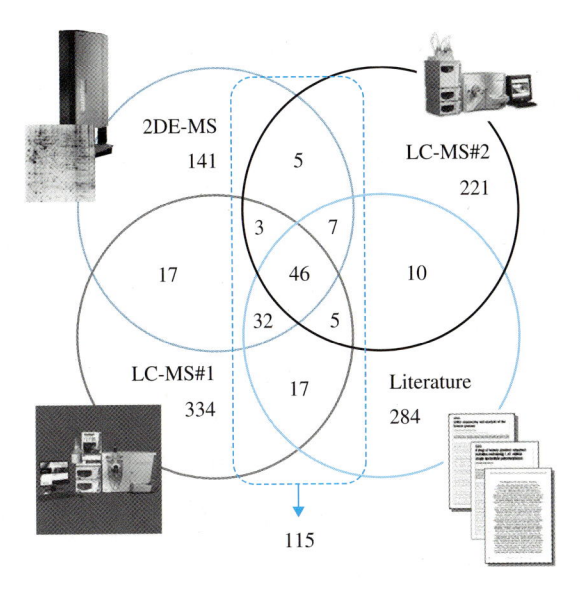

ヒト血液におけるプロテオミクス分析
：4種の手法で発見した
　バイオマーカーの重複

考えられる理由
―異なる分析手法または前処理によるもの
―異なる聞きコンポーネント接続によるもの
―MS-MS 誤解析(5〜10％以下)によるもの

図3　質量分析の課題：分析手法と探索可能なバイオマーカーの相違
(Anderson NL, et al.：*Mol Cell Proteomics* 3：311-326, 2004 より改変)

視しなければならない．臨床検体は大学病院／医療機関等の臨床部門で行い，分析・解析は病理・薬理・分析化学的な視点から薬学部門で行う．これらによって得られたデータをバイオインフォマティクスを用いたパスウェイ解析を行い，最適因子を選択するのである．分析・解析には最先端の分析機器技術と情報処理技術が必要とされるため，メーカーの参加も必須である．

前述したように，実用化に際しては知的財産権の確保が最重要である．そして知的財産権に臨床検証があってはじめて事業性が生じ，企業は開発に着手することが可能となる．この実用化スタートアップ機能である知的財産権の確保と管理体制の拡充を行い，臨床的意義(原因か結果か，診断用途か，創薬標的か)の検証を行い，かつ，マーカー臨床評価を支援する迅速な支援システムの構築をさせることにより，先制医療の実現がある．

❖文献

1) Tirumalai RS, et al.：*Mol Cell Proteomics* 2：1096-1103, 2003
2) Domon B, et al.：*Science* 312：212-217, 2006
3) THOMSON REUTERS：MetaCore ver6.4 Database, 2010
4) Anderson NL, et al.：*Mol Cell Proteomics* 3：311-326, 2004

❖参考文献

・小田吉哉, 他：創薬・蛋白研究のためのプロテオミクス解析. 羊土社, 2010
・独立行政法人科学技術振興機構研究開発戦略センター：ワークショップ報告書「先制医療」, 2011
・日本臨床プロテオーム研究会：臨床プロテオミクス　バイオマーカー探索から個別化医療へ. 金原出版, 2012
・Biomaekers Definition Working Group：Biomakers and surrogate endpoints：preferred definitions and conceptual framework. Clin Pharmacol Ther 69：89-95, 2001

著者プロフィール

松山正佳(株式会社 iLAC CTO)

2005(平成17)年東北大学大学院理学研究科物理学専攻卒, 首都大学東京大学院理学研究科分子物質化学専攻研究員を経て, 株式会社 iLAC CTO 最高技術責任者. おもな研究テーマは, 先端質量分析装置の研究開発および要素技術(検出器・MEMS デバイス等)の研究開発. ものづくりを通じて, 先端研究を新規事業へとつなぐことを目指しています.

第2章 先制医療の実現に向けた課題(個別技術と政策面)

4. メタボローム

[神戸大学大学院医学研究科細胞分子医学分野] 清野　進／横井伯英

1　定義

　メタボローム(metabolome)とは生体内に存在する低分子代謝物の総体のことを表し，糖類，有機酸，アミノ酸，核酸，脂質などが含まれる．低分子代謝物の種類はヒトで数千種(Human Metabolome Database, HMDBのエントリー数は約8,000)とされており，ゲノム(約22,000種)やプロテオーム(約10万種)に比較して対象とする数が少ないのが特徴である(図1)．ゲノムはすべての蛋白の設計図であり，トランスクリプトームはある特定の細胞や組織において発現する蛋白の設計図が読み取られたもの(設計図のコピー)，プロテオームは生命活動を担う実行部隊であり，メタボロームは実行部隊である蛋白の活動の結果を反映したものであると捉えられる．したがって，メタボロームは生体の状態を表す表現型に最も近い情報を有すること，解析対象がゲノムやプロテオームに比較すると限定的であること，さらに動物種特異性がないことから，メタボロームを研究対象とするメタボロミクス(metabolomics)あるいはメタボローム解析(metabolome analysis)は新しい生命科学の研究分野として非常に魅力的である(図2)．また，癌や糖尿病をはじめとする代謝疾患などの疾患研究において生体内の代謝物を包括的に解析するメタボロミクスを取り入れた研究は今後必要不可欠になると考えられる．しかしながら，メタボロミクスを生命現象や疾患の発症機構の解明および疾患の診断・病態評価のためのバイオマーカーの同定などに応用した研究は緒についたばかりであり，今後の発展が期待されている．

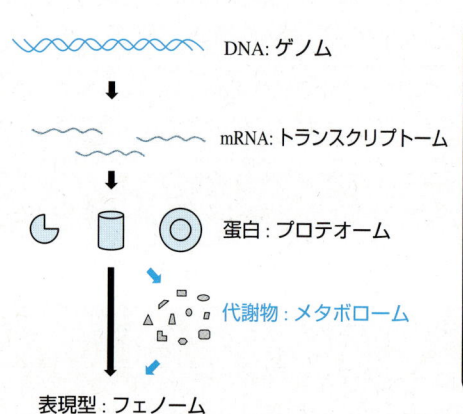

図1　メタボロームおよびメタボロミクスの位置づけ

2 基礎研究の現状

a. 機器開発

代謝物の分析には，大きく分けて二つの技術（分離と検出）が必要である（図3）．代謝物を分離するための技術としては，クロマトグラフィーやキャピラリー電気泳動などが使われる．分離された代謝物を検出するには，質量分析法や核磁気共鳴分光法などが用いられる．代謝物の物理的・化学的特性は多様であるため，

サンプルの採取
- 細胞株
- 動物モデル・ヒトの血液・尿・組織

質量分析計による分析
- 水溶性・脂溶性代謝物→GC-MS
- リン酸化合物・脂肪酸・脂質→LC-MS
- 水溶性・イオン性代謝物→CE-MS

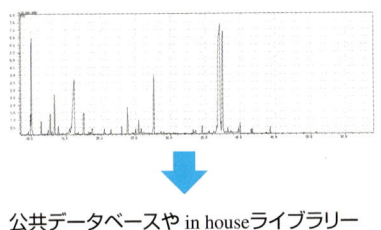

公共データベースや in house ライブラリーとの照合による代謝物の同定と定量化

興味のある代謝物・代謝経路の同定
- 多変量解析（主成分分析，判別分析，クラスター分析，決定木分析など）
- 単変量解析（倍率差，t検定など）
- 代謝マップ，パスウェイ解析など

＜主成分分析＞
スコアプロット　　ローディングプロット
対照群　疾患群

代謝マップ

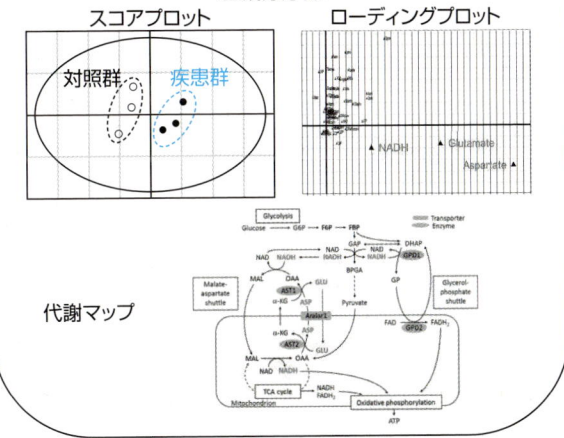

図2　メタボローム解析の流れ

ガスクロマトグラフ−質量分析計（GC-MS）
- 定量性・再現性に優れる．
- 揮発性代謝物（有機酸など）の分析が得意
- 不揮発性代謝物は誘導体化が必要
- メタボロミクスでのおもな用途：有機酸，アミノ酸，脂肪酸など

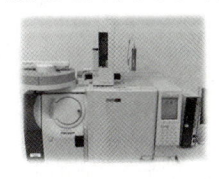

液体クロマトグラフ−質量分析計（LC-MS）
- 汎用性高く，再現性に優れる．
- 固定相と移動相の組み合わせにより幅広い範囲の代謝物に対応可能
- メタボロミクスでのおもな用途：リン酸化合物，核酸，有機酸，アミノ酸，脂肪酸，脂質など

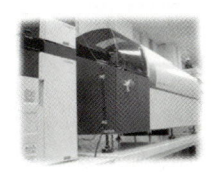

キャピラリー電気泳動−質量分析計（CE-MS）
- イオン性代謝物の分離能高いが，安定性に劣る．
- 水溶性かつイオン性代謝物の分析が得意
- メタボロミクスでのおもな用途：リン酸化合物，核酸，有機酸，アミノ酸など

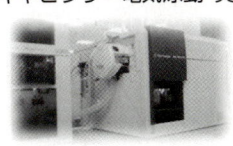

図3　メタボローム解析に用いる機器

一つの分析機器ですべての代謝物を捉えることは不可能である．網羅的なメタボローム解析のためには複数の機器や設定の組み合わせが必要であり，これを克服するような新たな機器や分析法の開発・改良が望まれる．

1）分離技術

a）ガスクロマトグラフィー（gas chromatography：GC）

GCは，代謝物をガス化して充填剤を詰めた長いキャピラリーカラムの中を通すことで沸点とカラム中の易動度の違いによって分離する方法である．安定した測定が可能であることが特徴である．特に有機酸などの揮発性物質の測定に適した分離法であるが，不揮発性代謝物の場合には誘導体化することにより測定が可能である．

b）液体クロマトグラフィー（liquid chromatography：LC）

LCは，充填剤（固定相）を詰めたカラムに溶媒（移動相）を通すことで代謝物を固定相と移動相への分配のされやすさにより分離する方法である．汎用性が高く，固定相と移動相の組み合わせによりリン酸化合物，核酸，脂肪酸，脂質など広い範囲の化合物を検出できる．

c）キャピラリー電気泳動（capillary electrophoresis：CE）

CEは，電解質溶液のみを充填したキャピラリーの両端に電圧をかけることで代謝物を電場中の易動度の差によって分離する方法である．水溶性かつイオン性の代謝物の測定に適している．

2）検出技術

a）質量分析法（mass spectrometry：MS）

質量分析計（MS）を用いてイオン化した試料の質量電荷比（m/z値）を測定する方法である．高電圧をかけた真空中でイオン化した試料を電気的・磁気的な作用等により質量電荷比に応じて分離・検出し，質量電荷比を横軸，検出強度を縦軸とするマススペクトル（mass spectrum）を得る（図4）．試料中には正または負の電荷を1つだけもった1価のイオン，2価以上に荷電した多価イオン，イオン化の過程などで解離したイオン（フラグメントイオン），試料同士が会合

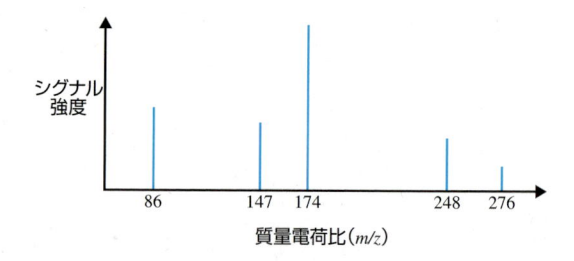

図4 マススペクトル（グリシンの例）
マススペクトル（mass spectrum）は，質量分析の結果得られる，横軸に質量電荷比（m/z値），縦軸にシグナルの検出強度をとったスペクトルである．試料分子の構造に関係する情報が含まれるため，マススペクトルのライブラリーと照合することで既知物質の同定や新規物質の構造決定が可能である．図はアミノ酸の1つであるグリシン（glycine）の電子イオン化法（EI）によるマススペクトルの概略図である．

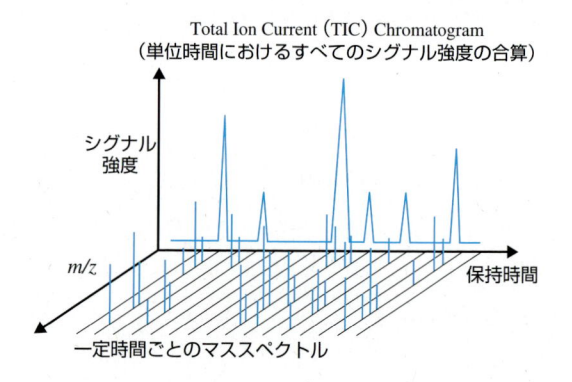

図5 GC-MSで取得されるデータの構造
GCで分離された物質についてMSにより一定の時間ごとのマススペクトルが取得される．Total Ion Current（TIC）Chromatogramにおける1つのピークが1つの物質に相当する．

した会合イオンなどが含まれる．マススペクトルが有する豊富な情報は，既知物質の同定や未知物質の構造決定に強力な手段となるが，複雑なスペクトルの場合には物質同定が困難になることもある．

■ **GC-MS** GCとMSを組み合わせたGC-MSは最も一般的な組み合わせであり，GCで分離した単一成分についてMSによりマススペクトルを測定して成分の定性と定量を行う（図5）．イオン化には電子イオン化法（electron ionization：EI）が用いられることが多く，単一分子そのものがイオン化された分子イオンだけでなく，過剰エネルギーのために分子が断片化され

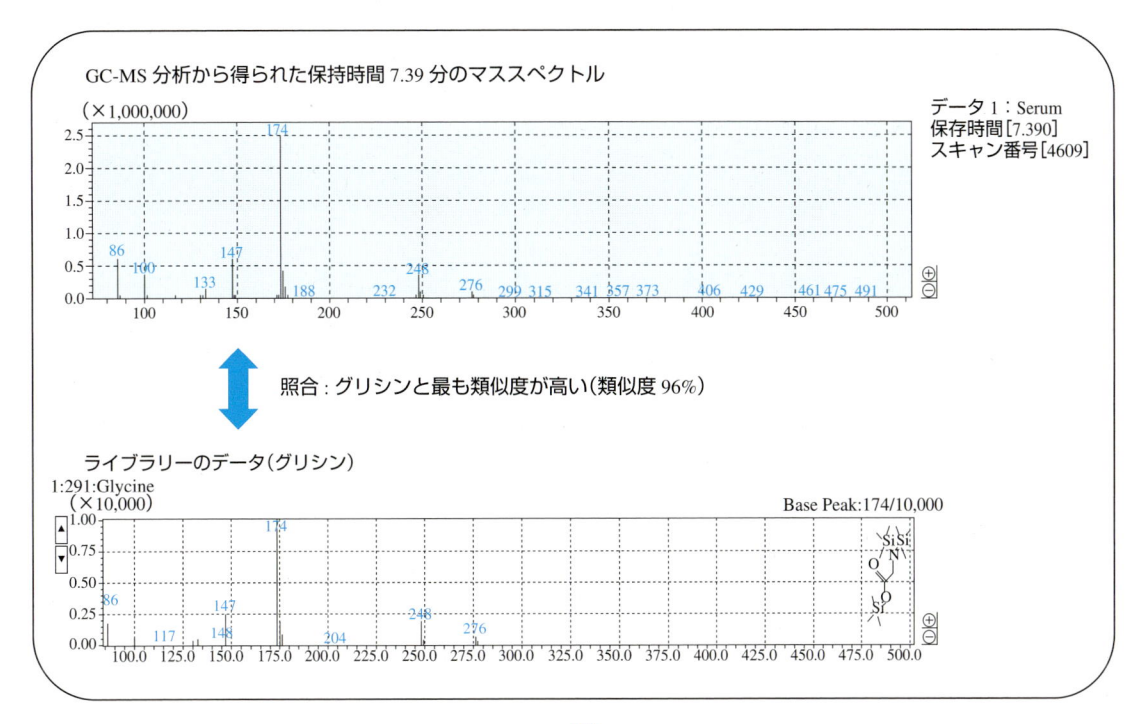

図6　代謝物の同定（GC-MS分析の例）

たイオン（フラグメントイオン）が生成する．このフラグメントイオンの情報から化合物に含まれる官能基などの構造が判明し，ライブラリーとの照合により化合物の同定が可能となる（図6）．GC-MSは揮発性の有機化合物の定性・定量分析を得意とし，GC部のカラムを交換することによって各種有機化合物に対応できる．安定した測定が可能であり，マススペクトルのライブラリーが充実していることが特徴である．代表的な用途は，有機化合物の定性・定量であり，組成分析の他，残留農薬やダイオキシンなどの環境関連分野，さらに食品・飲料の揮発性成分や異臭成分の分析など幅広い分野で用いられている．医療分野では30年以上にわたって有機酸血症などの先天性代謝異常症の確定診断に活用されている．メタボロミクス分野での利用はLC-MSに次いで多い．

■ **LC-MS**　LCとMSを組み合わせたLC-MSはLCで分離した単一成分についてMSによりマススペクトルを測定して成分の定性と定量を行う．イオン化にはエレクトロスプレーイオン化法（electrospray ionization：ESI）が用いられることが多い．このイオン化法はキャピラリーに高電圧をかけて試料溶液が自ら噴霧してイオン化する現象を利用した方法であり，試料を気化させる必要がないため，熱不安定物質や難揮発性物質の測定が可能である．EI法に比較して穏やかなイオン化法であるため，おもに分子イオンのみが生成する．代表的な用途は，環境ホルモンや残留農薬などの環境関連分野，食品成分や添加物などの食品関連分野，医薬品分析や溶液中の微量不純物や添加剤分析など多様な分野で利用されている．LC-MSはメタボロミクス分野での利用が最も多い．

■ **CE-MS**　CEとMSを組み合わせたCE-MSはCEで分離した単一成分についてMSにより

マススペクトルを測定して成分の定性と定量を行う．イオン化にはLC-MSと同様にESI法が用いられることが多い．GC-MSやLC-MSに比較して後発であるため広く利用されていないが，水溶性かつイオン性の代謝物の測定にすぐれている．生体内の主要な代謝物の多くは水溶性かつイオン性であるため，生体内の代謝物の測定に有用である．これまでメタボロミクス分野での利用は限定的であるが，そのポテンシャルは高いと考えられる．

b）核磁気共鳴分光法（nuclear magnetic resonance：NMR）

核磁気共鳴を用いて分子の構造や運動状態などの性質を調べる分析方法．同位体種に選択的な測定法であり，一つのNMRスペクトルで観測されるのは一種類の同位体原子の試料中での状態を反映したものになる．おもに対象となる原子は水素または炭素であり，水素原子を対象とするものを ^{1}H NMR（プロトンNMR），炭素原子を対象とするものを ^{13}C NMR（カーボン・サーティーンNMR）とよぶ．有機化合物の同定や構造決定に極めて有用であるが，質量分析法よりは感度が低く，複雑な混合物のNMRスペクトルは解析がむずかしい．メタボロミクス分野の創成期から利用されており，現在でも広く利用されている．

b. データベース

1）代謝物質スペクトルデータベース

分析で得られたスペクトルから代謝物質を同定するためにスペクトルを検索できるデータベースやライブラリーが構築されている．しかし，特定の分析機器や分析法に特化したデータベースが多く，データの互換性や汎用性に乏しいことが問題である．

アメリカの国立標準技術研究所（National Institute of Standards and Technology：NIST）が作成しているNIST11にはEIによるマススペクトルデータなどが登録されている．

ドイツのマックスプランク植物分子生理学研究所（Max Planck Institute of Molecular Plant Physiology）のGolm Metabolome Database（GMD）はGC-MSのマススペクトルデータに特化したデータベースを提供している．

アメリカのスクリプス研究所（Scrips Center for Metabolomics）のMETLINには約5万件のMS/MSスペクトルデータが登録されており，このうち約1万件が代謝物のデータである．

慶應義塾大学先端生命科学研究所のMassBankは研究者がマススペクトルを共有することを目的とした公共データベースであり，精密質量に基づくマススペクトル検索や統合スペクトルによる検索が可能である．

その他，脂質に特化したマススペクトルデータベースとしては東京大学大学院医学系研究科田口研究室で開発されたLipid Searchがある．

2）代謝プロファイルデータベース

カナダのアルバータ大学（University of Alberta）のHuman Metabolome Database（HMDB）にはヒト体内に存在する代謝物について7,982種（2012年6月現在）の情報がまとめられている．化合物情報だけでなく，血中，脳脊髄液中，尿中の濃度や代謝酵素および関連文献の情報に容易にアクセスすることが可能である．

アメリカのNational Institute of General Medical Sciences（NIGMS）のサポートを受けてLIPID Metabolites And Pathways Strategy（LIPID MAPS）が提供するLIPID MAPS Structure Database（LMSD）は脂質に特化したデータベースであり，3万件以上の脂質についての情報がまとめられている．

3）代謝パスウェイデータベース

京都大学化学研究所のKyoto Encyclopedia of Genes and Genomes（KEGG）は遺伝子や蛋白（ゲノム情報）と化合物など（ケミカル情報）の分子部品の情報を，分子間の相互作用・反応・関係ネットワーク（システム情報）の知識で統合したデータベースであり，その中でもPATHWAYには代謝パスウェイのマップがまとめられている．代表的なリファレンスマップとして425種類，種ごとのマップとして総計約19万の代謝パスウェイが収められている．

アメリカのSRI Internationalが提供するBioCyc

は大腸菌からヒトに至るまでの代謝パスウェイおよびゲノムのデータベースである．ヒト（HumanCyc）では250種類，生物全体（MetaCyc）では1,842種類の代謝パスウェイが収められている．

カナダのOntario Institute for Cancer Research，イギリスのEuropean Bioinformatics Instituteおよびアメリカの New York University の共同で運営されている Reactome にはヒトのほかに20種類の生物種についての代謝パスウェイが収められている．

c．疾患の基礎研究

これまでにも述べたように，メタボロームは代謝状態という生体の表現型に最も近い情報を有する．したがって，疾患などにより正常な代謝状態が破綻した場合におけるメタボロームの変化を捉えることは，疾患の原因や発症機構の解明などの基礎研究に有用な情報を与える．ここでは疾患の基礎研究におけるメタボローム解析の適用例をあげる．

1）細胞・組織レベルの研究

培養細胞株や生体から単離した細胞・組織を用いたメタボローム解析により，癌や糖尿病などの代謝疾患における細胞・組織レベルの研究が進められている．

a）癌細胞

代謝リプログラミングは癌の特徴として提唱されているが，その詳細は不明である．ハーバード大学のMoothaらのグループはLC-MSを用いたメタボローム解析により，60種のヒトの癌細胞株について219個の代謝物のプロファイルを作成した．遺伝子発現データを含めた統合的解析により，グリシンの消費量およびミトコンドリアにおけるグリシンの生合成経路の遺伝子発現と癌細胞の増殖率との間に強い相関があることが見出された．さらに，この経路の遺伝子が高発現であるほど乳がん患者の死亡率が高いことがわかった[1]．

b）インスリン分泌細胞

2型糖尿病においては膵β細胞からのインスリン分泌の障害が認められるが，その原因やメカニズムについては不明な点が多い．ルンド大学のMulderらのグループはGC-MSを用いたメタボローム解析により，グルコース応答性にインスリン分泌をする細胞株と，グルコース応答性のない細胞株について164個の代謝物のデータを取得した．細胞株間の比較解析から，解糖系とTCAサイクルの協調がグルコース応答性に関与することが示唆された．さらに，この知見はグルコース応答性が異なる別の細胞株においても確認された[2]．

膵β細胞におけるグルコース応答性のインスリン分泌はcAMPシグナルによって増強されることが知られているが，そのメカニズムは不明である．われわれはCE-MSを用いたメタボローム解析により，cAMP応答性の異なる2種の細胞株について51個の代謝物のデータを取得した．細胞株間の代謝物の比較解析ならびに細胞レベルでの詳細な解析から，解糖系と共役するNADHシャトルの一つであるリンゴ酸-アスパラギン酸シャトルの活性がcAMPシグナルによるインスリン分泌の増強に必須であることが明らかになった（論文投稿中）．

2）個体レベルの研究

おもにマウス・ラットにおける自然発症の疾患モデル動物および遺伝子改変動物を対象としたメタボローム解析により，疾患の原因や発症機構の解明，早期診断や病態評価のためのバイオマーカー探索や個別化医療に向けた研究が進められている．

a）糖尿病モデル動物

マウスやラットにおける自然発症の糖尿病モデル動物は発症前の正常な状態から発症に至るまで，さらに合併症を発症するまでの過程について経時的に観察することが可能であり，糖尿病の早期診断や病態評価のためのバイオマーカー探索に有用である．静岡県立大学の豊岡らのグループはLC-MSを用いたメタボローム解析により，糖尿病を発症するddYマウスと正常対照マウスについて5週齢から20週齢まで経時的に採取した血漿中における60個以上の

代謝物のデータを取得した．糖尿病発症前の9週齢においてリジンの生合成や分解経路の代謝物に相違が認められ，これらは糖尿病発症前の代謝状態を反映するバイオマーカー候補と考えられた[3]．

b）薬物治療の個別化

薬物治療の個別化には特定の薬物に対する個人の反応を予測することが必要であり，ゲノム情報を用いたファーマコゲノミクス（pharmacogenomics）によるアプローチが行われている．しかし，薬物に対する反応性には栄養状態，年齢，疾患や他の薬物治療など環境要因の影響が大きいため，ゲノム情報のみで個別化薬物治療を実現することは困難であると認識されるようになった．インペリアル・カレッジ・ロンドンのNicholsonらのグループは，薬物投与前の代謝プロファイルから個人の反応性を予測するというファーマコメタボロミクス（pharmacometabolomics）という新たなアプローチを提唱した．このアプローチの有効性について検証するため，毒性閾値量のアセトアミノフェン（acetaminophen，別名paracetamol）をSprague-Dawleyラットに投与する前後に採取した尿について^{1}H NMRを用いたメタボローム解析を行うとともに投与後の肝障害の程度を調べた．その結果，投与前の尿中代謝物量と投与後の代謝物量および肝障害の程度との間に有意な相関が認められ，特に投与前のタウリンの量が多いと肝障害の程度が低いことがわかった[4]．

3）ヒトにおける研究

a）癌細胞におけるワールブルク効果

多くの癌細胞ではTCAサイクルによる酸化的リン酸化ではなく嫌気的解糖によってエネルギーを産生しており，これはワールブルク効果（Warburg effect）とよばれる．慶應義塾大学の曽我らのグループはCE-MSを用いたメタボローム解析により，大腸癌と胃癌の患者から採取した腫瘍および正常組織について90個ほどの代謝物のデータを取得した．腫瘍組織ではグルコースが低値，乳酸および解糖系中間代謝物が高値であり，ワールブルク効果が確認された．さらに，腫瘍組織ではグルタミンを除くすべてのアミノ酸が高値であり，蛋白のオートファジーによる分解とグルタミンの分解によるエネルギー産生の亢進が示唆された[5]．

b）肥満とインスリン抵抗性

肥満に伴うインスリン抵抗性に関与する代謝物については不明な点が多い．デューク大学のNewgardらのグループはGC-MSなどを用いたメタボローム解析により，肥満者と非肥満者について血液および尿中における98個の代謝物のデータを取得した．比較解析から，分岐鎖アミノ酸（バリン，ロイシン，イソロイシン）の代謝系の亢進がインスリン抵抗性に関連することが示唆された．さらに，ラットに高脂肪食および分岐鎖アミノ酸を負荷した検討から，高脂肪食と分岐鎖アミノ酸の同時摂取によりインスリン抵抗性が引き起こされることがわかった[6]．

3 医療応用に向けた取り組み，活用状況

メタボロームは生体の代謝状態を反映するものであることから，疾患などにより代謝状態が変化した場合にはメタボロームにおける何らかの変化として捉えられることが期待される．メタボローム研究の医療応用として，発症前診断から発症後診断，病態評価，治療に対する反応評価，さらに予後予測に向けた取り組みが行われている．特に臨床応用を考えた場合，血液や尿など比較的採取が容易な体液中のメタボロームの変化として検出されることが求められる．ここでは医療応用に向けたメタボローム解析の適用例をあげる．

a．発症前診断に向けた取り組み（図7）

現在，糖尿病の診断には血糖値やヘモグロビンA1cなど血糖に依存した指標が用いられている．しかし，血糖上昇が認められる前から代謝異常は進行している．したがって，将来糖尿病になるリスクの高い群を超早期に同定するためには，血糖上昇前のごく初期の代謝異常を捉える新たなバイオマーカーが必要である．

マサチューセッツ総合病院のWangらのグループは正常血糖を有する2,422人について12年間追跡した前向き研究を用いて，ベースラインにおける血漿中の代謝物のプロファイルによって将来の糖尿病発症リスクが評価できるか検討した．この間に糖尿病を発症した189人と年齢や性別をマッチさせた同数の対照者について，LC-MSを用いたメタボローム解析により61個の代謝物のデータを取得した．分岐鎖アミノ酸(バリン，ロイシン，イソロイシン)および芳香族アミノ酸(チロシン，フェニルアラニン)が将来の糖尿病発症と強い関連を示し，この結果は別の前向き研究においても確認された[7]．

脂質異常症は2型糖尿病のリスクファクターであるが，リスクに関与する脂質の種類については明らかでない．マサチューセッツ総合病院のGersztenらのグループは前述の前向き研究の試料を用いて，ベースラインにおける血漿中の脂質プロファイルによって糖尿病発症を予測できるか検討した．12年間の追跡期間中に糖尿病を発症した189人と年齢や性別をマッチさせた同数の対照者についてLC-MSを用いた脂質メタボローム解析を行った結果，血漿中のトリアシルグリセロール(triacylglycerol)の炭素数および二重結合数が少ないほど糖尿病発症リスクが高いことがわかった．さらに，糖負荷試験，薬物介入や運動時の脂質プロファイル解析から，糖尿病発症リスクを高めるトリアシルグリセロールとインスリン抵抗性との関連が認められた[8]．

インスリン抵抗性は2型糖尿病や心血管疾患のリスクファクターであるが，現在の血糖などに依存した診断法ではインスリン抵抗性を早期に検出することに限界がある．Metabolon社のGallらのグループは非糖尿病者について血漿中の代謝物のプロファイル解析を行い，早期のインスリン抵抗性バイオマーカーを探索した．インスリン抵抗性については高インスリン正常血糖クランプ法によって，耐糖能については経口糖負荷試験によって精確に診断した399人の非糖尿病者を対象とし，LC-MSおよびGC-MSを

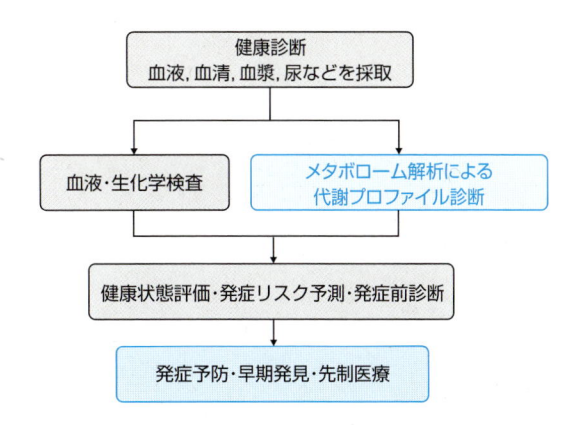

図7 発症前診断・先制医療への適用(概念図)

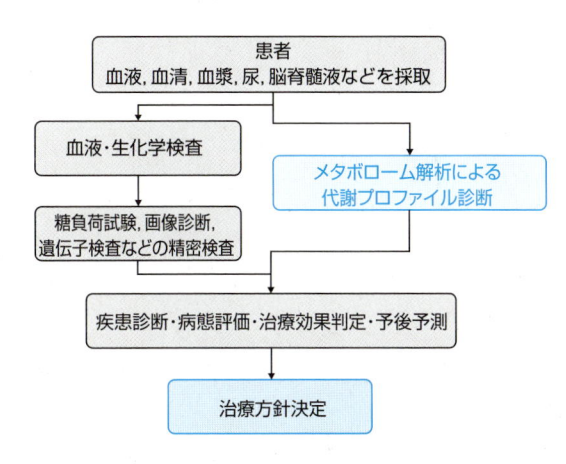

図8 疾患診断・治療への適用(概念図)

用いたメタボローム解析により485個の代謝物のデータを取得した．α-ヒドロキシ酪酸(α-hydroxybutyrateあるいは2-hydroxybutyrate)がインスリン抵抗性だけでなく空腹時血糖障害や耐糖能障害と高い相関を示し，そのメカニズムとして脂質酸化や酸化ストレスの上昇が考えられた[9]．

b. 発症後の診断，治療に向けた取り組み(図8)

癌の進行を特徴づけるメタボロームの変化については明らかでない．ミシガン大学のChinnaiyanらのグループは前立腺癌の患者59例と正常対照者51例から採取した試料(組織，尿および血漿)について，GC-MSおよびLC-MSを用いたメタボローム解析により1,126以上の代

謝物のデータを取得した．この中でグリシンの誘導体であるサルコシン（sarcosine）が癌の進行に伴って増加することが見出され，グリシンからサルコシンを生成する代謝酵素であるグリシン-N-メチルトランスフェラーゼ（glycine-N-methyltransferase）を阻害すると癌の浸潤が抑制されることがわかった[10]．

また，肺癌は最も頻度の高い癌の一つであるが，早期診断や予後予測のための信頼できる臨床的マーカーが存在しない．神戸大学の吉田らのグループは正常対照者と肺癌患者それぞれ30人ほどについて，GC-MS を用いたメタボローム解析により 58 個の血清中代謝物のデータを取得した．すべての肺癌患者と正常対照者の間で 23 個の代謝物量に有意な変化が認められ，初期癌（I-II 期）と進行癌（III-IV 期）において特徴的な代謝物の変化がみられた[11]．

4　先制医療の実現に向けた課題

a. メタボローム研究における課題

メタボローム研究全体をさらに発展させるためには技術面および体制面でのさらなる進展が必要不可欠である．

分析技術としては，新たな抽出法や分析法の確立，機器の開発・改良が必要であり，分析の品質評価を可能とする標準品のゴールドスタンダードや標準物質データベースの確立，さらに施設間でデータの互換性・汎用性を高めるための分析法の標準化や絶対定量法の確立が求められる．

また，メタボロームデータの解釈のためには，代謝パスウェイを含むメタボロミクス関連情報データベースの拡充，組織内濃度と体液中濃度との関係の解明，正常時と異常時における代謝物濃度変化などに関する知見の集積が必須である．

体制面としては，メタボローム研究を担う人材の育成，メタボローム研究を実施可能な施設の整備，機器開発からデータベースの拡充に至るまで各産学官の連携と役割分担を明確にすることが必要である．

b. 先制医療の実現に向けた課題
1）研究面

先制医療の実現のためには，短時間に低コストで大規模にスクリーニングを行うシステムの確立が必要となるが，メタボロミクスはこれを可能とする手法の筆頭にあげられる．汎用性の高い大規模なスクリーニングシステムには，高感度で再現性のよい網羅的メタボローム解析のプラットフォームが必須である．たとえば GC-MS においては大阪大学の福崎らのグループが汎用性の高いプラットフォームの確立に向けた研究を進めている[12]．

また，対象疾患を絞って集中的に資材や人材を投入して，メタボロミクスによる発症前診断のモデルケースを確立することが他の多くの疾患への適用に向けた駆動力になると思われる．このためには，ケース・コントロール研究だけでなく，前向き研究を行うことが必須であり，疫学研究者や臨床研究者・施設との連携が必要不可欠である．

体制面では，疾患メタボローム研究（疾患メタボロミクス）関連予算の増額，人材育成，臨床の医師や研究者と一体となって疾患メタボローム研究を可能とする拠点の整備，疾患バイオマーカーの同定から実用化に至るまでの各ステップにおける産学官の連携と役割分担を明確にして研究開発を推進することが必要である．

2）社会への普及

実際の臨床応用の現場では，血液や尿など比較的採取が容易な体液を試料としてメタボローム解析が行われることになる．これらの試料はこれまでも臨床における血液・生化学検査などに用いられてきたものであり，ゲノムに比較して倫理的ハードルが低い．ゲノムは基本的に生涯にわたって変化せず，遺伝的に子孫に受け継がれるものであるが，メタボロームは生体内で刻々と多様に変化するものであり，子孫に受け継がれることはない．従来の血液・生化学検査の検査項目が数十から数百（将来は数千）に増加

し，そこから得られる情報が莫大に増えるという捉え方が妥当である．

したがって，従来の検査と比較してメタボローム解析の優位性が明らかになれば社会への普及において障害となるのはコスト面の問題となる．メタボローム解析の導入当初は拠点施設や外注業者へ試料を送付して解析を依頼するという形態が想定される．ある程度普及した段階では，試料調整や結果判定も自動化され，病院単位で質量分析計が導入されることが期待される．

以上のように，先制医療の実現に向けてメタボロミクスの果たす役割や期待は非常に大きく，今後の本分野のますますの進展が切望される．

文献

1) Jain M, et al.：*Science* 336：1040-1044, 2012
2) Spégel P, et al.：*Biochem J* 435：277-284, 2011
3) Tsutsui H, et al.：*J Proteome Res* 9：3912-3922, 2010
4) Clayton TA, et al.：*Nature* 440：1073-1077, 2006
5) Hirayama A, et al.：*Cancer Res* 69：4918-4925, 2009
6) Newgard CB, et al.：*Cell Metab* 9：311-326, 2009
7) Wang TJ, et al.：*Nat Med* 17：448-453, 2011
8) Rhee EP, et al.：*J Clin Invest* 121：1402-1411, 2011
9) Gall WE, et al.：*PLoS One* 5：e10883, 2010
10) Sreekumar A, et al.：*Nature* 457：910-914, 2009
11) Hori S, et al.：*Lung Cancer* 74：284-292, 2011
12) Tsugawa H, et al.：*J Biosci Bioeng* 112：292-298, 2011

著者プロフィール

清野　進（神戸大学大学院医学研究科細胞分子医学分野教授）

1974（昭和49）年神戸大学医学部卒，1978（昭和53）年京都大学医学部附属病院第2内科医員，1982（昭和57）年ミシガン大学医学部内分泌代謝科ポストドクトラルフェロー，1991（平成3）年シカゴ大学医学部内分泌学部門准教授，1991（平成3）年千葉大学大学院医学研究院先端応用医学部門教授，現在，神戸大学大学院医学研究科内科学講座糖尿病・内分泌内科学教授
（生理学・細胞生物学講座細胞分子医学教授兼任）おもな研究テーマは，糖尿病のメカニズムの解明と新しい診断法ならびに治療法の開発
サイエンス以外では美術・音楽・文学鑑賞，ピアノ演奏，国内外の景勝地への旅行，寺院めぐりそして医食同源を実践し，食べたり飲んだりすることが大好きです．

横井伯英（神戸大学大学院医学研究科細胞分子医学分野特命准教授）

1992（平成4）年京都大学農学部卒，1998（平成10）年京都大学大学院医学研究科博士課程修了，1998（平成10）年千葉大学医学部遺伝子病態学・助手，2004（平成16）年神戸大学大学院医学系研究科クリニカル・ゲノム・インフォマティクス・センター・特命助教授，2009（平成21）年神戸大学大学院医学研究科細胞分子医学・特命准教授，2012（平成24）年神戸大学大学院医学研究科分子代謝医学・特命准教授
おもな研究テーマは，メタボロミクスの手法を用いた糖代謝制御機構の解明と糖尿病バイオマーカーの同定．
研究以外の興味は，読書，散策，スポーツ，動植物園めぐり，貝類・多肉植物などの採集と観察．

第2章 先制医療の実現に向けた課題（個別技術と政策面）

5. 分子イメージング
―「ライヴサイエンス」による先制医療の推進のために―

[理化学研究所・分子イメージング科学研究センター, 大阪市立大学大学院医学研究科・システム神経科学] **渡辺恭良**

陽電子放射断層撮影（PET：positron emission tomography）等の生体分子イメージングの研究の推進は, ヒト病態の分子医学的把握とその情報を有効に用いた疾患診断, 治療評価, 薬効評価を可能にする. また, 従来の血中動態に加えて標的臓器・細胞・分子への薬物動態を捉えられるため, 合理的な薬物送達システム（drug delivery system：DDS）の評価を行うことができる. したがって分子イメージングは, "ヒト学" および "ヒトのための治療法開発・創薬" を行っていくために欠くことのできない方法論である.

同時に分子イメージングでは疾患に関連する分子標的の定量的な把握も可能であるため, 疾患診断・治療指標としての大きな役割が期待され, すでに癌, 認知症等の神経疾患, 関節リウマチ, 動脈硬化等々での成功例が出てきている. 加えて, 様々な疾患バイオマーカー, および, 未病のバイオマーカーを, 循環血中に検出十分な量が出てくる前の早期段階において源泉で高感度検出できるので, 先制医療においても効率のよい導入を医療システム化できれば大いなる貢献が期待される.

この分野は, 20年ほど前からさかんになってきており, 様々な研究成果事例も出るようになった. 国内では7年前から, 文部科学省委託費「社会のニーズを踏まえたライフサイエンス分野の研究開発『分子イメージング研究プログラム』」を受けて, 理化学研究所分子イメージング科学研究センターがわが国の研究拠点として, 大学等研究機関・臨床機関とネットワークを形成し, 環境整備と実際の医療・創薬への貢献に向けて研究開発を展開している.

1 『ライヴサイエンス』の推進と分子イメージング

生命科学には, 大きく分けて二つのアプローチがある. 生命現象の様々な事象を説明するための原理やその分子機構を追跡し解明するための新しい手段・方法論の開発である. 生命科学の歴史の中では, 後者のもたらすブレイクスルーが前者の研究を推進する原動力となり, 多くの新しい発見を生み出してきた. ライフサイエンス研究は20世紀後半より急速に進歩してきたが, 今後のさらなる発展のためには, 次の3つの壁を乗り越えなければならない. 筆者らはそのための研究を『ライヴサイエンス』の推進と呼んでいる.

第1点目は, 同じ系, 同じ個体での少なくとも2時点での計測である. 代謝回転やシグナル変換量の計測には, 一定時間内の変化量を定量的に測定し, 差分を出すことが必定であるが, 従来の方法論では動物をある時点で実験殺（つまり時間的経過を遮断）しなければいけないため, 同一個体での追跡ができない.

第2点目は, 「生きている」ことによる多くのシステム間の相互連関である. この系間相互作用は, 私たちの身体のホメオスタシス（恒常性）の維持に働いている. 主要なものは, 神経系 - 免疫系 - 内分泌系の3システム間相互作用

であるが，これらが負のスパイラルに陥ると，多くの疾患が生じる．「先制医療」，「健康科学」の中で，様々な病態，未病(前病)状態を分子的に解釈するには，このシステム間相互作用の研究が必要になる．

第3点目は，種差である．ヒトを対象にした多くの研究が進んできたが，まだまだ部品学で，実際のヒト組織・臓器内の分子挙動や分子変換には謎が多い．特に現行の中心的研究対象となっているマウス・ラットとヒトでの代謝動態や適応動態が異なることによる壁が大きく立ちはだかっている．安全に非侵襲的方法論をもってヒトへ迫らなくてはいけない．

これに対するソリューションは，同一個体で進める時間軸・継続性・連続性を有した研究手段である．特に，マウス・ラット等の実験動物においても，ヒトに対しても，同じ研究方法論を用いて同一個体で進める方法論が肝要で，ここに，PETなどの「分子イメージング」の方法論がある．

a. ライヴサイエンスとは？

『ライヴサイエンス』という言葉には，"生きている対象における活動している現象を追跡する"というこれまで述べてきた観点からの意味と，劇場型，すなわち，目の前で体の中(諸臓器の内部や血管・消化管・リンパ管・尿路における)の分子挙動が空間・時間分解を伴って可視化できるという意味がある．これらが実現することでライフサイエンスの統合的成果を，ダイナミックに(dynamic)，機能と直結して(functional)，協奏的に(concerted)示すことができ，ライフサイエンス研究成果の理解の増進や一般的普及に大いに資する．

『ライヴサイエンス』の方向性は，創薬の高効率化，先制医療の推進，再生医療の推進に直結しており，その実用化については社会の要請であり必然である．

b. ライヴサイエンス推進のための分子イメージング

『ライヴサイエンス』を推進するための分子イメージング技術には，表1にあげたような様々なモダリティがあるが，表2にPETの優位性である3つの項目をさらに説明した．

1) 超高感度

まず，物理学的半減期の短いポジトロン核種(^{11}Cは，半減期＝20.4分)を用いることによる超高感度分子追跡技術である．超高比放射能の標識分子を作製して用いる(37〜370 GBq/micromole)ので，通常のヒトPETでは，吸収線量を減らし安全域を広く行うために，1〜10 nmol，すなわち，分子量が300の化合物であれば，0.3〜3.0 microgramが一人に投与される絶対量である．すなわち，マイクロドーズの範囲である．投与絶対量が少ないのに高感度の定量画像が得られることで，1画像単位当たり10^{-15} mol以下(サブフェムトモル)の分子認識を生きて機能している細胞・組織の中で追跡できるということは，超高親和性の受容体結合や，超微量しか含まれない成分分子を追跡できる技術である．

2) 標的分子の多様性

標的とする分子レパートリーは，ほとんどの生体内分子であり，それは，すべての有機化合物に含まれている炭素原子(通常自然界には^{12}C)を^{11}Cで置き換え標識するので，化学合成の新技術開発により，レパートリーは大きく増やすことができる．^{13}N，^{15}O，^{18}Fやほかの生体内構成分子と標識できる核種もある．

3) ヒト身体の深部までの高い定量性

PETで計測している一対の消滅γ線の同時計測法の原理から，体内深部までの定量性が保証されている追跡法である．PETの空間分解能は技術革新により向上し，現時点では，最先端臨床機器で1〜2 mm，動物用機器で0.7〜1.0 mmの空間分解能を有する．研究用では0.5 mmの空間分解能も達成されている．時間分解能は，信号(この場合はカウント)量により，0.1秒のフレームでもS/N比(シグナル/ノイズ比)

表1　分子イメージングモダリティの特徴

	PET	SPECT	MRI/MRS	蛍光・発光	超音波
イメージング方法	陽電子を放出する放射性同位元素により薬剤を標識し，その体内分布を映像化．	単一ガンマ線を放出する放射性同位元素により薬剤を標識し，その体内分布を映像化．	静磁場内にある生体内のスピンをもつ原子核の核磁気共鳴現象を画像化し断層映像を得る．	生体分子に蛍光色素を結合させ，その体内分布を映像化．	生体に超音波を照射し，その反射により，画像を得る．
感度	超高感度（1,000〜10,000個分子が集まれば視ることが可能）	高感度	中程度の感度	中〜高感度	中〜高感度
空間分解能	高空間分解能（約1.2 mm）	高空間分解能（pinhole使用の場合0.1 mm→ただし，感度が落ちる）	超高空間分解能（0.1 mm）	低空間分解能（約10 mm）	高空間分解能（約1.0 mm）
標的分子の多様性	多様	多様性はPETと比較すると劣る．	標的分子は限定される．	標的分子は限定される．	標的分子は限定される．
定量性	高い　放射能濃度を絶対値で表すことが可能．	体の深部では劣る．	有り　量の相対的な比較は可能（絶対値による定量性は無い）．	低い	低い
外部からヒト生体内のイメージングが可能か	可能	可能	7テスラ程度まではヒトで実用化されているが，超高空間分解能では疑問．	表層のみ可	可能

表2　なぜ，PETを生体分子イメージングの中心技術としているか？

1. 超高感度	短半減期核種を用いることによる非常に高い比放射活性：i.e., 投与量 = 0.1〜10 nmol（30〜3,000 ng, if MW = 300）
2. 標的分子の多様性	様々なポジトロン核種で標識可能　^{11}C, ^{18}F, ^{13}N, ^{15}O；"生理的"，^{64}Cu, ^{68}Ga, ^{76}Br, ^{89}Zr, ^{124}I　原理的にはすべての有機化合物に標識可能
3. ヒト身体の深部までの高い定量性	消滅γ線（1対のフォトン）を同時計数線として捉える画像構成　吸収補正などの定量性を確実にする方法が樹立

のよい定量画像を作成しうる．

c. 分子イメージング研究の足跡

わが国では筆者らを代表研究者として，科学技術振興機構の国際共同研究「サブフェムトモルバイオ認識プロジェクト」(1993-1997年)，日本学術振興会の未来開拓学術研究事業(1998-2003年)，文部科学省学術創成研究(2001-2006年)のプロジェクトを中心にPETを用いた分子イメージング研究を推進し，多数の標的分子をイメージングするための分子プローブが作られてきた．さらに多数のバイオマーカーを追跡する需要が大きくなり，いっそう効率のよい分子プローブ設計・合成とそのイメージングによる評価を統合した研究体制とそのための拠点作りが必要になってきた．2003年よりわが国の分子イメージング研究体制と拠点構想作り（分子イメージング研究検討会）を行い，文部科学省

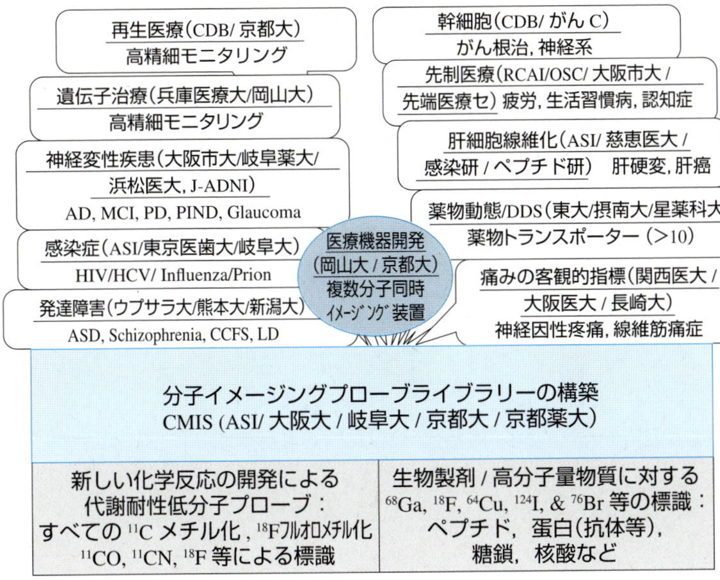

図1 理化学研究所分子イメージング科学研究センターのミッションと研究概要

（図の内容）
- 再生医療（CDB/京都大）高精細モニタリング
- 幹細胞（CDB/がんC）がん根治，神経系
- 遺伝子治療（兵庫医療大/岡山大）高精細モニタリング
- 先制医療（RCAI/OSC/大阪市大/先端医療セ）疲労，生活習慣病，認知症
- 神経変性疾患（大阪市大/岐阜薬大/浜松医大，J-ADNI）AD, MCI, PD, PIND, Glaucoma
- 肝細胞線維化（ASI/慈恵医大/感染研/ペプチド研）肝硬変，肝癌
- 感染症（ASI/東京医歯大/岐阜大）HIV/HCV/Influenza/Prion
- 薬物動態/DDS（東大/摂南大/星薬科大）薬物トランスポーター（>10）
- 発達障害（ウプサラ大/熊本大/新潟大）ASD, Schizophrenia, CCFS, LD
- 痛みの客観的指標（関西医大/大阪医大/長崎大）神経因性疼痛，線維筋痛症
- 医療機器開発（岡山大/京都大）複数分子同時イメージング装置

分子イメージングプローブライブラリーの構築
CMIS（ASI/大阪大/岐阜大/京都大/京都薬大）

新しい化学反応の開発による代謝耐性低分子プローブ：すべての ^{11}C メチル化，^{18}F フルオロメチル化 ^{11}CO, ^{11}CN, ^{18}F 等による標識

生物製剤/高分子量物質に対する ^{68}Ga, ^{18}F, ^{64}Cu, ^{124}I, & ^{76}Br 等の標識：ペプチド，蛋白（抗体等），糖鎖，核酸など

により，平成17年（2005年）度から，分子イメージング研究プログラムの予算化が行われ，創薬候補物質探索拠点として理化学研究所が，PET疾患診断研究拠点として放射線医学総合研究所が選出された．文部科学省分子イメージング研究プログラムは成果を上げて平成21年度で終了し，後継の「分子イメージング研究戦略推進プログラム（J-AMP）」が平成22年度より動き出して，両拠点の研究活動をさらに活用して，「難治がん」と「認知症」における臨床研究での Proof of Concept（POC）を築くことを目標としている．

2 理化学研究所分子イメージング科学研究センターの概要

当センターは，2006年10月より神戸市ポートアイランド地区に建設されて活動している．当センターでは，図1のようなミッションと様々な共同研究先をも包含した研究テーマを推進するために，現在6チームと3ユニットの組織で総勢約260名の登録メンバーで研究を行っている．化学と動物実験に秀でている研究機関であり，世界を見渡しても有数のユニークな研究センターである．本施設をセットアップし，本格的な標識化合物作りをはじめてからここ5年間で，すでに，140種以上の新規オリジナルPETプローブを創製し，さらに50種以上を現在手がけて合成を進めており，また，既知の分子イメージングプローブ62種以上を利用可能にした．現時点で，合計202種以上の分子プローブレパートリーを利用できる世界有数の研究施設である．さらに，本センターでは，多くの類縁構造化合物に同様に標識できる方法[1]や2段階で連続反応を行うシステム[2]を開発しており，その波及効果は大きい．

これらの新規開発分子プローブを用いて，①抗体やペプチドの標識[3]により，癌種別イメージング，動脈硬化プラークの早期イメージング，膵臓インシュリン産生細胞のイメージングに成功．これらの一部は，すでに臨床研究に上がっている．これらを用いて，先制医療を展開することができる．②分子イメージングによる再生医療の高精細モニタリングができることをパーキンソン病モデルサルで実証．③遺伝子治療の効果モニタリングにも利用．④情動にかかわる女性ステロイド生合成酵素 aromatase の分子イメージングプローブを開発[4~6]．扁桃体，視床下部に加え，報酬系の脳内側座核への局在証明．これも今年から臨床研究をはじめており，情動障害の脳科学研究に向かっている．また薬物動態では，⑤動物からヒトまで，経口投

与からの腸管吸収，標的臓器・細胞や薬物代謝の中心である肝細胞への取り込み過程，胆汁排泄・尿中排泄過程が定量的に追え，かかわるトランスポーターの同定により，同様な構造を有する新規薬物候補物質の体内動態が予測できること[7〜11]．当然，DDS研究も直截にヒト・動物で行うことができ，インシュリン等の経口製剤開発研究[12]，核酸医薬のDDS研究[13]等を主軸にしている．⑥遺伝子改変マウスなどの小動物PETにおいても，計測の高精度化により定量的な計測が可能であること[14]．⑦認知症[15,16]，緑内障[17]，慢性疲労症候群などの症状進行の鍵となる物質や神経炎症，神経伝達系のイメージングによる早期診断・鑑別診断が可能であること．これは介入による先制医療へ進めている．⑧コンプトンカメラを用いたGREI（Gamma-ray Emission Imaging）の方法論を進め複数分子同時イメージングの理論的実装化ができたこと[18]，などの成果が次々に論文になっている[19]．

3 医療応用・創薬に向けた分子イメージング研究の取り組み，活用状況

分子イメージングの医療応用・創薬への貢献について，述べていきたい．実は，先制医療に用いるイメージングバイオマーカー指標は，取りも直さず，創薬の薬効評価指標にもなり得る．

a. 医療応用・創薬研究への分子イメージングの役割

医療応用，特に，創薬部分では，動物・ヒトで同一個体での薬物候補物質の動態を研究できること，ヒトにおけるDDSの開発，標的分子以外への集積を知ることによる副作用情報，治療効果の標的分子に対する定量的把握，ゲノム・SNPs情報との適合と乖離，複合医薬の検定等々，分子イメージングの果たす役割は多大である．ただ，研究の現状をみると，いかに（どのような研究体制で）最適な分子プローブのレパートリーを作るか，どのように創薬の早い

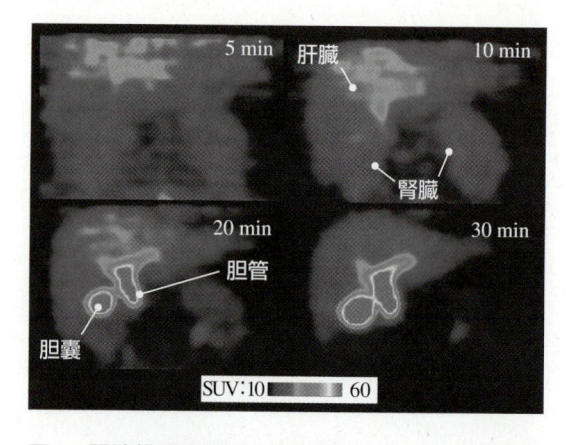

図2 胆汁排泄過程のトランスポーターにかかわるヒトマイクロドーズPET研究．強い神経細胞保護作用を有する15R-TIC-[¹¹C]メチルエステルを用いた．（口絵カラー1，p.ii）
(Takashima T, et al.: J Nucl Med 53: 741-748, 2012 より)

時期で分子イメージングの導入を図るか，解決すべき課題が山積している．

b. 薬物動態予測研究とマイクロドーズ・早期探索的臨床試験

薬物動態は，規程因子である薬物トランスポーターの種別・活性と細胞内での代謝酵素（おもにはP450）の種別・活性により，より確実な予測が立てられる．トランスポーターには，吸収や細胞内取り込み，細胞外への排出ポンプ，胆汁や尿中排泄の大きく分けて3分類が存在し，これまでに10数種類がクローニングされ，多くの遺伝子多型も知られている．筆者らはこの研究領域で世界をリードする東京大学大学院薬学系研究科の杉山雄一教授をはじめとする薬物動態・DDS研究者と共同で，既知の薬物をPET用に標識しトランスポーター機能を追跡する研究を推進している．一方，他にも摂南大学薬学部山下伸二教授の研究室，大阪市立大学医学研究科核医学教室とともに，経口投与の腸管吸収PET研究も進めている[9,10]．また，多くの医薬品企業とも連携し，様々な薬物動態研究を推進している．一例として，図2に胆汁排泄トランスポーターMRP2機能をヒトで動態解析したPET研究の成果[20]を示す．

¹¹C-PIB を用いたアミロイドβ蛋白蓄積の PET 臨床研究（大阪市立大学との共同研究）
2012 年 6 月末までに，すでに，330 例超の ¹¹C-PIB-PET の実施
1) AD 診断例の約 23% が PIB 集積（−）
2) 2 年間の follow-up study 結果
    AD：PIB の集積増加せず
    MCI：PIB(+) 症例のうち約 67% が認知症へ移行
       このうち，1/3 は PIB 集積（−）
    HC：約 33% が PIB 集積増加

【MCI の follow-up study 結果の一例】
MMSE＝27，MCDVR＝1.05
MMSE＝24，MCDVR＝1.45

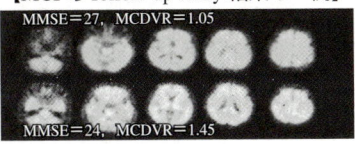

抗βアミロイド抗体等治療の効果判定 →

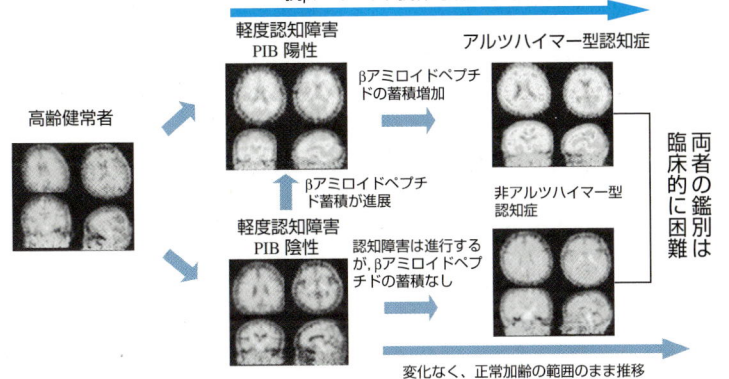

高齢健常者 → 軽度認知障害 PIB 陽性 →（βアミロイドペプチドの蓄積増加）→ アルツハイマー型認知症

βアミロイドペプチド蓄積が進展 ↓

軽度認知障害 PIB 陰性 →（認知障害は進行するが，βアミロイドペプチドの蓄積なし）→ 非アルツハイマー型認知症

両者の鑑別は臨床的に困難

変化なく，正常加齢の範囲のまま推移 →

分子イメージングによる疾患バイオマーカーの追跡は病因論，治療に画期的な貢献をもたらす！

図3 アルツハイマー型認知症に対するアミロイドβPET イメージング臨床研究成果

c. 薬効評価と早期診断，細胞種別診断，theranostics

多くのイメージングバイオマーカーが開発されて，それらを用いた新機軸の創薬研究が行われている．受容体やトランスポーター，酵素が薬物標的である場合は，受容体・トランスポーター・酵素活性部位制御ポケット占有率から，有効投与量・投与計画が立てられる．これが，SNPs の研究等の情報と統合され，個別医療に対する多数の有効な取り組みが行われると，この分子イメージングを活用した薬効評価は，定着化に向かうと考えられる．

最初は，抗癌剤（抗悪性腫瘍薬）や癌治療における [¹⁸F]FDG をバイオマーカーとした開発が試みられた．一定の成果は認められるものの，治療早期には，必然的に炎症が起き，マクロファージや浸潤リンパ球が [¹⁸F]FDG を多く取り込むために，治療早期の効果を知ることが困難で，投与開始後，1～2 か月での [¹⁸F]FDG-PET での判定が行われてきた[21]．最近の研究では，[¹⁸F]FDG-PET シグナルが何を実際に表現しているかという質的な研究も進められている[22,23]が，このことは，それぞれの癌細胞に特異性の高いイメージングバイオマーカーの開発と炎症に特異的なイメージングバイオマーカー開発研究を進展させてきた．

また，一方で，病態生理・病理と結びついた組織内蓄積物を分子イメージングにより定量化し，それらをバイオマーカーとして早期診断等に応用し，また，薬物の薬効解析を行うという研究もさかんである．特に，軽度認知障害からアルツハイマー型認知症へは，アミロイドイメージング PET 臨床研究が行われ，アミロイドβ抗体，ワクチン，セクレターゼ阻害剤などの薬効効果判定指標として用いている（図3）．本路線では，同じく認知症における神経原線維変化のリン酸化タウ蛋白蓄積のイメージング，パーキンソン病やレビー小体型認知症のα-シヌクレイン蓄積のイメージング，ハンチントン舞踏病・小脳脊髄変性症などのポリグルタミン蓄積のイメージングなどが進められている．

また，中枢神経関連疾患では，神経変性や脱

随に付帯して起こるマイクログリアやアストログリアの活性化をみる末梢性ベンゾジアゼピン受容体(最近ではトランスロケーター蛋白と考えられている)発現のイメージングが進められて,われわれも,緑内障[17]や片頭痛[24]に適用する研究を行ってきた.脳内の免疫情報シグナルは,多くの精神神経疾患や神経好性ウイルスの潜伏・再活性化などの病態で大いなる情報をもたらすことが期待されている.炎症,発熱,痛みや睡眠にかかわるプロスタグランジンやロイコトリエン等のアラキドン酸カスケード系物質の生合成酵素シクロオキシゲナーゼ(COX-1,COX-2)のイメージングにも成功し[25],現在,認知症・軽度認知障害,緑内障,慢性疲労症候群および類縁疾患(機能性身体化症候群),虚血性疾患後神経障害の脳内炎症についても臨床研究を進めている.

分子イメージングの方法論をさらに汎用化・網羅化するためには,高分子物質にも標識が行われ,本来の機能・生理活性・結合能などを損なわない方法論の開発が重要である.

蛋白では,おもには幹細胞認識のための抗体,細胞障害性ヘルパーT細胞の認識抗体,扁平上皮癌に対する抗EGF-R抗体,抗ハーセプチン抗体などを標識して細胞種別PET研究を行っている.国立がん研究センター中央病院と共同研究を行い,抗ハーセプチン抗体による乳癌のイメージングには成功している.治療薬を標識して,同時に診断薬(この場合は,癌細胞種別判別薬)としても利用するものについては,近年,theranostics という造語がある.

ペプチドに関しては,サイトカイン・ケモカイン,神経内分泌ペプチドをはじめ多くの活性ペプチドが標的であり,ソマトスタチンやその代謝耐性型のオクトレオタイド,セクレチン,グレリン,インシュリンなどの ^{68}Ga 標識を進めた.さらに,核酸配列や糖鎖への標識には,核酸化学,糖鎖工学,ケミカルバイオロジーの最先端化学者と共同して,新規標識法を開拓しPET研究を進めている[13, 26, 27].また,同様な方法論は,細胞自身の短時間・穏和な条件での標識により,細胞の動態そのものを追跡することも可能にした[28, 29].

4 分子イメージングの先制医療への貢献

未曾有の経済危機や少子・高齢化・ストレス社会を迎えているわが国や世界各国において,疾患に罹患してから治療を行うのではなく疾患を未然に防ぐ先制医療の重要性は,近年強く認識されている.しかしながら,先制医療の観点から,コホート研究等により疾患の危険因子が明らかにされてきてはいるものの,それらの危険因子は健常者を対象とした研究からのものであり,たいていは生活環境等の環境要因の是正勧告にとどまっている.一方,多くの疾患において,オミックス解析が行われ,複数の有望な指標(バイオマーカー)が検出されているものの,それらの変化が前兆としていつ頃から未病段階で出現するのかはいまだ明らかでない.前述の健常高齢者〜プレ軽度認知障害〜軽度認知障害〜認知症という流れの中で,早い段階で蓄積し20年間以上の歳月をかけて蓄積していくアミロイドβ蛋白凝集塊を追跡することでも,介入による先制医療が成立するが,ここでは,さらに,関節リウマチ,動脈硬化,糖尿病,緑内障からの失明,慢性疲労・不定愁訴,慢性疼痛についての分子イメージングの先制医療への貢献の可能性について現状を述べる.

a. 関節リウマチ

70万人以上の関節リウマチ患者を抱えるわが国は,薬物治療等の臨床評価では,臨床症状スケール(朝の関節のこわばり,関節の腫れ・痛み等)を用いてはいるものの,多くが主観的症状の点数化に依存しており,線型性・定量性には欠ける手法である.骨破壊の前の炎症の程度をPETで把握することは可能であり,われわれは,コラーゲン誘導関節炎モデルでの ^{11}C-PK11195 を用いたPET撮像やシクロオキシゲナーゼ(COX)発現量を示す ^{11}C-Ketoprofen などを用いて,現在関節リウマチ臨床で一部に使わ

れはじめた FDG-PET よりはるかに関節腫脹の度合いと線型性・定量性が高いイメージング方法を開発した[30]．本年4月に行われた日本リウマチ学会での報告でも，「FDG-PET は診断には利用可能だが治療には臨床スコアと FDG 集積が相関しない」としている．その点，われわれの開発した上記二つの PET イメージングは，早期の関節腫脹の定量化ができるので，先制医療による介入試験によい指標を与える．

b. 動脈硬化

動脈硬化の早期指標としては，血管内皮の損傷からその部位に血小板やマクロファージ等の免疫細胞を集めるための細胞認識分子（細胞接着分子）P-selectin などの発現がきっかけとなることが知られている．そこで，われわれは抗 P-selectin 抗体を ^{64}Cu（物理学的半減期＝12.7時間）で標識し，動脈硬化モデルマウスで早期のプラークが PET 撮像できるかどうか検討した．抗体で早期プラークが描出され，細胞レベルでも，プラーク形成部位への抗体の集積をマイクロオートラジオグラフィーと免疫組織化学的手法で明らかにすることができた[31]．臨床試験には，ヒト化抗体か完全ヒト抗体が必要で，低分子プローブの開発も含めて，現在検討中である．動脈硬化に対しても，FDG-PET が一部に用いられているが，分子特異的な指標ではないので，先制医療や薬効評価判定などの定量的指標には，やはり P-selectin 等の特異的分子・病態ステージ検出分子を開発することが必須である．

c. 糖尿病

従来，1型糖尿病は自己免疫的機序による膵β細胞の破壊が原因であるが，2型糖尿病は膵β細胞の機能異常とインスリン抵抗性が原因であると考えられてきた．しかし，近年剖検検体を中心とした検討から，1型のみならず2型糖尿病でも膵β細胞量の低下が相次いで報告された[32]．しかも，血糖値の上昇など臨床症状が顕在化する以前から，その減少がはじまっていることも明らかになっており，β細胞の量的変化を知ることは糖尿病の診断や治療に有益であると考えられている．しかし，現在，膵β細胞量を測定できる方法は生検のみであり，非常に侵襲性が強いため，糖尿病の発症早期に検査を行うことや，治療効果や糖尿病の進行をモニタリングするため経時的に検査を繰り返すことは困難である．したがって，分子イメージングによる侵襲性の低い膵β細胞量測定法の開発は，早期発見や治療，重症化や合併症の予防による QOL の向上，ひいては先制医療による糖尿病を減らすことにつながり，医療費抑制にもつながると期待されている（図4）．

われわれは，膵β細胞を特異的に認識する薬剤（ソマトスタチン類縁体）をポジトロン放出核種で標識し，PET を用いて定量化する，侵襲性の低い膵β細胞のイメージング法を開発した．ソマトスタチンは，膵臓においてはランゲルハンス島内の D 細胞で産生され，paracrine の機構近傍の膵内分泌細胞に作用し，それら細胞からのホルモン分泌を抑制する働きをもつホルモンである．われわれは，インスリン産生細胞であるβ細胞がソマトスタチン受容体を高発現していることに注目し，ソマトスタチンアナログを ^{68}Ga で標識して PET プローブの合成を行った．ソマトスタチンの代謝耐性ペプチドである octreotide を PET プローブ化し，ラットを用いて膵臓のイメージングに成功した（図4）．過剰量の非標識 octreotide を用いて blocking study を行い，この PET プローブの膵臓への集積が特異的なものであることを明らかにするとともに，ストレプトゾトシン誘発糖尿病ラットを用いた PET 実験で，膵臓への集積が有意に減少することを確認して，この PET プローブの疾患特異的バイオマーカーとしての有用性を示してきた[33]．

現在，動物での成果を踏まえ，ヒトでの臨床 PET 試験の準備を進めている．今回用いた PET プローブは，すでに欧米では神経内分泌腫瘍検索用の PET プローブとしてヒトへの投与が行われているものであり，安全性試験の必

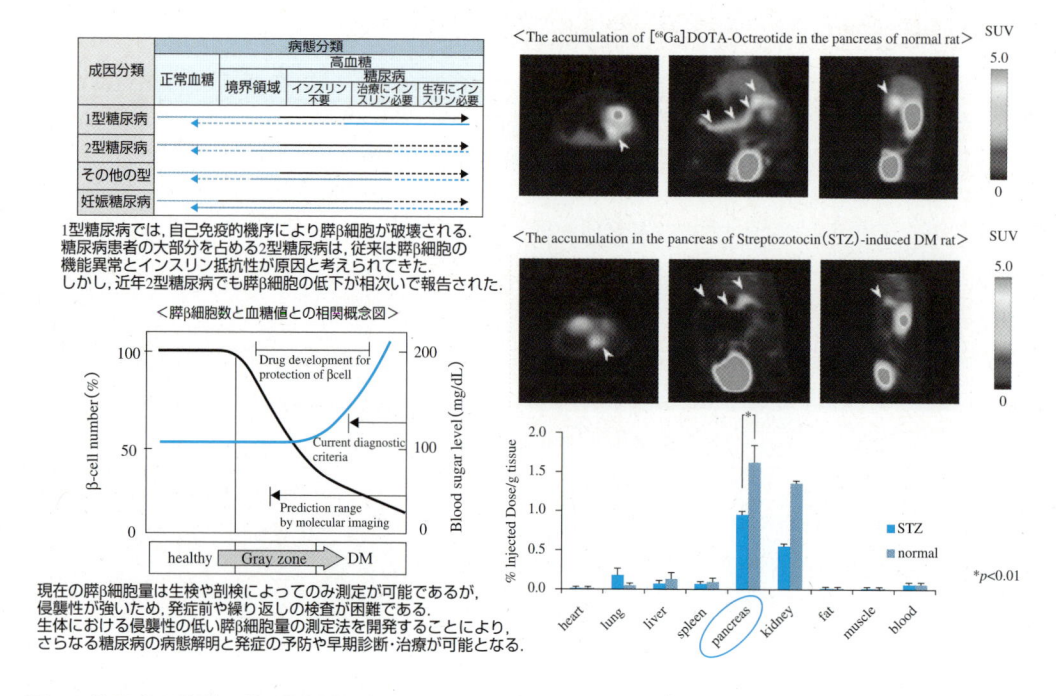

図4 糖尿病の診断と膵β細胞量計測による先制医療

要がないため,比較的短期間でヒト臨床試験へ移行できる.また,膵β細胞保護剤は,複数のものが医薬品企業ですでに上市されており,先制医療のシステムが整えば,たとえば,メタボリックシンドローム患者に対し,6か月や1年の期間での膵β細胞の数の減少を捉え,介入することが可能であり,糖尿病発症を回避することが可能となると期待される.

d. 緑内障

緑内障は成人発症の失明のおもな原因で,40歳以上の5%に存在する非常に発症頻度の高い疾患である.緑内障は非常にゆっくりとした視神経障害の進行をきたし,初期では視野の周辺部分から暗点とよばれる見えない領域が出現するが,自覚症状に乏しいため,実際に通院・治療を受けている人は緑内障人口の20%以下といわれている.そのため診断が遅れ,知らないうちに病気が進行していくことが多い.一般的に,緑内障は眼圧が長期間にわたり高くなることによって視神経や網膜の障害をきたすと考えられているが,緑内障のうち半数程度が正常圧緑内障で,高眼圧を伴わずに同様の病態が進行することも多い.そのため眼圧の測定だけでは疾患診断は確定できず早期に鋭敏に病態を評価できる検査法が望まれてきた.

最近,われわれは,岐阜薬科大学薬効解析学の原英彰教授,前橋工科大学の今村一之教授らと共同研究を行い,緑内障モデルサルにおいてマイクログリア活性化を示す ^{11}C-PK11195 を用いた PET 撮像により頭部を撮影したところ,病態モデル作成後,早期に脳内の外側膝状体(視神経の最初の投射シナプス形成部位)にその集積がみられることを明らかにした.これまで眼科疾患と考えられてきた緑内障において脳内の病態を検索する手法によって早期診断の可能性を示唆する結果が得られた(図5)[34].

e. 慢性疲労・倦怠

多くの疾患発症前には,いわゆる慢性疲労・倦怠,慢性疼痛等の不定愁訴が予兆になっていることも多い.

様々な疾患の未病状態である慢性疲労・倦怠は,わが国において,痛みに続き診療受診主訴

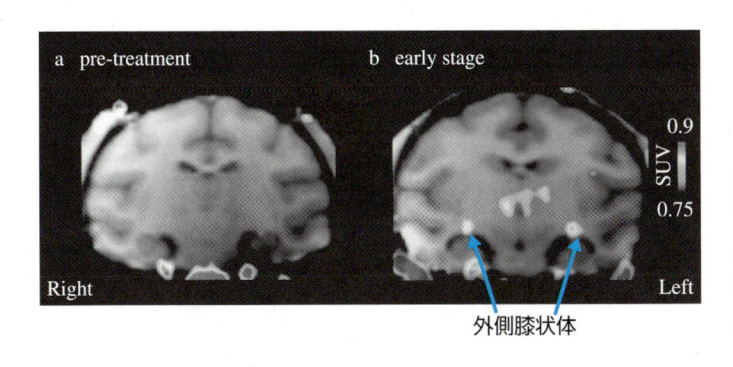

図5 ¹¹C-PK11195 PET 画像
緑内障モデル作成前(a)および緑内障モデル作成後早期(b). 緑内障早期では両側外側膝状体での ¹¹C-PK11195 の集積が観察された(青矢印).
(Shimazawa M, *et al.*：*PLos One* 7：e30526, 2012 より)

の僅差で第2位にあげられ，今後，医学の中核をなす予防・予知医学において最も重要なテーマである．しかしながら，慢性疲労・倦怠は，現代医療から取り残された医学分野であり，慢性疲労・倦怠を主訴に病院を訪れた患者の60%以上は医療対象から切り捨てられているのが実情であった．そこで，筆者らは，疲労の研究に歩を進め，疲労の分子神経メカニズムの解明，疲労・慢性疲労のバイオマーカーの同定に成功してきた．

しかしながら，このような健康破綻の水際でのバイオマーカーは多く確立してきたかというとまだ研究は世界的に見て希少である．また，体液中に薄まったバイオマーカー濃度は，健康破綻初期には十分な検出レベルに達しておらず，源流である破綻臓器や組織ではじめて検出できるものもある．これまでに，筆者らが世界をリードして行ってきた慢性疲労・倦怠の研究に中心を置き，そのような健康破綻の初期過程から疾患発症に近い状態までのバイオマーカーの高感度検出，特に，世界超抜の網羅的トランスクリプトーム解析等の生命制御機構の上流を探る研究を行い，見出したバイオマーカーに対する分子イメージング法を創出し，まだ体液での検出が容易ではない時期における源泉である臓器や組織での鋭敏かつ精確な検出を目指した研究を行い，介入試験により先制医療の成立について検討している．

5 先制医療の実現に向けた課題：分子イメージングを活用できるトランスレーショナル研究・臨床研究の環境整備

先制医療・創薬に果たす分子イメージングの役割は多大であることを述べてきた．ただ，研究の現状をみると，如何に（どのような研究体制で）最適な分子プローブのレパートリーを作るか，どのように先制医療や創薬の早い時期で分子イメージングの導入を図るか，解決すべき課題が山積している．

特に，医療応用・創薬への分子標的を研究しているグループ，標的を定量し制御する化合物をもつグループのメンバーに分子イメージングの有用性とそのためにどのような開発が必要なのかをよく理解してもらう必要があり，いくつかのコンソーシアム，そして，それを統合するような仕組みを考えていくことが必須である．

日本にはすでに PET や PET-CT を有する臨床施設が300を超えるほど存在するが，多くは，[¹⁸F]FDG を用いた癌診断や検診を行っているのみの機関である．また，この中で，治験を受け入れることのできる病院も少ない．ここに，マイクロドーズ・早期探索的臨床試験をはじめ，分子イメージング活用先制医療や分子イメージング活用創薬のための施設作りをしていくことが必要である．

最後に，このような先制医療を医療システム化していくためには，「病気にならない」ことの重要性を国民の文化として共有すること，医療経済・社会経済の中での「先制医療」の貢献を医療関係者・政策担当者のみならず一般市民

も理解できる経済根拠をきちんと示すこと，未病者を医療が受け入れる医学・看護学・臨床検査学の帯同した教育を系統立てていくこと，が必須である．

謝辞：理化学研究所分子イメージング科学研究センターの方々，共同研究者の皆様に感謝致します．

❖ 文献

1) Takashima-Hirano M, et al.：*Chemistry* 16：4250-4258, 2010
2) Takashima-Hirano M, et al.：*Bioorg Med Chem* 19：2997-3004, 2011
3) 長谷川功紀，他：腫瘍内科 6：86-92，2010
4) Takahashi K, et al.：*NeuroReport* 18：171-174, 2007
5) Takahashi K, et al.：*NeuroReport* 19：431-435, 2008
6) Takahashi K, et al.：*NeuroReport* 22：326-330, 2011
7) Takashima T, et al.：*J Pharmacol Exp Ther* 335：314-323, 2010
8) Takashima T, et al.：*Mol Pharm* 8：1789-1798, 2011
9) Yamashita S, et al.：*J Nucl Med* 52：249-256, 2011
10) Shingaki T, et al.：*Clin Pharmacol Ther* 91：653-659, 2012
11) Takashima T, et al.：*J Nucl Med* 52：950-957, 2011
12) Kamei, N., et al.：*J Control Release* 146：16-22, 2010
13) Kuboyama T, et al.：*Bioorg Med Chem* 19：249-255, 2011
14) Mizuma H, et al.：*J Nucl Med* 51：1068-1075, 2010
15) Tomiyama T, et al.：*Ann Neurol* 63：377-387, 2008
16) Villemagne VL, et al.：*Arch Neurol* 66：1537-1544, 2009
17) Imamura K, et al.：*Neuroreport* 20：139-144, 2009
18) Fukuchi T, et al.：*IEEE Trans Nucl Sci* 58：461-467, 2011
19) Cui YL, et al.：*Stroke* 37：2830-2836, 2006
20) Takashima T, et al.：*J Nucl Med* 53：741-748, 2012
21) Okuma T, et al.：*J Nucl Med* 47：1351-1358, 2006
22) Hamazawa Y, et al.：*Ann Nucl Med* 21：47-55, 2007
23) Yamato M, et al.：*J Nucl Med* 50：266-273, 2009
24) Cui YL, et al.：*J Nucl Med* 50：1904-1911, 2009
25) Shukuri M, et al.：*J Nucl Med* 52：1094-1101, 2011
26) Tanaka K, et al.：*Angew Chem Int Ed Eng* 47：102-105, 2008
27) Tanaka K, et al.：*Angew Chem Int Ed Eng* 49：8195-9200, 2010
28) Tanaka K, et al.：*Chem Med Chem* 5：841-845, 2010
29) Tanaka K, et al.：*J Carbohydrate Chem* 29：118-132, 2010
30) 野崎 聡，他：第56回日本リウマチ学会総会・学術集会プログラム・抄録集．569，2012
31) 中村郁子，他：日本分子イメージング学会機関誌 JSMI Report 5：33，2011
32) Rhodes CJ：*Science* 307：380-384, 2005
33) 佐古健生，他：日本分子イメージング学会機関誌 JSMI Report 5：20-22，2012
34) Shimazawa M, et al.：*PLos One* 7：e30526, 2012

著者プロフィール

渡辺恭良（理化学研究所・分子イメージング科学研究センターセンター長，大阪市立大学大学院医学研究科・システム神経科学教授）

1976（昭和51）年京都大学医学部卒，1980（昭和55）年京都大学医学博士，1981（昭和56）年京都大学放射性同位元素総合センター・助手，1984（昭和59）年大阪医科大学医学部医化学・講師，1987（昭和62）〜2001（平成13）年大阪バイオサイエンス研究所・神経科学部門・研究部長，1999（平成11）年より現在まで大阪市立大学大学院医学研究科・システム神経科学・教授，2006（平成18）年から，独立行政法人理化学研究所分子イメージング研究プログラムディレクター．2008（平成20）年センター化に伴い同分子イメージング科学研究センターセンター長．日本分子イメージング学会運営委員，日本疲労学会理事長，国際分子イメージング学会理事ほか多数学会評議員．ベルツ賞，文部科学大臣表彰等受賞．

第 2 章　先制医療の実現に向けた課題（個別技術と政策面）

6. 大規模ゲノムコホート研究
―新たな医学研究としてのヒト生命情報統合研究の提唱―

［京都大学大学院医学研究科附属ゲノム医学センター］ 松田文彦

　2003年のヒト全ゲノム解析の終了は，生物学のみならず医学に大きな影響を与えた．多くの単一遺伝子疾患については，その原因を遺伝子の配列情報の突然変異として定義することが可能となり，発症機構の解明，治療法の開発や，創薬標的分子の探索が大きく進展した．複数の遺伝因子と環境・生活習慣の相互作用で発症する複合遺伝性疾患においては，ゲノム上に散在する遺伝的多型を患者と対照群で網羅的に比較解析するゲノムワイド関連解析（genome-wide association study：GWAS）が2005年頃より技術的に可能となったことで，疾患関連遺伝子の探索が驚くべき速さで進み，多くの疾患において疾患感受性遺伝子が同定された．しかしながら，遺伝性の強い疾患においてすら，解明された遺伝因子をすべてあわせても，その疾患の遺伝的要因のうちのごく一部しか説明できない．またすでに病気を発症した患者検体を用いた症例対照研究であるため，迅速な疾患関連遺伝子の同定に適するが，発症後の情報しか得られないため，発症前の生活習慣・環境曝露と遺伝リスクの相互作用が分からず，遺伝リスクが判明しても，病態の経過予測や生活習慣の改善指針を直接提示できないという短所がある．

　Peltonen & McKusick は「基礎的な実験研究は，複雑な疾病遺伝子の最初の識別や機能分析には大きな価値をもつが，人間の疾病におけるこれらの遺伝子の関与は，広範囲の疫学研究によって最終的になされるべきである．」[1]として，疫学研究の重要性を指摘している．また，アメリカ疾病予防管理センター（Centers for Disease Control and Prevention）は，ゲノム情報に対する疫学的アプローチの重要性として，prevalence（保有割合），associations（関連），interactions（相互作用）の3点を挙げ，バイアスの少ない代表性のある集団データを用いて，相対リスク・絶対リスク・寄与リスクなどを適切に推定することが重要としている．

　ゲノム解析に限らず，最近の代謝物，蛋白などの生体分子の研究（オミックス研究）の進歩は，分子レベルで疾患の病態に迫ることを可能とし，臨床症状が現れる前の発症前診断も一部の疾患で実施されようとしている．近い将来，微量の血液・尿などの検体から体内に存在する分子を高感度で迅速かつ高精度に分析・解析する技術が開発されれば，わずかの侵襲で個々人の環境曝露や食物摂取状態の推定も可能となろう．また，画像診断における分析技術の向上は，より精度の高い検診の実現と多くの疾患の早期発見につながった．加えて，大規模データ利用の情報基盤やバイオインフォマティクスを用いた解析基盤の整備も進みつつある．多因子疾患は遺伝と環境・生活習慣の相互作用で発症することはいうまでもないが，こういった最新技術を積極的かつ最大限に利活用した生命情報の精緻な分析・解析と，大きな集団の長期の観察による疫学研究を融合した，大規模ゲノムコホート研究の基盤が整ったといえよう．

1　バイオバンクと大規模ゲノムコホート

すでに欧米ではこういった強力な解析技術の開発を武器に，健康長寿社会の実現に向けて，ヒト疾患を統合的に解析する大規模バイオバンクの構築と，それを利用して多数の健常者を長期観察し，疾患の原因を探る大規模ゲノムコホート研究が国家事業として展開されている．「バイオバンク」とは個人の遺伝的特性に応じた個別性の高い医療や疾病予防法の実現に向けて，多数の人間の遺伝情報や臨床情報を集積する事業の総称である．通常生活を営む健常者を対象に疾病罹患前の生体試料や情報を収集・蓄積し，現在は想定できない将来の研究の展開に備え，提供された生体試料を長期に保存している．イギリスの UK Biobank 事業[2]に代表されるこのようなバイオバンク事業は，世界的にも「人類共通の遺産」を伝えていく取り組みとして社会的な関心を集めている．この戦略は，ヒトの多様性を意識しつつ，病気を「生体分子を通して身体全体でみる」ことが次世代の医学と医療に道を拓く，という考えに根ざしている．

疾病リスクやその寄与度，薬剤応答性などは人種や生活環境によって大きく異なるため，欧米でのヒト疾患研究がいくら進展しようが，海外での研究成果をそのまま日本人に利用できず，同じ戦略で事業を実施し集団間で比較することが極めて重要である．この点で，バイオバンクを活用した大規模ゲノムコホートは「国際競争」ではなく「国際協調」で実施すべきであり，プロジェクト間での情報共有が重要な鍵となる．わが国の第 4 期科学技術基本計画は，疾患のより精度の高いリスク評価技術の確立と疾病の発症前診断や病型の細分化による治療レベルの向上を，ライフイノベーション推進の主要な柱と位置づけている．国民の健康状態を長期間追跡し，蓄積された詳細な環境・生活習慣・疾患罹患情報を，高精度かつ大規模なゲノム・オミックス情報と統合し，国民の健康増進を実現しようとする国の姿勢が極めて明確に示されている．大規模ゲノムコホート研究は国策とし

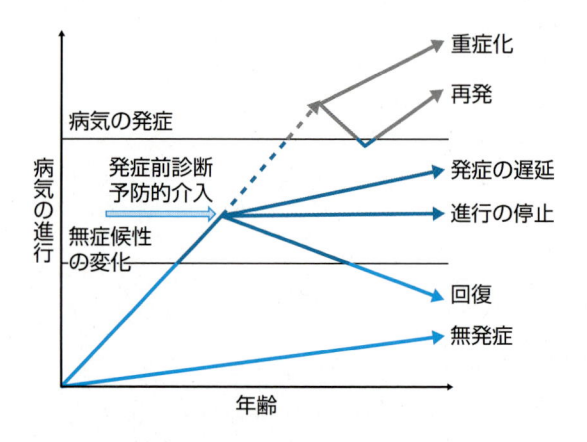

図 1　先制医療の時代の医療
発症前診断と予防的介入に基づく新しいコンセプトの予防医学であり，個人のゲノム，中間形質を解析し医療情報と組みあわせることで個の医療が進み，また発症前に早期診断し，先手を打つ治療へと変わってゆく．

て極めて重要であることに加え，多様な事業実施の基盤が現在ほぼ成熟したこと，また諸外国においても同様の試みが開始されていることと無関係ではあるまい．また，2012 年 8 月に日本学術会議より，100 万人の大規模ゲノムコホート研究を解析基盤とする新しい学際的ヒト生命科学研究として「ヒト生命情報統合研究」が提唱され，そのための拠点構築が提言に盛り込まれた[3]．

このような状況下で，大規模ゲノムコホートを利用した「ヒト生命情報統合研究」と詳細な環境・生活習慣情報や疾患関連情報を統合的に解析すれば，日本人におけるより精度の高い疾患リスク評価技術が確立され，病型の細分化による治療レベルの向上のみならず，疾病の発症前診断やそれに基づいた究極の医療ともいうべき発症前治療，すなわち「先制医療」の実現が可能となる（図 1）．また病態解明が進むことで，創薬シーズの導出や疾患の予知・診断マーカー，治療薬の開発といった応用展開も期待される．本項では，究極の human biology である「ヒト生命情報統合研究」の先制医療に向けた新しい予防医学研究としての有用性を中心に，現状と今後の課題についてまとめた．なお，生命倫理と個人情報保護に関しては，現在，国で

「ヒトゲノム・遺伝子解析研究に関する倫理指針」の見直し中であり，近く新たな指針が公示されるので，本項では必要最小限にとどめた．

2　ヒト生命情報統合研究とは

　ヒトは，多種の細胞から構成される多数の器官，臓器と，核酸，蛋白，糖，脂肪など様々な生体分子によって生命を維持し，また生物としての活動を営んでいる．遺伝的背景も個人，集団，人種によって異なり，またとりまく環境や生活習慣との組合せで様々な形質（表現型）を発現する．そういった多様なヒトの表現型の中で，個人の健康とそれを阻害する疾患及びそれに関連した表現型は，医学を含む生命科学の歴史の中で常に中心的な研究課題であり続けた．昨日まで健康であった者がある日突然大きな変調をきたして発症する病気は少なく，長期にわたる身体のゆるやかな変化の蓄積で進行する慢性疾患や，無症候性の変化を経てある日突然に重篤なイベントとして現れるものが大多数である．したがって，人々の健康を増進し，また発症が予測される疾患の個人のレベルでの予知，早期発見および治療的介入に重点をおく「先制医療」を実現するためには，疾患の発症や進展，予後にかかわる個人の遺伝的背景の把握に加えて，環境や生活習慣や疾患に至るまでの身体の変化を，時系列を追って詳細に記録する必要がある．

　このためには，大きな集団を長期にわたって観察し，血液，尿などの生体試料や細胞生物学的データ，生理学的データ，X線CT，MRIなどの画像データといった情報に加えて，環境・生活習慣情報を経時的に収集し蓄積・保管するバイオバンクを用いた大規模ゲノムコホート研究に，最先端の計測・分析技術を積極的に導入した，ゲノム，転写物，蛋白，代謝物などの徹底した生命分子の網羅的かつ詳細な解析（統合オミックス解析）情報と質の高い疾患罹患情報を組み合わせ，ヒトの健康や病気を総合的に研究する，「ヒト生命情報統合研究」が不可欠である．このような研究は，医学，生命科学のみならず，工学，薬学，情報科学，数学，統計学などの多分野からの最先端の知識と経験を総動員してはじめて推進が可能な極めて学際的な研究であり，医学研究の一分野として行われてきた従来型の疫学研究をはるかに凌駕するものである．

3　ゲノムコホート研究の組織構築と実施体制

　一般に，疫学研究においては，対象者数が多いほどその精度が向上する．諸外国では，イギリスのUK Biobankの50万人に代表される数十万人規模のゲノムコホート研究がすでに開始されている（表1）．ヨーロッパではスウェーデンのLifeGene[4]，フランスのNutriNet[5]などが，50万人を目標として開始された．またアジアでは，UK Biobankと連携した中国のChina Kadoorie Biobank[6]が，2008年に50万人の参加者を達成しており，韓国でもKorea Genome and Epidemiology Study[7]が2004年から開始された．わが国では，それらを上回る100万人規模のゲノムコホートの構想が日本学術会議の提言に盛り込まれている[3]．比較的頻度の低い疾患まで含めた解析を考慮すると，100万人規模が望まれるが，それには多岐にわたる情報の質の担保が前提になることはいうまでもない．ゲノム情報は，信頼度の高い方法で解析すれば，誰がやってもほぼ同じ結果が得られるため，ある意味で最もデータを揃えやすいが，環境・生活習慣情報や病気の罹患情報は，集団が大きくなるほど参加者の追跡が困難となり，欠測値の増加や情報の質の低下をまねく．また，異なる設計の既存のコホート集団をあわせても，階層化によるバイアス，測定機器・方法の不統一による測定値の精度といった研究計画上の問題に加え，保管されているDNA，血清，血漿などの生体試料の質の低下などの実務上の深刻な問題が発生し，解析に耐えないものとなるであろう．

　さらに，実施期間中に生ずる疾患関連遺伝子・バイオマーカーの発見や，新たな解析技術

表1　UK Biobank のベースライン調査で期待される患者数

	性別	年齢(歳)		男女別合計数	総数	期待される患者数*
		45～64	65～74			
糖尿病	男 女	8,919 3,285	1,779 1,377	10,698 4,662	15,360	7,680
虚血性心疾患	男 女	8,273 3,754	3,446 2,035	11,719 5,789	17,508	8,754
うち狭心症	男 女	5,355 2,837	2,172 1,487	7,527 4,324	11,851	5,925
慢性閉塞性肺疾患	男 女	937 2,923	1,971 1,140	2,908 4,063	6,971	3,485
脳卒中	男 女	5,668 3,776	2,045 1,704	7,713 5,480	13,193	6,596
パーキンソン病	男 女	1,334 1,088	558 372	1,892 1,460	3,352	1,676
関節リウマチ	男 女	917 1,813	258 543	1,175 2,356	3,531	1,765

統計値は，Morbidity Statistics from General Practice Research Database 1991～1992 による
*40歳～69歳の英国人の一般集団50万人における推定患者数(総数の50%で計算)

将来の患者数を多疾患で推定し，綿密に設計された計画であることが，プロトコル(文献2)を読むとわかる．
(UK Biobank.：Protocol for a large-scale prospective epidemiological resource. March 21, 2007. http://www.uk-biobank.ac.uk/wp-content より改変)

の創出などを積極利用した先駆的研究が可能になるような，「対象疾患や分析・解析技術を限定しない」，「網羅的ゲノム解析を実施する」，「追跡調査の必要性からの連結可能匿名化を保持する」などを明記した包括同意が，すべての参加者で得られている必要がある．したがって，既存の小規模コホートを集積して数だけあわせるようなナイーヴな発想では，設定された質的な目標への到達は到底不可能であり，事業の開始当初より一貫した方向性を維持し，揺るぎのない体制でゲノムコホートを推進している諸外国に到底太刀打ちできない．結論すると，こういった大型でかつ分野横断型の新たな試みは，綿密な事業計画の策定と組織構築はいうに及ばず，事業の円滑かつ効率的な実施を可能とする制度設計を行なったうえで一からはじめるべきである．前者には各領域の専門家を揃えた事業体の設立と，事業プロトコルの策定，解析とデータ管理の中核拠点の設立，事業実施地域の選定，生体試料のバンキングのシステム構築とバイオバンクセンターの設立，疾患発症追跡のための，安全性の高い情報集約システムの導入と医療情報ネットワークの構築などが含まれる．また後者には参加者の個人情報の厳格な保護に加え，研究活動の透明性，説明責任等の倫理的妥当性を担保した包括同意のための倫理規定の策定，データ公開のポリシーの決定，知財を含めた産官学連携のルールづくりなどが含まれる(図2)．全国的規模のゲノムコホート構築のための組織構築，制度設計は，日本学術会議の提言[3]によくまとめられているので参照されたい．

4　大規模コホート研究におけるゲノム解析

ヒトゲノム計画によって蓄積された膨大な数の多型，特に一塩基多型(single nucleotide polymorphism：SNP)をタグとして効率的にタイピング可能なDNAチップ(SNPアレイ)を用いたGWASにより，数多くの複合遺伝性疾患の疾

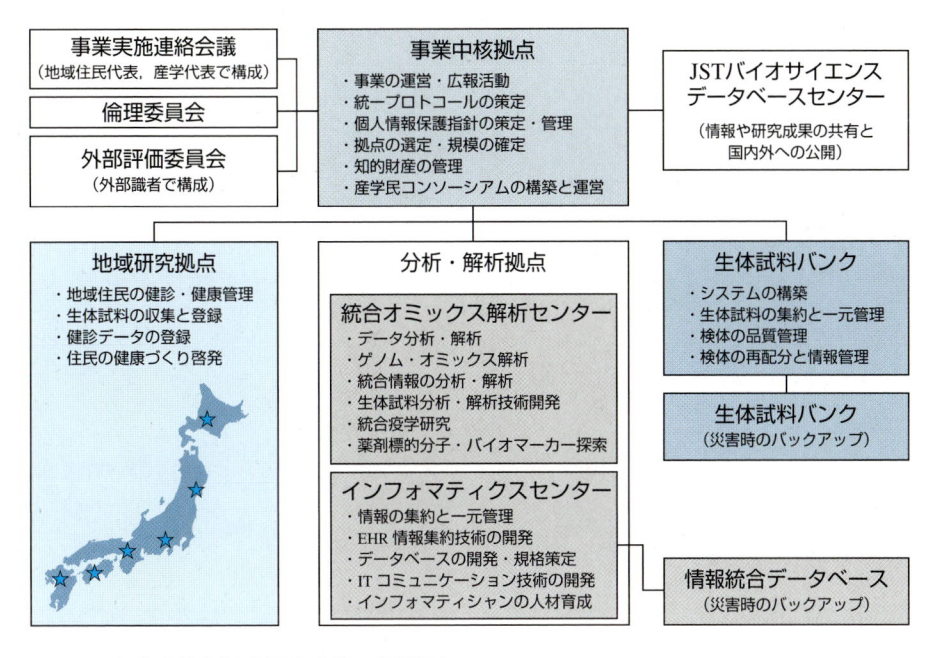

図2　ヒト生命情報統合研究事業　組織図
日本学術会議の提言(日本学術会議：提言ヒト生命情報統合研究の拠点構築 ―国民の健康の礎となる大規模コホート研究―. http://www.scj.go.jp/ja/info/kohyo/pdf/kohyo-22-t155-1.pdf)を一部改変

患感受性遺伝子の同定が進み，GWASは複合遺伝性疾患に対して極めて有効な解析方法であり，迅速かつ効率的に遺伝因子の同定が可能であることが示された．一方で，有病率の高い疾患においてGWASで同定された感受性遺伝子をすべて加えても疾患の遺伝的要因のうちの大部分は依然として不明である．この失われた遺伝率(missing heritability)の原因として，解析検体数が少ないこと，SNPアレイに搭載される変異は比較的頻度の高いもののみであり，低頻度であるがインパクトの高い変異が網羅されていないこと，SNP以外のゲノム変異が含まれていないことなどがあげられるが，現在のところ真の原因は不明である．

こういったSNPアレイの限界を克服する革新的方法として，次世代塩基配列決定装置を用いたゲノム全体あるいは全遺伝子のエクソン領域のシークエンシングが注目されている．この方法を用いると，頻度の低いSNPのみならず，コピー数変異(copy number variation：CNV)，DNAの重複・欠失，転座などのゲノム上の遺伝的変異を，理論上はとりこぼしなく網羅的に解析できるため，将来的にはSNPアレイに替わる疾患解析の主力兵器となることが期待されている．

しかしながら，こういった技術革新で個人のゲノム情報が短期間で得られるようになっても，それで疾患解析が劇的に進展すると考えるのは早計である．なぜなら，疾患解析は，正確かつ取りこぼしのないゲノム情報と，質のよい疾患関連情報が揃ってはじめて成功が見込まれるものだからである．現在までの疾患の関連解析においては，複合遺伝性疾患は本来多様な病態の集合であるにもかかわらず，"ある主観的判断"をもって，遺伝学的に相当異質な集団がひとくくりにされていたこと，ほぼすべての多因子遺伝性疾患は遺伝と環境の相互作用により発症するにも拘らず，環境要因がほとんど考慮されなかったことに，研究としての限界があった．また症例対照研究は，表現型で分けた集団間で遺伝子型の分布の差異を解析し，遺伝統計的に僅かな差を検体数の規模増大で補正するデザインである．これに対し前向きのゲノムコホート研究は，遺伝子型で分けた集団間での疾

患の発症の差をみるものである．そのため長期にわたる研究期間を必要とするが，疾患に関連する生活習慣・環境曝露状況や発症までの経緯を正確に捉え，精度の高い情報を用いて検出力を高める方法で，両者には研究デザインとして大きな切り口の違いがあり，関連解析研究によって報告された疾患関連遺伝子を別の角度から検証する場としての活用も期待される(図3)[8]．

ゲノムコホート研究における遺伝子解析は，対象を限定せずできる限り多くの多因子遺伝性疾患の遺伝リスクや発症機構の解明を目指すため，全ゲノムの網羅的解析の実施以外は想定できず，その実現は必須である．本項では触れないが，個人のゲノム情報は体質や特徴を知る術となるため，情報の漏洩や盗難によって被る個人の不利益は極めて大きい．よって，網羅的ゲノム解析の遂行には，網羅的解析に対する包括同意と生命倫理学的視点に立った遺伝情報保護が最優先課題となることはいうまでもない．

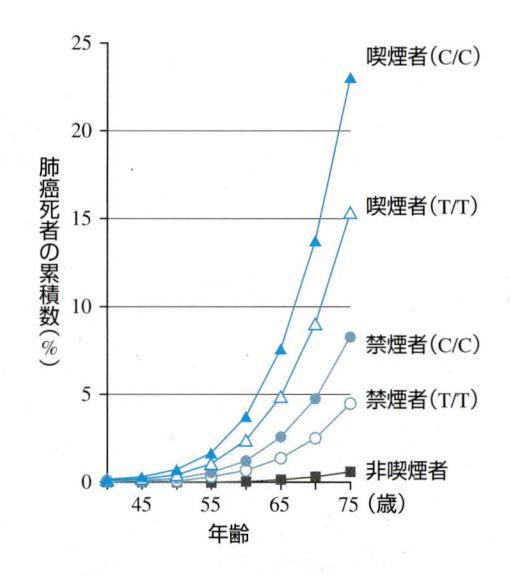

図3　疾患のコホート型遺伝解析
遺伝子型でわけた集団間で疾患発症率の差異を解析する．ヨーロッパ人の肺がん感受性遺伝子であるニコチン様アセチルコリン受容体遺伝子のSNPマーカーと肺癌死者数の，ポーランドのコホート研究における解析結果（Hung RJ, et al.：Nature 452；633-637, 2008より改変）．

5　統合オミックス解析

疾患の遺伝因子とその表現型である疾患の間には長い道のりがあり，症例対照研究で同定された疾患感受性遺伝子の機能解析が，疾患の分子機構の理解や疾患の予防や治療に役立つ成果に直接結びついた例は極めて少ない．すなわち，ゲノム解析のみに重きを置きすぎた戦略では限界があり，予知，診断，予後予測に加え，治療法の開発や創薬のためには，遺伝子と疾患の間を橋渡しする中間形質の解析が不可欠である．たとえば，血中の蛋白や代謝物を網羅的かつ定量的に解析するプロテオーム解析やメタボローム解析によって，個人の健康状態に加えて，食生活や環境の影響をも推定することが将来的には可能となろう．また，多くの疾患には慢性的な炎症が深く関与することが知られているが，炎症の状態を把握するには，末梢血中の白血球の遺伝子発現の網羅的解析（トランスクリプトーム解析）や血液細胞の動態の把握が有用だと思われる．さらに，DNAのメチル化などゲノム配列の変化を伴わない後天的な修飾を解析するエピジェネティクスも，形質発現の調節という意味で中間形質の解析と関連が深い．したがって，全身状態を忠実に表現するこういった中間形質の経時的変化と病状の変化や予後を関連づけることで，疾患発症の分子機序の解明と，創薬標的分子の同定が期待される．加えてこういったバイオマーカー情報を用いた個人に応じた系統的な治療方針の決定や，疾患未発症者に対する予防的介入といった，まさに先制医療に必須な生命分子情報が蓄積され，医療行政上もその価値は極めて大きなものである．またそれらを利活用する製薬，医療機器開発，分析・解析機器開発，情報・通信などの産業や，あらたな健康産業の振興や創出にもつながる(図4)．

血中や尿中の特定の蛋白や代謝物の定量は，実臨床に供される臨床検査測定値として高感度かつ信頼度の高い方法で測定されてきた．しかしながら，大規模コホート研究において既知のバイオマーカーを一つひとつ測定することは，

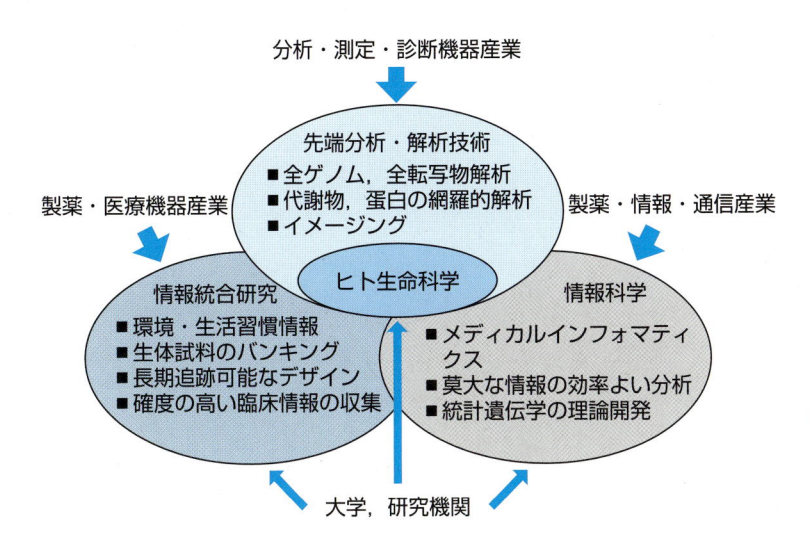

図4 統合オミックス解析を基盤とした，ヒト生命情報統合解析研究と産学民連携のモデル

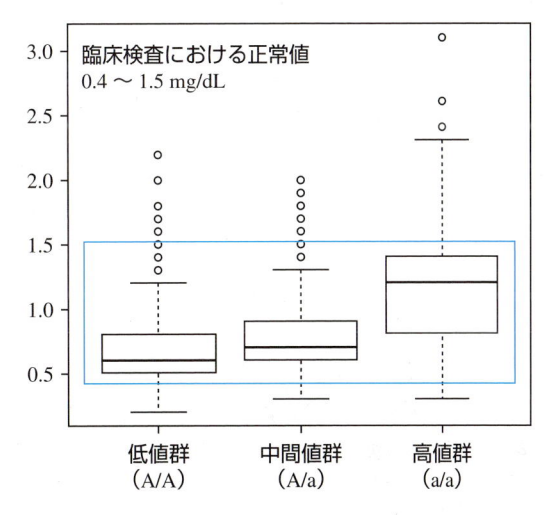

図5 バイオマーカーと遺伝子多型の量的関連
ながはまコホート研究の参加者のうち約1,500検体において，ある分解代謝物の血中濃度とゲノム変異の関連解析を行った．あるSNPによって分解代謝物の血中濃度が高値，中間値，低値の3つの集団に分類されることが明らかになり，臨床検査値の評価には，ゲノム情報が必須であることが明らかになった（松田文彦，ほか，未発表のデータ）．

限りある検体量や測定に要する時間と作業量から考えても現実的ではない．また，膨大な種類の中間形質のうち臨床的意義が確立されているものはごく僅かである．したがって，感度・特異度の高い新たな分析技術による，微量の血液，尿検体よりの蛋白や代謝物の迅速かつ網羅的な測定が不可欠である．そういった要件を満たす技術として質量分析が有力であり，測定物のダイナミックレンジの広さ（蛋白の場合，量比10^9以上）を克服するための微量分画の濃縮法，測定ピークと対応する物質の関連付け，S/N比（検出されるシグナル〈S〉とバックグラウンドノイズ〈N〉の比）の改善など現状での技術的課題は多いが，その克服に向けての機器・技術の開発は着実に進んでいる．その詳細については第2章3．プロテオーム（p.67）に譲ることにする．

分析・測定で得られた量的形質とゲノムの変異を関連付けるQTL（Quantitative Trait Locus：量的形質遺伝子座）解析とよばれるアプローチは，中間形質の生物学的評価にとって重要な知見を与える．たとえば，血液中の血球数，酵素量，代謝物量などで特定の遺伝子の多型と関連しているものが，GWASを用いたQTL解析で明らかになっている[9]（図5）．これらの結果から，集団における測定値の分布のみに基づく臨床検査の基準値による診断は不適当な場合があり，個人の遺伝子型を考慮した評価が必要であ

ることが示された．こういった中間形質の解析は，多数の交絡因子を考慮しつつ統計遺伝学的な有意差を導きだすという点で，単純な関連解析よりはるかに高度で複雑な解析手腕が要求されることはいうまでもないが，将来的には，たとえば動脈硬化の症例対照解析より，大動脈波速度のQTL解析によって関連遺伝子を探索する，といった新たなアプローチが増えることになるだろう．また，中間形質の経時的変化を対

象とする解析も，疾患に関連する無症候性の変化の検出や，疾患の予後予測に大きく貢献すると思われる．

次世代シークエンサー（塩基配列決定装置）は，ゲノム解析における優位性が強調されがちであるが，特筆すべき長所は，その高い解読能力をもってゲノム解析にとどまらずトランスクリプトーム，エピゲノムなど，細胞内に存在する核酸のダイナミクスの網羅的解析を可能としたことである．少量の検体からの転写物の定量的な解析は，従来の発現アレイを用いた転写物の定量をはるかに凌駕する精度を持ち，細胞や組織の分化の過程や組織特異性を分子で語ることを可能ならしめる技術である．また，ゲノムのDNAメチル化の経時的変化を網羅的に解析（メチローム解析）することにより，ヒトが長期間にどのようなDNA修飾を受け，またそれがいかに表現型に影響を及ぼし，また健康や病気とどのように関わっているのかも明らかになってこよう．

6 新たな生命情報解析理論の構築

ゲノム解析の技術の進歩による情報量の増加は，いまやコンピュータの性能の進歩を上回っているともいわれる．1人のゲノム配列をほぼ完全に決定するには，10億個近くの断片的な塩基配列を，参照配列に高速かつ正確に並べる処理が不可欠である．塩基配列の誤読，反復配列や多くの多型，人種差などを考えあわせると，単に処理の高速化では解決出来ず，読み取った塩基の信頼度を考慮した高度な情報処理を含む極めて複雑な課題である．また，ヒトゲノムに存在する欠失，重複などの大きな構造変化には上に述べた方法は適さず，参照配列を利用せず実験データのみでゲノム配列を決定する必要がある．"de novo" の解析とよばれるこのアプローチは，データ解析における情報処理プログラムの大幅改善なしには極めて困難である．このような理由で，膨大な情報を効率よくかつ正確に処理するためのゲノム情報科学の重要性は特に強調されるべきであろう．

ゲノム情報，各種オミックス情報，環境・生活習慣情報，疾患罹患情報を含む臨床情報など，多種多様かつ膨大な情報を一元管理，有効利用するには，高性能で汎用性の高いデータベースの構築，プラットフォームごとに違う出力データを統一するデータ形式の策定と標準化に加え，多分野の研究者に違和感のないインターフェイスの開発が必須である．こういった研究開発は，バイオインフォマティクスの知識と経験に基づく強い解析基盤なしでは不可能である．また，蓄積したデータおよび有用な解釈情報を付加した研究成果は，個人情報を十分に配慮したうえで産学や国民との情報共有が可能なかたちで公共財として扱うことが極めて重要であるため，情報セキュリティーの構築と，公開ポリシーに関する検討も不可欠である．こういった情報を統合したデータベースは，JSTバイオサイエンスデータベースセンターのような公的機関が長期にわたって集積，管理，運営するのが理想的で，またデータや研究成果は日本人に固有の網羅的な生命情報として世界に発信し，予防医学の推進に向けた積極的な利活用を促すことが重要である（図6）．

データの統合解析においては，多様な情報を統合的に解析する新たな生命情報解析理論の構築が不可欠である．たとえば質量分析による代謝物の解析では，得られた代謝物プロファイルのうち，目視で明らかな強い測定ピークを形成するシグナルのみを対象とし，ノイズと重なった大多数の弱いシグナルは捨て置かれたままの非効率的なデータの取得が今日まで行われてきた．弱いシグナルの定量化は代謝物の網羅的解析にとって最重要課題であるが，工学で多用されるシグナルとノイズを分離する数学的手法を応用した検出法の開発で，現行よりはるかに多くの代謝物の定量が可能となるはずである．また，時系列で収集された多種多様な情報を，多数の交絡因子を考慮しつついかにゲノム情報と関連付けていくかも，新たな多変量解析の開発を必要とする挑戦的な課題である．しかしなが

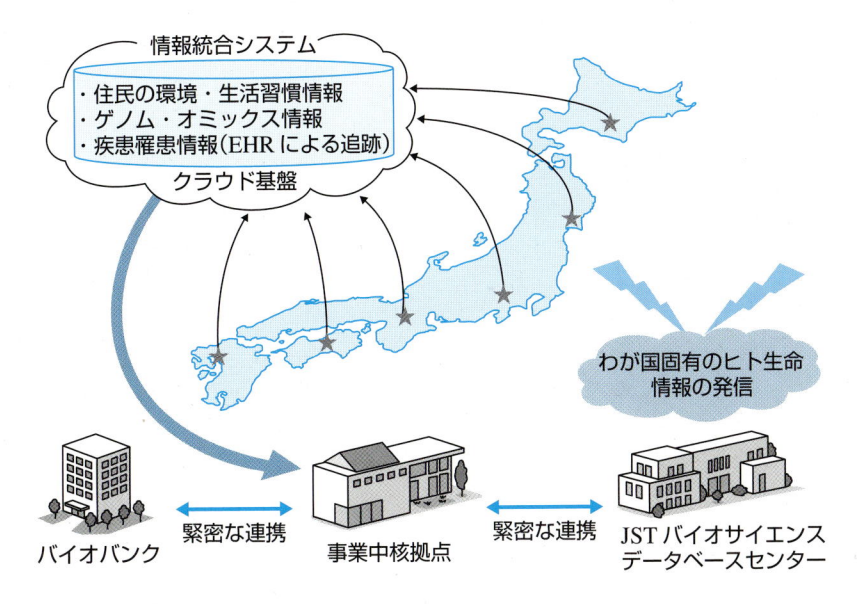

図6 地域研究拠点の連携によるヒト生命情報統合解析研究の基盤構築と，世界へ向けた情報の発信

ら，わが国においてはゲノム情報科学や統計遺伝学の重要性が正しく認識されず，高度な専門性が必要とされるこれらの分野のすぐれた研究者が極めて少ないために，国際的な研究協力体制を敷いて大規模なゲノムコホート研究を強力に推進する欧米に大きく遅れをとっている．また，既存の古典的方法による解析が主流のわが国では，いくら大規模ゲノム・オミックス解析システムを持とうとも，先端的解析手法の開発とそれを駆使した独自性の高い研究成果の発信が困難である．このような危機的状況を打開するためには，膨大な生命情報の解析の実践教育を若手研究者に施し，ヒト生命情報研究に対する知識と経験を修得させることで，世界に通用するゲノム情報科学や統計遺伝学の人材育成を推進することが緊要の課題である．

7 医療情報基盤の整備と研究利用

最先端の技術を結集して測定・分析された統合オミックス情報を最大限に活用して疾患解析を推進するためには，疾患の診断，病態，予後や，処置，投薬，有害事象などの多岐にわたる疾患関連情報にも同等の精度や信頼度が求められる．従来の疫学コホートとは桁違いに大きい情報量の経時的な捕捉は，医療機関で個別にカルテから書き写すような古色蒼然たる方法では，情報の質・量の両面で統合解析に耐え得るものには到底いたらない．電子カルテシステムと最先端の情報ネットワークを活用した標準化された網羅的な医療情報の取得と，研究に適した構造の疾患関連情報データベース構築が不可欠である．それには，病院の電子カルテから個人の医療記録を直接抽出し一元管理を行う電子健康記録（electronic health record：EHR）の利用が現実的と思われる[10]．実際このような情報基盤が構築され，複数の医療機関のもつ医療情報をネットワーク経由で一元管理することが可能となれば，医療情報を国民と医療者や研究者が安全性の担保された環境下で活用できることになり，研究のみならず災害時の対応などの緊急医療への活用も可能となる．しかしながら，現時点では克服すべき根本的課題が数多く存在する．たとえば，電子カルテからの出力情報に統一規格がない現状では，多施設から寄せられる「くせの強い」疾患関連情報の標準化作業に膨

大な時間と労力を費やすこととなるため，それを回避するための標準規格導入に向けた制度改革が強く望まれる．また複数の医療機関に散在する同一個人の医療情報は個人識別番号なくしては集約が極めて困難であり，迅速な法令の整備と早期の導入が待たれる．さらに，個人のプライバシーにかかわる秘匿性の高い情報をやり取りする情報ネットワークのセキュリティーの確保や，参加者の同意にかかわる倫理面での検討も重要な課題であり，いずれも国が明確な方針を掲げて推進すべき課題である（これらについては，日本学術会議の提言で詳しく論じられている[3]）．

がら，多様な生命分子，画像などの分析・測定による中間形質情報や，全国規模で展開する大規模ゲノムコホート研究による長期間の集団の観察と，得られた膨大な疾患関連情報を統合し精緻かつ効率的な分析・解析を組織的に行うことが不可欠である．それには，従来の疫学研究でおこなわれてきたコホート研究の方法論のみでは不可能であり，医学，薬学，理学，工学，情報科学，統計学などの多分野の科学技術が融合した，究極の human biology である「ヒト生命情報統合解析研究」を創出し，揺るぎのない体制で強力に推進すべきである．

8 まとめ

21世紀の医学の目標は，「病気にかからない」あるいは「病気との平和共存」の医療開発である．最近のゲノム医学研究の発展や分析・解析技術の進歩で，分子レベルで多くの疾患の遺伝素因が明らかになりつつあり，ヒトの多様性を十分に考慮したうえで，個人のゲノム情報を利用した最適な治療や投薬をおこなえる「個の医学」の時代が近づいている．また臨床症状が現れる前にバイオマーカーを用いた発症前診断も一部の疾患で可能となり，究極の医療ともいうべき発症前治療，すなわち「先制医療」の時代も目前に迫っている．この「先制医療」を実現するためには，ゲノム情報に基盤をおきな

❖文献

1) Peltonen L, et al.：*Science* 291；1224-1229, 2001
2) UK Biobank.：Protocol for a large-scale prospective epidemiological resource. March 21, 2007. http://www.ukbiobank.ac.uk/wp-content/
3) 日本学術会議：提言ヒト生命情報統合研究の拠点構築 ―国民の健康の礎となる大規模コホート研究―. http://www.scj.go.jp/ja/info/kohyo/pdf/kohyo-22-t155-1.pdf
4) http://lifegene.ki.se/
5) https://www.etude-nutrinet-sante.fr/fr/common/login.aspx
6) Chen Z, et al.：*Int J Epidemiol* 40；1652-1666, 2011. http://www.ckbiobank.org/
7) Yoo KY, et al.：*Asian Pac J Cancer Prev* 6；238-243
8) Hung RJ, et al.：*Nature* 452；633-637, 2008
9) Kamatani, Y, et al.：*Nat Genet* 42；210-215, 2010
10) 吉原博幸：*medical forum CHUGAI* 12；1-9, 2008

著者プロフィール

松田文彦（京都大学大学院医学研究科附属ゲノム医学センターセンター長）

1983（昭和58）年京都大学理学部卒業，1986（昭和61）年大阪大学医学部医科学修士課程修了（医科学修士 遺伝学），1990（平成2）年京都大学大学院医学研究科博士課程修了（医学博士 分子生物学），1990（平成2）年～1998（平成10）年京都大学遺伝子実験施設，医学研究科助手，1998（平成10）年～2007（平成19）年フランス国立ジェノタイピングセンター 研究部長，2003（平成15）年～京都大学大学院医学研究科教授，2007（平成19）年～2010（平成22）年フランス国立医学研究機構（INSERM）リサーチディレクター，2008（平成20）年～現職

おもな研究テーマ：
1) 網羅的ゲノム解析を用いたヒト複合遺伝性疾患の関連遺伝子の探索
2) 大規模ゲノムコホートを用いた生命情報（ゲノム・オミックスなど）の統合解析による，ヒト疾患の分子機構の解明

第2章 先制医療の実現に向けた課題（個別技術と政策面）

7. 医療政策，医療技術評価，リテラシー
—先制医療の視点から—

[京都大学大学院医学研究科薬剤疫学] 川上浩司

1 わが国の医療制度と資源配分

　日本人の健康の特徴として，生活習慣や生活様式のほうが医療そのものよりも高い平均寿命に寄与している部分が大きいかもしれない．日本人の生活様式はアメリカなどとは異なり，電車や地下鉄などの交通機関が発達し，また食生活の面ではあまり脂肪分の多い食事ばかりを摂取しない．しかしながら，最近では，日本人の食生活の欧米化などにより，いわゆる生活習慣病の出現をもたらすように変化している．

　わが国の医療を支えてきた制度は，いうまでもなく国民皆保険制度である．この制度は，公衆衛生の向上，感染症対策が健康や医療の主たる目標であった時代，わが国の経済成長と就労人口の増大とともに日本社会を支えてきた素晴らしい制度であった．しかしながら，現在，疾病構造が変化し，感染症対策よりも，長寿になるにつれて個人の中の敵として自己の細胞が悪化する癌や，自己の神経細胞が変性していくアルツハイマー病のような神経変性疾患，そして前述の生活習慣病のほうが医療上の課題となっている．経済的にも，疾病に対する介護負担とともに医療財政の大きな部分を占めるようになったのである．財政難を乗り切り，本当に日本という国家が持続していくためには，このような疾病構造の変化がもたらす社会の変化をよく理解した上で，医療制度を抜本的かつ適切に見直し，改革する必要がある．

a. 国民皆「保険」という制度

　まず，私は，国民皆「保険」という言葉に疑問を投げかける．保険というのは保険料を加入者から徴収して（分母），使用される費用（分子）に充当するということになり，費用が発生するイベントにかかるリスク比に応じて保険料が設定されるというものである．生命保険も自動車保険もそのような仕組みになっている．保険をビジネスとして儲けを出すなら分子/分母＜1，儲けを出さないもの（自賠責保険など）は分子/分母＝1と設定することになる．わが国の公的医療保険は，分母は加入者の個人個人が支払う保険料の総和で，その多くは健康な者であり，分子は病気となった者に対して使われる医療費の総和である．

　現在，わが国の公的医療保険におけるこの分母と分子の関係は，リスク比の計算をする以前に，分子/分母＞1を大きく超えており，その分，分母に税金を大きく充当していることになってしまっている．つまり，分子の部分を支えるべき分母の保険料徴収分に，さらに大きく税金を投入ということを毎年行っているわけである．以前はわが国の公的医療保険は社会保障の体裁を成してうまくいっており，保険の年次収支も，分子/分母＜1となっていたのが，今はそれどころではないのである．つまり，今や国民皆「保険」という制度名は実態にそぐうものではなく，制度の在り方自体が問われていると考えている．

　さて，この分母と分子の関係を考えてみる

と，わが国の医療制度を維持していくためには，①分母の部分を大きくするためにどこから費用を持ってくるのかを考えること，②分子を小さくするために，無駄をなくして医療費の使用方法を適正化することの二点に集約されるのではないだろうか．

b. 分母を大きくするために

分母の部分として，現在は医療保険料も実質は税のように支払いが義務付けられているので，いわば目的税としての徴収がなされていることになる．分母の部分をこのままの方式で増やすということは，増税することと同義になり，国民に負担を強いることに他ならない．前述のように，わが国の公的医療保険制度は医療を皆で支え合っている仕組みとなっているからである．

そこで，分母には他の財政資源が導入されることが必要となる．すなわち，通常の公的に提供される医療以外に，求める者が付加的に加入するような会員制医療，あるいは保険の仕組みである．会員制の医療はすでに高品質な健康診断などの民間産業も存在し，認知を得ている．また，がん保険などに代表される民間保険制度も存在している．

しかし，これらは，原則として経済の仕組みとして存在はしているものの，提供される医療そのものは既存の公的医療の枠組みによって行われるものがほとんどであり，それ以外の一部が自由診療によるものとなっている．技術の進歩や先端医療をより実践的に強化するためには，提供される医療が公的な枠では提供できないような特殊なもの，高額なものである場合に，その医療行為や薬剤を，民間保険会社と提供者とが契約をすることも考えられる．高価な薬剤を開発したい製薬企業や，これまで自由診療の枠でやってきた医療行為で，ニーズのあるものについては，医療機関が民間保険会社と提携をして提供することになる．これによって，エビデンス（科学的な根拠）があり安全性や有効性が証明されていても，費用対効果に乏しく，高額ゆえに公的医療では提供できないようなイノベーションの受け皿ができることになる．エビデンスと費用対効果についての考え方については後述する．

c. 分子を小さくするために

分子をいかに小さくするか．簡単には，医療費を削減するという主旨の各種方策をとることになる．たとえば，医療費のコスト意識を国民にもたせるというリテラシー向上のために，保険者の窓口3割負担支払ではなく全額支払いとし，後から7割戻るというフランスのような仕組みを導入するか検討することが考えられる．また総務省の共通番号導入によるデータベース整備から，患者IDと連結し，ドクターショッピングなどの無駄なフリーアクセスを制限する仕組み作りもあげられる．そして，画像データを含むデータベースを構築し，疾患特異的に開発したアルゴリズムを用いてハイリスクの者を同定し保健指導介入を行うことなどが考えられる．

それに加えて，重要となっているのが，医療行為や医薬品の価格に対して費用対効果の概念を導入し実践することである．このような医療技術評価は，世界的に医療政策の考え方の中で大変重要となっている．

2 先制医療の実践と薬剤事例

上述の医療費の分子の部分で資源配分を見直すという考え方においては，できるだけ病気にならないようにする予防が最善の方法であることはいうまでもない．従来の予防医療はすべての人を対象とし，主として経験的な事実を基礎として展開してきた．しかし近年の基礎研究の進歩によって病気の発生機構の解明が進み，新しい知見が蓄積されつつある．昨今，予防医学（preventive medicine）は，大きく分けて予測医学（predictive medicine）と先制医療（preemptive medicine）とに大別されるようである．従来の予防医学の概念と異なり，先制医療は精密科学

に基づく精密医学(precise medicine)である．すなわち，遺伝素因の解明が進みつつあり，近い将来高い確率で発症を予測することが可能となると期待される．また胎生期，新生児期などの環境因子によるプログラミングが，成人期の疾患と関係することも明らかになりつつある．さらに発症以前の，まったく症状のない無症候期に疾患の発症をある程度予測するバイオマーカーの研究も進んでいる．これらの知見を基礎として，バイオマーカーから高い確率で発症を予測する予測医学に基づいて，発症前に介入して発症を防止するか遅らせるという概念が先制医療となる．

先制医療の方向性を占う例として，武田薬品工業が2009年10月に効能追加で承認を取得したボグリボース(ベイスン®)がある．ボグリボースは，糖尿病の食後過血糖の改善を適応としたα-グルコシダーゼ阻害薬であるが，耐糖能異常(impaired glucose torelance：IGT)を対象とした実薬1群897例(計1,780例)の国内第III相臨床試験の結果，2型糖尿病への累積移行率を減少させ(主要評価項目)，また，IGTから正常型への累積移行率も有意に上昇させた(副次評価項目)[1]．この結果，ボグリボースは食事療法および運動療法を3〜6か月間行っても改善されず，かつ高血圧症，脂質異常症(高トリグリセリド血症，低HDLコレステロール血症など)のいずれかを基礎疾患として有する患者を対象とする場合に限り，保険適用は認められた．この条件には基礎疾患が付帯されているため，厳密な意味で先制医療として使用される医薬品とはいえないかもしれないが，臨床症状がない場合にあきらかに疾病への移行を緩和することが可能なのであれば，経済効果，社会的波及効果も甚大なものとなる．この例は，医薬品の新しい道を示したものと考えられるのではないだろうか．

3 医療技術評価の潮流

人類の科学技術は日々進歩している．科学技術研究の成果としての発見を，そのまま打ち捨てておかずに人類，患者に届けることは倫理的観点からも非常に重要である．しかしながら，その社会受容のためには，現時点では社会保障制度すなわち保険医療制度に新しい技術や新薬が受け入れられる必要がある．ところが，抗体医薬や手術ロボットなど，技術の進歩が高額な医療として適応されるようになると，医療費負担が増大し，仕組みとしての保険制度には限界が生じる．特に，特定の分子標的の発現が疾病臓器に存在する場合にのみ効果のある分子標的医薬品は，当然のことながら，分子標的の発現が疾病臓器に存在しない場合には効果を示さない．ところが，患者は病気を診断されるまで皆同じように保険料を支払い続けている．同じように助け合いの精神を発揮して負担をしてきたのに，いざ病気にかかると使用可能な医薬品とそうでない医薬品があるというのは不公平ではないだろうか．換言すると，このような医薬品は，オーダーメイド医療の中核をなすと考えられているが，オーダーメイド医療には公的な皆保険制度にはビルトインされにくいという落とし穴がある．すなわち，医療費の増大は，科学技術の発展上避けられない問題であり，諸外国でも同様の課題を抱えているのである．

異なる側面から考えてみよう．1960年代に入り，避妊ピルが創出された．避妊ピルについては，女性の社会進出を可能にするなど社会に対するプラスの側面があった．その一方で，医療費に対する負担も生じるようになった．そのため，医療制度設計者にとっては，薬そのもののイノベーションを評価する，言い換えれば本当にそういったものが必要なのかについて評価することが求められるようになった．避妊ピルにより女性の社会進出が活発になり，より長く就労することが可能になり，ひいては社会全体の便益は向上した．しかしながら，一方で，家族や子どもの生活の質がどのように変化するのかといった経済的・社会的な予測もあわせて評価要素とする必要があるとの考えが広まった．

1970年代には，アメリカでは世界の他の

国々に比べて新技術を好む傾向にあるという国民気質も影響して，ヘルスケア分野において新たな技術に基づくイノベーションが起こった．しかし一方で，その社会的コストが懸念されるようになってきた．新技術により現状の健康，医療上の課題が解決できることが前提にあるものの，医療制度設計者はコスト増になる可能性を理解しつつ，必要性の高い技術であれば，妥当性のある意思決定をするためのリスクとベネフィットを考慮した評価を求めるようになったのである．避妊や臓器移植といった領域においては，避妊ピルによる出生のコントロールや，臓器移植により患者が長生きした場合の社会経済効果は膨大なため，特に政府主導での評価が実施された．また，政治家や医療，医薬品，保険領域の行政官のみならず，臨床医，患者，民間における医療保険負担者も新しい技術を評価するに値する確かな情報を求めるようになった．

以上のように，イノベーションの評価，特に保険制度を鑑みた場合の社会受容について，ヘルステクノロジーアセスメント（Health Technology Assessment：HTA）の観点が注目されている．科学技術の社会受容は重要であるが，その適正な価格設定，適正使用のためには，その費用対効果を提示することが望まれるようになっている．以降，特に昨今大規模な投資が行われているアメリカにおける状況を中心に，HTAの動向について解説する．

4 HTAとは

科学技術の成果の社会受容のために，特定の医療費や薬価などが適正かどうかを評価することをHTAという．HTAには，エビデンスに基づく医療（evidence based medicine：EBM），費用便益分析（cost benefit analysis：CBA），比較効果分析（comparative effective research：CER）のプロセスすべてが包含される．通常，医療の質を評価して実行するEBMを実施するなかで，次にその費用対効果を評価するCERを実践していくという順序がとられる（図1）．いずれもその研究手法は，疫学，生物統計学，行動科学といったソリッドな科学にもとづいている．1990年代後半から，欧州，アメリカ，アジア諸国において，各国政府にHTAを実践する独立機関が設立された．昨今，アメリカにおいては，HTA機関である健康研究評価庁（Agency for Healthcare Research and Quality：AHRQ）のみならず，医薬品等の許認可によってレギュラトリーサイエンスを実践する食品医薬品庁（Food and Drug Administration：FDA）もCERの重要性を訴えるようになっている．一方，わが国においては，まだHTAの組織的研究は萌芽的であり，政府機関もいまだ存在していない．

a．EBMとCER

さて，HTAにおいては，EBMのためのエビデンスを構築するには，ある治療法等を介入として使用した質の高い臨床データを収集し，システマティックレビューを実施，そして各種データのメタ解析を行う．そこで，当該治療法がどの患者のどのような状況で有用なのかを評価し，そこで得られた仮説をもとに当該治療法を介入法とする新規の臨床研究計画を策定し，ランダム化比較試験（randomized controlled trial：RCT）を実施する．それらの集積によりエビデンスレベルの高い結論が得られるわけである．さらに，エビデンスに基づいた医療が実践されたのちに，たとえば，二つの異なる治療法が存在し安全性・有効性の等しい場合，どちらがある疾患の治療に対して費用対効果がよいのかを評価するために，臨床状態を系統樹として設定するマルコフ推移モデル作成し，その後に推移確率を代入するモンテカルロシミュレーションといった疫学，生物統計学的手法を用いて，CERが実施される．

抗悪性腫瘍薬治療などにおいては，患者の生存期間にQOLの観点も合わせた質調整生存年（quality adjusted life year：QALY）や，従来療法よりも1QALY多く得るために必要な追加費用（incremental cost-effectiveness ratio：ICER）と

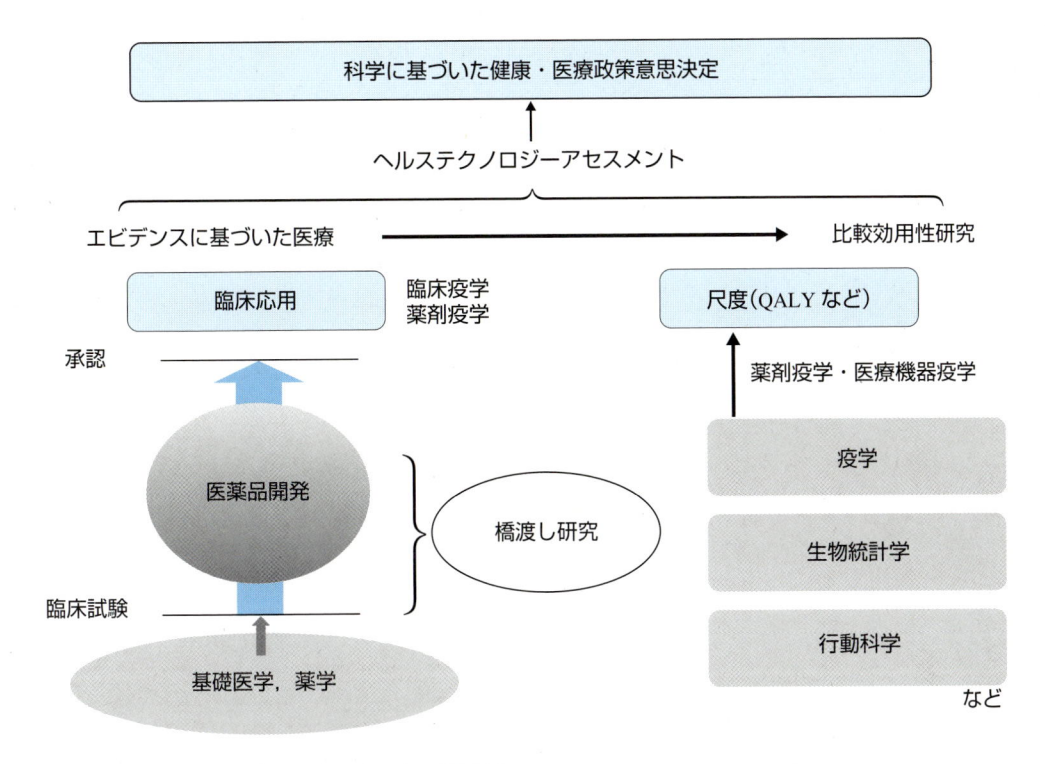

図1 ヘルステクノロジーアセスメントの概念図
ヘルステクノロジーアセスメントには，エビデンスに基づいた医療と比較効用性研究が内包される．

いった指標を用いることもある．いずれもリスクとベネフィットのトレードオフを焦点に当てている．

b. 海外におけるHTAの実例

アメリカのオバマ政権の医療改革においては，CERをHTAの中心に捉えている．たとえば，大腸癌などに適応のある抗悪性腫瘍薬のアービタックス®は，年間7万から9万ドルと多額の薬剤費が掛かる．アービタックス®による薬剤治療によって数か月の延命効果が見込めるが，CERにおいてはコストに対するベネフィットが大きくないと理解されている．しかしながら，公的皆保険ではないアメリカにおいては，選択の幅も尊重されている．患者，患者家族としては，CERによる科学的判断と同様の判断をするかというと必ずしもそうではないという側面もある．アメリカにおけるHTAは，ヘルスケア関連技術の構造的な分析や政治的意思決定に資するものである．評価対象としては医薬品や医療機器のみならず，診断法，治療法，医療システムをも含んでいる．新しいテクノロジーが出てきた時に，今までの既存技術や他の手法と新規方法との違いを評価するが，その評価方法はその有効性，適切性，影響度の評価となり，その評価時期は製品の上市前と上市直後が典型的である．評価者は政府の規制当局から独立した第三者の政府機関あるいは他の機関となる．HTA（狭義にはCER）の評価者によるリスクとベネフィットの評価結果は，関連する政策決定者に提供され，そのうえで意思決定がなされる．すなわち，アメリカにおけるHTAの結果は，政府機関であるFDAによる規制，制度設計に使用され，また公的な医療保険負担（メディケアやメディケイド）や償還金の適用範囲にどの技術まで含めるべきかを判断するCenters for Medicaid and Medicare Services（CMS）にも利用される．さらには民間の医療保険会社，患者個人個人に最適な医療を提供するための診断法，治療法，手順を選択するために，医

師や学会，病院も利用する．特に癌患者の診療についてのHTA関連の情報提供は，各種の国際的なネットワークがインターネット等を介して実施している．これはアメリカ単独の事情というよりも世界的な潮流といえよう．

　HTAは疫学領域の研究としてアカデミアでも実施されるが，上述のように，社会保障政策のなかでも昨今は世界的に重要な位置をしめるようになっている．英国ではNational Institute for Health and Clinical Excellence(NICE)という行政機関が1999年に設置され，臨床有効性研究やCERを実施している．1999年には抗インフルエンザ薬であるRELENZA®の評価，2007年には吸入インスリンであるEXubera，2009年には抗癌分子標的医薬，抗体医薬のAvastin®などについて，保険医療に推奨しないなどの勧告を行っている．ドイツでも保健医療サービスの質と効率性を評価する機関として，Institut für Qualität und Wirtschaftlichkeit im Gesundheitswesen(IQWiG)が2004年に設立され，同年，スタチン系抗高脂血症医薬品の評価を発表している．また，公的な皆保険制度をもたないアメリカにおいても，1999年のクリントン政権時に設置されたAHRQが，オバマ政権下で強化された．民間の医療保険会社(HMO)も独自で行ってきたこのような評価を，政府としても実施していこうというわけである．以下にAHRQの取り組みについて紹介する．

5　アメリカAHRQの取り組み

　政府機関としてのHTA実施のために，AHRQは4つのプログラムを提供・実施している．

(i) Centers for Education and Research on Therapeutics (CERT)：医薬品や医療機器の利用により発生するリスク，ベネフィット，経済性等を比較する．

(ii) Developing Evidence to Inform Decisions about effectiveness (DEcIDE)：コスト評価は実施しないが，医療用品の使用における適正性に特化して評価を実施している．

(iii) Evidence-Based Practice Centers (EPCs)：アメリカ内14施設のアカデミア(EPCs)と連携してHTAの実施を依頼している．

(iv) The Research Initiative on Clinical Economics (RICE)：英国におけるNICEと同様の役割を有し，医療介入による費用対効果，ベネフィットについての研究を実施している．

　AHRQと各関連組織との関係は，上述のプログラムを通じて構築されている．たとえば，製薬企業であれば，AHRQがEPCsとして連携している大学等研究機関に評価を依頼することができる．政府機関，特にCMSは，CMS向けに特化したサービスを提供している委託する部署に評価を依頼する．AHRQに対してCMSから技術評価やシステマティックレビュー，データ分析(coverage of evidence development：CED)が依頼される際，AHRQはCMSの意思決定を支援するが，AHRQ自身はあくまでも透明性を保って評価研究を独立して評価を実施している．なお，HMOは独自の評価結果とAHRQの評価結果の両方を考慮して保険適用範囲を決定している．現時点ではHMOによる評価はCMSと類似しているが，オバマ政権下における医療改革が実現した場合には，HMOの保険適用範囲も変わってくるだろう．患者，あるいは国民にとっては，当該HMOが高価な医療技術の保険適用を行うか，あるいは保険適用外のコストがどの位かかるかという点も，医療保険を選ぶ際の意思決定にかかわってくるであろう．

a．AHRQの活動
1) 学会との連携

　AHRQの研究は，特に上述の(iii)などではアカデミックベースであり，大学と連携して研究を行っている．また，臨床医の学術団体，学会，患者団体とも協力関係がある．また，14の大学機関には，HTAにおける疫学研究に研究費を配分し，評価を実施させている．また，大学側から新規研究の提案申請がある場合には，審査を経てAHRQから申請研究に対し研

究費支援をする場合もある．AHRQ は，国際薬剤疫学学会(International Society for Pharmacoepidemiology)に参加し，英国 NICE とも3年にわたる共同研究(coverage evidence for development)を実施，またアジアにおいては韓国のソウルにおいて行われている国際会議に参加，オーストラリアとの共同研究，Guideline International Network などの作成が現在進行している．WHO とは臨床試験データのデータベース作成も行っている．わが国との公式な関係は，政府レベル，学術レベルともにまだ構築されていないようである．

2) システマティックレビューとレジストリ

AHRQ の実施する CER においては，各種論文を用いたシステマティックレビューの手法や評価法を開発しており，昨今は確立されたものとなりつつある．AHRQ はコクラン共同計画にも積極的に参加しており，公表前の文献や英語以外の文献の評価や比較をしたり，患者個人のデータを分析したりすることもある．AHRQ のシステマティックレビューの結果はウェブサイトにも公表されている．また，最近はウェブサイトでの公表にあわせてアメリカ内科学会雑誌(JAMA)などの学術誌にも論文発表をしている．特定の領域に対して，科学的に信頼できるエビデンスがあるかどうかの調査を行い，システマティックレビューによってエビデンスレベルの脆弱な領域の研究課題決定や，またエビデンスレベルを強化するための研究を行っている．

システマティックレビューに際しては，基本的には査読学術論文を検討対象としているが，場合によっては民間保険会社やメディケアプログラム，電子カルテから収集したデータを用いて，エビデンスレベルを向上する試みも行っている．このような場合には，有効性の結果を検証するための臨床試験データによる公表論文以外の臨床結果も使用して評価をすることができる．しかしながら，アメリカにおいてもランダム化されたデータが不十分のため十分な基盤情報が足りないということが明らかになってきた．このため，最近政府が CER のためにインフラを設立し，後ろ向きのみならず前向きの疫学研究のための新しいデータベースを構築，レジストリを強化しようという投資が始まったのである．2011 年までには前向きの疫学研究のための新しいデータベースインフラが構築され，CER のためのデータ整備が支援される予定である．各疾病領域や手法の確立に向けて，AHRQ と NIH が共同して CER のための重要な実例選定などの討議を行っているようである．

6 AHRQ における CER の実践と今後

昨今の景気後退の波を受けて，アメリカ政府においては約11億ドルが CER 関連のアクティビティに予算配分された．そのうち AHRQ には約5億ドルが分配された．そのうち，多くの予算は上述のような CER 研究を継続するためのインフラ設立，すなわちデータベースの整備，レジストリなどに使用された．データベース整備関連では，AHRQ は 2007 年に"Registries for Evaluation Patient Outcomes-A User's Guide"を発行した．ここではデータベースの設置の条件やレジストリの在り方，研究使用について網羅的に解説がなされている．韓国語や中国語には翻訳が出されているようである．AHRQ 自身もこのようなデータベースのインフラを利用して 10 の大規模臨床研究や，6つのネットワーク研究(前向き研究，既存データの分析研究など)を実施している．さらに，トランスレーショナルリサーチの領域においてもエビデンスに基づいた臨床データの最適な運用に関する研究に研究費配分を実施しているようである．若手教育についても，数か所のアカデミアにおける学生やポスドク(Post-Doctoral Fellow)が CER を実施するためにデータベースを運用し，またこのような領域の研究を行う若手研究者向けのアワード(表彰)にも支援している．

a. CER が重要な点

CER が重要な点は，患者や政策立案者が抱える課題を明確にできることである．また，研

究者や政策立案者，医療関係者が集まり，重要なCER研究の結果やトピックを共有することにもAHRQは積極的である．このような会議体を経て，今後どのような研究領域を重視して，どれくらいの規模の研究資金を投入するべきかなどを決めていく．AHRQにおいては，CERのプロジェクトは現在200件ほどが実施されている．CERの各プロジェクトの対象医薬品などの選定に際しては，まず主としてメディケアのデータを分析し，高コストなものや医療上のインパクトが大きいものを選択している．2007年位にCMSが医療技術評価をすべき優先順位を決めた際には，数回にわたる公開会議を実施し，コストや患者数，治療可能性といった観点から慎重に領域を決定した．

　HTAはヘルスケアの効果や提供体制そのものを改良し続けるために設計されているが，まだまだ運用面では問題を孕んでいる．たとえば，アメリカ内外，あるいは公的機関と民間機関との間においても，まだ評価方法の標準化や当事者間の同意，透明性が図られているわけではない．今後のオバマ政権の医療改革は，AHRQなどにおけるCERの結果をより有効に活用し，どれだけ国内の医療提供網を改良できるかにかかっていると思われる．将来を見越して，大手製薬企業やHMOは，HTA，CERなどの評価と，それによる意思決定分析を実施していくことを早期に表明している．

7　感染症ワクチンの費用対効果研究

　古典的に用いられてきた感染症ワクチンについて，New England Journal of Medicineの2011年11月10日号では，アメリカのワクチン政策において，安全性，有効性，疾病の特徴等のほかに重視されるようになった費用対効果について紹介している．医療の費用対効果は，世界の医療政策のなかで近年ますます重要視されており，特に英国や豪州では医療制度とは切っても切り離せないものとなっている．

　アメリカにおいては，免疫治療アドバイザリー委員会（ACIP）がワクチンの実施計画や備蓄，費用対効果，保険プログラムへの組み入れの公式諮問機関であるが，ACIPもアメリカ現政権の低額医療法案（Parent Protection and Affordable Care Act〈PPACA〉111th Congress Public Law 148 March 23, 2010）からの圧力を受けるようになった．現在，アメリカにおいて個人が生涯に受けるワクチンの社会的費用は男性が1,450ドル，女性が1,800ドルとなっているが，元来，ワクチンは非常に費用対効果の高いものである．しかし，2009年に承認された子宮頸癌予防のためのヒトパピローマウイルス（human papillomavirus：HPV）ワクチン（1回82ドル）について，ACIPは，当初は男性についてのHPVワクチンの投与は費用対効果の観点から推奨せず，女性についても年齢制限を提案した．しかし，最近では肛門癌の予防における同性愛者への投与のみならず，男性へのワクチン投与の費用対効果もあることがわかってきた．感染性髄膜炎ワクチン（1回109ドル）の費用対効果については，疾患頻度の低さやワクチンが比較的高価であることを理由に限定的使用が推奨された．費用対効果の算出方法については，一つ一つのワクチンの費用対効果があるとしても様々なワクチン投与全体としてはどうなのか，また，年代層別の解析，供給量，他の感染症との相互作用など今後解決すべき課題もある．アメリカ政府の求める10年以内の3,000億ドル以上の医療費削減を実現するためには，医療分野における投資とその効果を見極める必要があり，いま最優先で推進されているCERは医療やワクチン政策決定の鍵となっている．

　わが国においては，厚生労働省から発表されたワクチン産業ビジョン以降，ここ2年でワクチンの臨床試験および非臨床試験実施のガイドラインが発出されているが，いまだ費用対効果についての議論は少ない．現在，世界の医療にHTAの波が襲っており，EBMからCERに重要性がシフトしている感もある．ワクチンや創薬はひいては社会福祉の実現につながるものであり，費用対効果の理解こそが研究者にも必要

となろう．

おわりに

　先制医療の実現のためには，先進国の人口の高齢化や国際的な人口の爆発的増加などによる医療政策の変化，わが国においては現在そして未来の医療制度をどう考えていくかを踏まえて，費用対便益も含めた医療技術評価研究を推進していく必要がある．さらに重要なことは，国民一人ひとりが医療には高いコストがかかっていることをよく理解し，前述の分母と分子のいずれも担っているという事実を共有することである．そのためには医療，健康における国民のリテラシーを十分に勘案していかねばならないだろう．

文献
1) Kawamori R, et al.：*Lancet* 373：1607-1614, 2009

著者プロフィール

川上浩司（京都大学大学院医学研究科薬剤疫学教授）

1997（平成 9）年筑波大学医学専門学群卒．横浜市立大学にて耳鼻咽喉科研修後，アメリカ連邦政府食品医薬品庁（FDA）生物製剤評価研究センター（CBER）にて細胞遺伝子治療部 臨床試験（IND）審査官，研究官を歴任し，米国内で大学，研究施設，企業から FDA に提出された遺伝子・細胞治療，癌ワクチン等に関する臨床試験の審査業務および行政指導に従事．
東京大学大学院医学系研究科 先端臨床医学開発講座 客員助教授を経て，2006（平成 18）年より京都大学教授．2010（平成 22）年より京都大学理事補（研究担当），2011（平成 23）年より京都大学学際融合教育研究推進センター・政策のための科学ユニット長．
専門は，医薬品や医療機器の開発と評価や適正使用，費用対効果研究．
ワインとハードロックと世界遺産探訪とアンチエイジングが好き．

第3章
先制医療の実現に向けて

第3章 先制医療の実現に向けて

1. アルツハイマー病

[東京大学大学院医学系研究科神経病理学分野] 岩坪　威

1　アルツハイマー病とは

　アルツハイマー病(Alzheimer's disease：AD)は，高齢者の認知症(dementia)の原因として最も頻度の高い神経変性疾患である．かつては60歳前後までの初老期に発症するものを狭義のAD，65歳以上の高齢期に発症するものをアルツハイマー型老年認知症(senile dementia of Alzheimer type：SDAT)と区別することが多かったが，現在では両者を一括してADないしアルツハイマー(Alzheimer)型認知症と称することが多い．かつてわが国では脳血管性認知症が高齢者認知症の主因を占めたが，現在ではADが原因の第一位を占め，認知症全体の半数以上を占めるものと想定されている．

　ADの経過を通じて，臨床的に記憶障害が前景に立つことが多いが，加えて見当識障害，失語・失行・失認，構成障害，判断力の障害など，種々の認知機能障害が進行性に出現し，認知症－独立した社会生活の障害－を招来する．認知症発症後5～10年で進行期に至り，合併症で死亡することが多い．近年ADの早期病態に注目が集まり，認知症発症の前段階として，軽度認知障害(mild cognitive impairment：MCI)が注目されている(図1)．MCIとは，正常と認知症の中間段階をさし，あらゆる認知症の前駆段階として出現しうるものであるが，特にADの前認知症期としては，記憶の障害が前景に立つ健忘型(amnestic)MCIを示すことが多い．この時期はMCI due to ADあるいはprodromal ADとも呼称され，今後の治療・治験の対象として重視されている(図1)．さらに，MCI期に先行して，ADの病理変化がすでに出現しているが，臨床症状を欠く段階を，preclinical ADと定義し，先制医療の対象として検討する動きが，すでにアメリカを中心に進んでいる[1](図1)．臨床症状の進行速度は，初期ほど緩徐であることが，早期の発見・介入を困難とする要因の一つである．また，病理学的変化を初発してから，認知症に至るまでが十数年にも及ぶという，著しい前駆期の長さは，先制医療的介入の可能性を期待させるADの特質の一つである．

　ADの病理学的変化としては，大脳皮質(海馬，新皮質連合野)を中心とする神経細胞の脱落と，変性神経細胞に出現する神経原線維変化(neurofibrillary tangle)，神経細胞の外に出現する老人斑(senile plaque)があげられる(図2)．神経原線維変化は細胞質や突起に蓄積したpaired helical filament(PHF)と呼称される異常線維の集塊であり，微小管結合蛋白のタウからなる．変性脱落する神経細胞群に蓄積することから，細胞死に関連するものと考えられており，側頭葉内側面(海馬傍回，海馬)に初期に出現し，大脳新皮質に及ぶ．老人斑は，細胞外腔に蓄積したアミロイド線維を骨格として，変性神経突起，反応性グリア細胞などが集簇した斑状の構造物であり，老人斑アミロイドはAβペプチドから構成される．後述のように，Aβの蓄積過程はADの病因に深く関係するものと考えられている．

　ADの最大の危険因子は加齢であり，これが

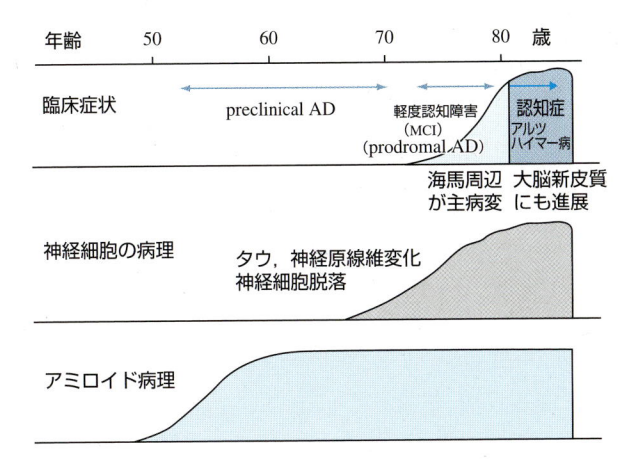

図1 アルツハイマー病の臨床経過と病理学的進行の時間経過（模式図）（口絵カラー2, p. ii）
最上段に臨床経過（80歳でAlzheimer Dementiaを発症と仮定），中段に神経細胞病理，下段にアミロイド病理の出現時期を模式的に表示（井原康夫教授原図を改変）

超高齢社会の到来とともにADが急増した原因である．ADのごく一部には常染色体優性遺伝を示す家族性ADが存在するが，それ以外の孤発性ADにおいても，アポリポ蛋白E（apoE）遺伝子が強力なリスク遺伝子として作用していることは特記すべきである．apoEにはε2,3,4の多型が存在するが，日本人の5人に1人が保有するε4アリルは強いリスクとなり，AD発症のリスクはヘテロ接合体で3倍，ホモ接合体では十数倍に達する．

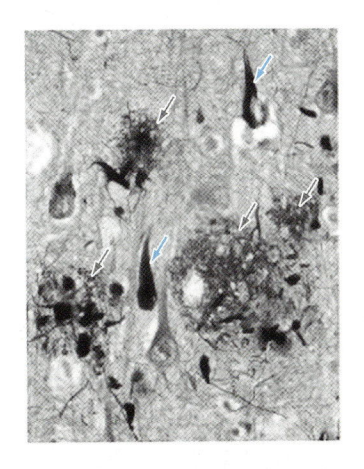

2 アルツハイマー病の社会的現状

わが国における認知症患者の総数は，厚生労働省からの最近の発表によれば300万人に達するとされている．この推算に基づくなら，わが国のAD患者の総数は200万人に及ぶ可能性がある．アメリカでは現時点でAD患者数が500万人を越えるとみられており，発症を減少させる有効な方策がないまま推移するなら，40年後には約2.5倍（1,200万人）を越えるものと推算されている．

ADによる社会・経済損失は，患者本人のみならず家族にも波及し，家族と社会の介護負担など，広汎な影響が生じる．最近のAlzheimer Disease Internationalによる調査によると，世界の認知症コストは年間6,040億ドルにのぼるとされる[2]．わが国の認知症による経済損失も年間5兆円を越え，近年7兆円を越えた介護保険支出についても，その相当部分を認知症関連支

図2 アルツハイマー病の大脳皮質（海馬）の病理学的所見（口絵カラー3, p. iii）
水色矢印で神経原線維変化，灰色矢印で老人斑を示す．

出が占めることが指摘されている．アメリカ・アルツハイマー病協会の試算によれば仮に，2015年からアルツハイマー病の発症を5年遅らせることができれば，アメリカにおける年間コストは50億ドル節減されると予測されている[3]．この数字をわが国にあてはめると，わが国においても年間2兆円の経済効果が期待できることになる．

3 医療の現状

a. 予防

前向きコホート研究により実証されたリスク因子として，次のようなものがある[4]．食生活

については，青魚・地中海料理の摂取がADのリスクを下げること，また2型糖尿病がADの発症リスクを約2倍高めることが示されている．非ステロイド系抗炎症薬（NSAIDs）の使用は，ADの相対危険度を有意に低下させる．教育歴の長さはADのリスクと逆相関することも示され，認知予備能の高さが関与するものと推定されている．しかしながら現在までに，前向き介入研究によって確立された予防法はない．

b. 診断法

ADの臨床診断は，次の臨床的要件にもとづいて下される．①主要症状として記憶障害が認められること．②失語，失行，失認などの大脳皮質症状や，物事を計画立てて組織化し，実行する機能に障害があること．③緩徐な発症と進行性の経過をとること．④認知症，すなわち社会・日常生活の遂行が障害されていること．⑤AD以外の認知症疾患が除外されること．これに加えて，病理解剖によりADの病理学的変化が証明された場合に，診断は確定的となる．近年，MRIによる側頭葉内側部の萎縮，アミロイドPETや髄液でのアミロイド病理の診断も可能となり，認知症発症以前の段階からADの早期診断も提案されている．

c. 現在実用化されている薬物療法

ADの治療法は，薬物療法，ケアを含む非薬物療法に大別されるが，本項では薬物療法に限って記述する．

現在利用可能な薬物療法はいずれも症状を改善するが病気の進行速度には影響を与えない症候改善薬であり，アセチルコリンエステラーゼ阻害薬と，メマンチンの2種類がある．アセチルコリンエステラーゼ阻害薬としては，ドネペジル（アリセプト®），ガランタミン，リバスチグミンがある．いずれも，マイネルト基底核などのニューロンの変性による，大脳皮質アセチルコリン濃度の低下による認知機能低下を回復する効果を期待するものである．メマンチンは，グルタミン酸受容体の一種であるNMDA受容体の部分的アンタゴニスト作用を有し，興奮性神経伝達を調整することにより，認知機能改善効果を示すとされ，中等症以上のADが適用とされる．

精神症状・行動異常（behavioral and psychological symptoms of dementia：BPSD）は介護者の大きな負担ともなり，環境調整やケアの工夫などの非薬物的アプローチに加えて，薬物療法の必要は大きい．向精神薬（非定型，定型），抗てんかん薬，抗うつ薬などが従来試みられてきたが，わが国では漢方薬の抑肝散も用いられ，有効性が示されている．

d. 治験中の抗βアミロイド疾患修飾療法

認知機能改善薬の効果はいずれも温和であり，疾患の進行自体を遅延する効果は認められないため，疾患そのものの進行を抑えることができるメカニズムに即した疾患修飾療法が開発途上にある．

AD脳において，老人斑を形成するβアミロイドの蓄積過程はADの病因に，変性神経細胞内に蓄積するタウ蛋白は神経細胞死にかかわるものと考えられている．現在，βアミロイドを構成するAβペプチドの産生プロテアーゼ（セクレターゼ）阻害薬，抗Aβ抗体を用いた免疫療法などの臨床治験が開始されている．

次章で述べるように，Aβは前駆体であるAPP蛋白にβセクレターゼ，γセクレターゼによる2段階の切断が加わることにより産生される（図3）．セクレターゼ阻害薬の開発は，γセクレターゼ阻害薬が先行した．中でもEli Lilly社の開発した低分子γセクレターゼ阻害薬Semagacestatは，良好なγセクレターゼ阻害活性を有し，2,000名以上のAD患者に対してグローバル第III相治験が行われたが，認知機能改善効果が認められず，γセクレターゼの生理的基質であり，発生・分化に重要なNotch蛋白の切断阻害による副作用も出現したために，2010年夏に中止された[5]．

一方，NSAIDsが，Notchの活性化を阻害せず，凝集性の高い毒性分子種Aβ42に特異的な

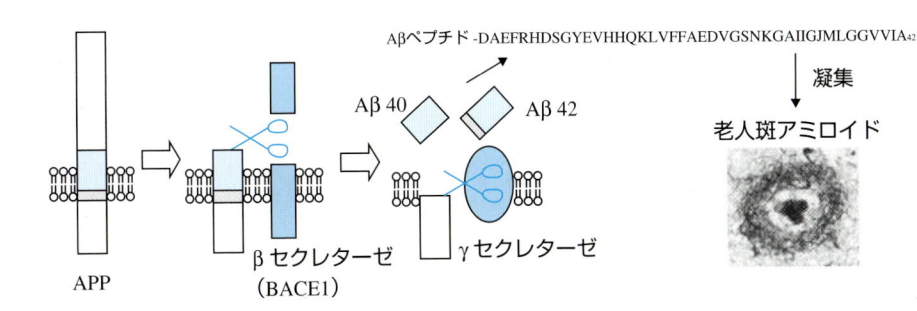

図3 アミロイドβ前駆体蛋白の代謝とAβ産生

産生阻害能（γセクレターゼ修飾作用）を有することが見出された[6]．R-flurbiprofen について治験が行われたが，第Ⅲ相治験で有効性が実証されるに至らなかった．薬剤の脳到達性が低いなどの問題も影響した可能性が議論されている．NSAIDs 以外の構造を有するγセクレターゼ修飾薬の開発も進んでいる．

βセクレターゼの本態はアスパラギン酸性プロテアーゼ BACE1 と同定されたが，近年，γセクレターゼ阻害薬に遅れて，BACE1 阻害薬の臨床開発が進んでいる．BACE1 のノックアウトマウスは重篤な表現型を示さないため，BACE1 阻害は，γセクレターゼ阻害に比して，副作用なく Aβ産生を抑制できるものと期待されている．

産生・蓄積された後の Aβを効率的に除去することが可能な治療法として，免疫療法が開発された．当初 Aβペプチドを接種する能動免疫（ワクチン）療法が試みられたが，自己免疫性脳炎の副作用が出現したため，近年ヒト化抗 Aβ抗体を輸注する受動免疫療法を主体に，治験が行われている．Aβのアミノ末端に対する抗体 bapineuzumab は，Wyeth 社，Elan 社により行われた第Ⅱ相治験では，AD の遺伝的危険因子である apoEa4 アリル陰性者において，認知機能障害，脳萎縮について軽度の進行遅延効果が示され，脳アミロイド PET スキャンでも，アミロイド蓄積の進行に有意な抑制効果が認められた[7]．しかし，これを受けて Pfizer 社，Johnson & Johnson 社と Elan 社により行われた第Ⅲ相治験では，脳脊髄液リン酸化タウ，アミロイド PET では改善が示されたが，認知機能，脳容積には効果が見られず，認知症発症後の抗アミロイド薬による治療には限界があることが示唆されるに至った．その後公表された Eli Lilly 社による抗 Aβ抗体 solanezumab の第Ⅲ相治験では軽度の認知機能に対する効果が示され話題をよんでいる．

4 研究の状況

a. 基礎研究

AD の病理学的特徴である老人斑アミロイドを構成する Aβは，前駆体蛋白 APP から，βセクレターゼ（BACE1），γセクレターゼによる連続した切断を受けて生成される（図3）．Aβは生理的にはネプリライシン，インスリン分解酵素（IDE）などの活性により分解され消失するが，AD では正常な代謝を逸脱し，細胞外腔にアミロイド線維として蓄積する．常染色体優性遺伝を示す家族性 AD（Familial AD：FAD）の病因遺伝子として APP，ならびにγセクレターゼの酵素本体をコードする presenilin 1,2 が同定され，それらの変異は，いずれも凝集性の高い Aβ42 ペプチドの過剰産生を介してその蓄積を促進することが示された[8]．これらの知見から，Aβの蓄積過程は AD に対して病因的に働くこと（アミロイド仮説）が立証された．また apoE は AD の強力な危険遺伝子であるが，その病的効果は，βアミロイドの凝集・クリアランスを介する経路，βアミロイド以外に血管系や脂質代謝を介するメカニズムなどが想定されている．微小管結合蛋白タウによっておこる神経原線維変化の細胞内蓄積は，AD 脳における神経細胞脱落とよく相関することが知られてきたが，タウ蓄積を伴う家族性神経変性疾患 FTDP-17 が，

タウ遺伝子変異により生じることが示されたことから，タウ蛋白の蓄積は，ADにおいても神経細胞死に原因的に働くことが強く示唆されるに至った[9]．またAD脳は，ミクログリアの活性化を伴う特殊な慢性炎症状態にあることも注目されている．

b. 臨床研究

1) MCI, preclinical ADとAD診断ガイドラインの改定

健忘などの認知機能障害が存在するが，認知症(dementia)に至っていない，「正常と認知症の中間状態」はMCIと定義され，なかでも記憶障害が前景に立ち進行性の強い"amnestic MCI"例はADを背景病理とし，臨床的にも早期に認知症を発症する頻度が高いことが注目されている．近年，アミロイドPETや脳脊髄液Aβ(1-42)，タウ，MRIにおける内側側頭葉萎縮など，ADの病理を反映する変化を画像・バイオマーカーにより予測することが可能となった．このため，ADの病態概念を，dementiaの完成した従来のADよりも早期へと拡張する動きが急となっている．2011年，アメリカ国立老化研究所(NIA)とアルツハイマー病協会は，合同で新たなADの研究用診断基準を制定した[1,10,11]．これによれば，従来の認知症期のADは"AD dementia"と称され，それに先行するMCI due to AD(これはprodromal ADとよばれることもある)，さらに臨床症状は発現していないが，アミロイド蓄積などのADの病理変化の推定される超初期状態として"preclinical AD"の3段階が区別された．

MCIのうち，ADの背景病理を有し，認知症(AD dementia)に進展する例を"prodromal AD"と位置づけ，治験レベルで，薬剤介入の対象となる疾病と位置づけることの医学的な妥当性は，欧米を中心に確立しつつある．わが国においても，今後prodromal ADに対する臨床治験を推進するために，J-ADNI(後述)などの系統的な臨床研究により収集されたamnestic MCI例を分析し，その位置づけ，海外症例との等価性，わが国例の特徴を確定することが急務である．

2) ADNI(AD Neuroimaging Initiative)

ADの疾患修飾療法の開発にあたって，従来型の認知機能指標のみに依拠した治験では，結果の変動が大きく，治療効果の厳密な評価を行うには限界がある．またMCI期には認知機能低下，MRIによる脳萎縮などの画像変化の進行速度は，いずれもAD発症後よりも緩徐であるため，認知機能のみをendpointとする評価は困難となる．このため，画像診断，体液バイオマーカー等を組み合わせて，健忘型MCI群を中心に，AD発症過程の自然経過を縦断的に計測・記載し，疾患修飾治療薬の臨床治験で実用可能なサロゲートバイオマーカーを同定することを目的に，2005年にアメリカで開始された臨床研究がAD Neuroimaging Initiative(ADNI)である．ADNIでは構造的MRIにより脳組織量の減少を，FDG-PETにより脳代謝を，そしてアミロイドPETイメージングと脳脊髄液Aβ(1-42)値を指標に脳アミロイド病理を評価し，臨床・認知機能指標ならびに遺伝学的知見との精密な対比から，進行度マーカーや発症予測マーカーが系統的に検討されている[12]．

わが国でも2007年より厚生労働省，経済産業省/NEDO橋渡し研究ならびに製薬企業11社の支援を受けてJ-ADNIが開始された(図4)[13]．全国38臨床施設により2012年3月までに健常高齢者154例，MCI 239例，早期AD 152例が組み入れられ，アメリカADNIと同一のプロトコルを用い，1.5テスラMRI，FDG-PET，アミロイドPET，脳脊髄液・血液採取，apoEなどの遺伝子解析，14種の日本語版認知機能検査が行われている．2012年10月，MCIとpreclinical ADに照準を合わせたJ-ADNI 2研究の開始が決定された．

アメリカ-ADNI，およびJ-ADNIの結果から，アミロイド指標がMCIから認知症への進展(コンバージョン)のよい予測指標となること，MRIによる脳萎縮の評価が病理学的進行率(rate of change)のよいマーカーとなることが示された．また認知機能障害のない高齢健常者

- 5年間の研究
- 38 臨床施設
- 600 例を検討
- 1.5 テスラ MRI
- PET
  - --FDG PET
  - --アミロイド PET
- 血液・apoE 遺伝子型
- 脳脊髄液検査
- 臨床・心理検査
  (14 種の国際互換バージョン)

検討群 (60〜84歳)	症例数	フォロー アップ
早期 AD	150	2年
MCI	300	3年
健常者	150	3年

図4 J-ADNI の概要
(Iwatsubo T : *Alzheimer's and Dement* 6 : 297-299, 2010 より改変)

群のなかに 20〜40% のアミロイド陽性者が存在することが明らかにされ,先制医療の対象となる可能性が提起されるに至った.

3) アミロイド PET イメージングをはじめとする分子イメージングの進歩

AD に必ず見られる最初期の病変であり,疾患修飾療法の対象となるβアミロイドの蓄積を検出する画期的な方法としてアミロイド PET イメージングが開発され,実用化されつつある.

アミロイドは,特定の病因蛋白が逆平行β折りたたみ構造をとって線維化・不溶化し,細胞外腔に蓄積する病理学的変化である.β折りたたみ構造を認識する染色剤が古くから経験的に見出され,アミロイドの組織化学染色剤として用いられてきた.ピッツバーグ大学の Mathis らは,チオフラビン T を原型とし,アミロイドに特異的に結合する化合物 Pittsburgh Compound B(PiB)を創出し,その ^{11}C 標識体(^{11}C-PiB)が脳アミロイド検出用 PET プローブとしてはじめて臨床応用され,現在広く研究に用いられている(図5).PiB は脂溶性を有し,静脈内投与後血液脳関門を透過して,βシート構造を有する脳アミロイドに高い親和性(Kd = 4.7 nM)で結合する.一方,正常脳組織に対する親和性は高くないため,静脈内投与後の経時的変化を PET スキャンにより検出することにより,脳内アミロイドの空間的分布を高い感度で検出することが可能となる.

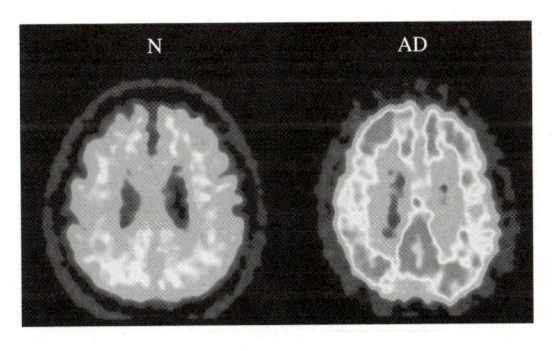

図5 PiB によるアミロイド PET イメージング(口絵カラー4, p.iii)
N:健常高齢者 AD:アルツハイマー病(東京都健康長寿医療センター 石井賢二先生ご提供)

2004 年,Mathis, Klunk らは ^{11}C-PiB を用いて 16 例の AD 患者,9 例の対照群に対するアミロイド PET イメージングの結果をはじめて報告し,AD 全例において,アミロイド蓄積の予想される前頭葉皮質などに PiB の蓄積を検出した[14].その後 ^{11}C-PiB は,標準的なアミロイド PET プローブとして広く臨床応用されるに至り,病理変化の超早期診断や治験における効果判定への応用などが続々と報告されている.健常高齢者における PiB 陽性率(すなわち preclinical AD の検出率)は,オーストラリアの AIBL study では 33.6%(32/95),米国 Mayo Clinic の Jack らの検討では 30%(6/20),ワシントン大学(セントルイス)の検討では 15.5%(26/168:45 歳以上の若年者を含む)であったが,アメリカの

ADNIでは47.4%(9/19)と高値を示した．わが国のJ-ADNIでは約20%強の健常高齢者がPiB陽性を示している．これらの相違は被験者の年齢や，母集団の偏りによるものと思われる．また，脳脊髄液Aβ1-42値はADで低値を示すことが知られてきたが，認知機能正常者，MCI，ADを問わず，Aβ1-42低値とPiB陽性は高度の相関を示すことが実証され，脳脊髄液Aβ1-42の低下は，蓄積した脳アミロイドへの吸着によることが支持されている．さらにワシントン大学(セントルイス)の241例の認知機能正常高齢者におけるPiB PETを用いた検討では，年齢とapoE遺伝子型がアミロイド蓄積の危険因子となることが示された[15]．PiBでみたアミロイド陽性率は40歳代では皆無であったが，70歳代で34.2%，80代で50%と上昇した．

最近，抗Aβ抗体bapineuzmabの受動免疫療法の治験において^{11}C-PiBで治療前後のアミロイド蓄積を評価した結果では，78週間の抗体投与群20例ではアミロイド蓄積が8.5%減少したのに対し，8例のプラセボ(偽薬)群では16.9%上昇し，有意なアミロイド除去効果が実証された[7]．

PiBで検出されるアミロイド蓄積と機能障害の関連については，アミロイド蓄積部位に一致して機能的MRIにより"default network function"の障害が認められることが注目されている．Default networkとは，海馬，後部帯状回，楔前部などの，相互に線維結合を有する記憶機能に関連した部位の総称であり，安静時に高い神経活動を営んでおり(default network activity)，記憶のコーディングなどに際して正常にはこの活動は抑制されるが，ADやMCIでは抑制が障害されていることが知られている．Sperlingらは，アミロイド陽性の健常高齢者においても，アミロイド蓄積のみられるこれらの領域において，抑制の障害が生じていることを示した[16]．この現象は，ADの発症前無症候期における潜在的機能障害の検出に大きな手がかりをもたらすものである．

現在アミロイドPETプローブの^{18}F誘導体化が進められ，複数の企業治験が行われている．なかでも^{18}F-AV-45(Amyvid)はAvid Radiopharmaceutical社のSkovronskyらによりコンゴ赤誘導体のX-34とチオフラビンの構造的特徴をあわせもつ化合物として開発された．アメリカで行われた診断薬の治験では，アミロイドPETの特異性を保証する in vivo の対応所見として，撮像例における剖検所見との対比が行われた．59剖検例で画像所見との対比が行われ，感度92%，特異性100%が示された[17]．Amyvidは2012年アメリカFDAにより認可され，アメリカにおいて発売されている．また^{18}F-PIBに相当するflutemetamolも治験が進んでおり，早晩上市される見込みである．

薬剤介入によるAD治療が実現される以前に，アミロイドPETなどが普及することは発症前診断を行うことにもなり，倫理的にも十分な配慮が必要である．現在J-ADNIでも，被験者の理解が十分であり，強く希望される場合には，アミロイド指標などの結果を開示しているが，その意義は科学的に確立していないことを説明しつつ，個人的な見解や解釈は加えないように留意し，必要に応じて研究終了後も，通常の診療態勢の中で長期間定期的にフォローしていく配慮を行っている．

タウ蓄積に特異的なタウPETプローブの開発も精力的に進められているが，βアミロイドとの構造的類似性から，タウ特異的なプローブの創出は課題となっている[18]．またアミロイドに比して量が少ない神経原線維変化を検出する感度の確保も問題である．しかしタウPETプローブは，AD病理の検出ならびに治療効果判定に際し極めて重要であり，今後の研究の発展が期待される．

5　先制医療に関連する取り組み

a. 臨床研究開発の動き

1) アミロイド病理超早期検出をめざす臨床研究

AβとAD発症の因果関係が最も明確な集団は，優性遺伝性家族性AD(FAD)家系である．

未発症保因者を含む FAD 家系から多数のメンバーを登録，検討する臨床研究として，ワシントン大学（セントルイス）を中心に，Dominantly Inherited Alzheimer Network（DIAN）が行われている[19]．その発症前期の観察からは，アミロイド蓄積などの病理学的変化が陽性となってから，認知機能障害が発症するまでに約 15 年間のインターバルが存在することが指摘されている．

一般高齢者を対象とした最近のアミロイド PET 臨床研究の結果では，前述のとおり，認知機能障害のない高齢者の 20～30% 程度にアミロイドが検出されている．しかしこれらの無症候アミロイド陽性者のすべてが，その生涯のうちに MCI, AD に進展するとは考えにくい．アミロイド陽性を示した個人が，十数年続くと考えられるアミロイド陽性無症候期の中でいかなるステージに位置し，その生涯のうちに認知機能障害を発症する危険がどの程度かを判定することが，今後の先制医療的超早期予防介入には必須である．そのためには，多数のアミロイド陽性無症候者の長期間にわたる縦断的観察研究が必須であるが，まだ十分な継続期間と観察数を満たした報告はほとんどない．

2009 年ワシントン大学（セントルイス）の Morris らは，159 例の認知機能正常（Clinical Dementia Rating：CDR 0）高齢者にアミロイド PET を施行し，0.8～5.5 年の観察期間中に CDR 0.5 に進展した 23 例（うち 9 例は臨床的に AD と診断）を解析，アミロイド陽性者では陰性者に比し，進行リスクが 4.8 倍増大したこと，進行群では海馬傍回の萎縮がより強かったことを報告している[20]．

2) preclinical AD に対する抗アミロイド薬を用いた先制医療

2010 年頃から，preclinical AD に対する薬剤介入研究（病理陽性者に対する二次予防的介入）が本格的に検討されるようになった．

カリフォルニア大学サンディエゴ校に設置されている全米 AD 医師主導治験のセンター AD Cooperative Study（ADCS）の Aisen らは，アミロイド PET もしくは脳脊髄液検査からアミロイド陽性が示唆される認知機能健常高齢者に対し，抗アミロイド薬を投与する薬剤介入臨床研究 Anti-Amyloid treatment in Asymptomatic AD（A4）を提案している．この場合，認知機能に替わる評価指標として，MRI で計測した海馬などの脳容積の変化を用いることが想定されている．その背景には，アメリカの ADNI において，認知機能健常高齢者の MRI volumetry により，脳脊髄液 Aβ(1-42) 低値を示す被験者の年間海馬萎縮率は 3.6% と，正常者の 2.2% に比して 60% の加速が実証されたことがある．この数値に基づけば，海馬萎縮率の改善を指標に，抗 Aβ 薬の脳萎縮進行に対する効果判定が可能となる．年間 25% の萎縮改善効果を有する薬剤の効果は，実薬，プラセボ群各 316 例のアミロイド陽性健常者を検討することにより統計学的な検証が可能となるとされている．

3) 家族性 AD 遺伝子変異保因者に対する抗アミロイド薬先制医療の試み

アリゾナ州 Banner 研究所の Reiman らは，AD の危険遺伝子である apoEε4 アリルのホモ接合体保有者（AD の発症リスクが ε3 ホモ接合体に比して十数倍増大する），および南米コロンビアの presenilin1 E280A 変異大家系の AD 未発症者を対象に，薬剤介入を行う，AD Prevention Initiative（API）を推進している．2012 年 5 月，アメリカのオバマ大統領は National Alzheimer Project Act を発表，その中核課題として，NIH フランシス・コリンズ所長は API による preclinical AD 介入研究の採択を発表した[21]．予算規模は 1 億ドル規模/5 年に及び，NIH が 1,600 万ドル，寄附が 1,500 万ドル，残りを Genentech 社が負担することが公表された．Genentech 社が，現在 AD に対して開発中の抗 Aβ 抗体医薬 crenezumab を本研究に提供することも発表された．presenilin1 E280A 変異を有する未発症キャリア 300 名を対象に，ランダム化比較試験（randomized clinical trial：RCT）が行われ，画像バイオマーカーと認知機能障害の進行を 5 年間観察することにより，Aβ 抑制が AD 発症遅延効果を有するかどうかが，はじめ

て検証される見込みである.

先述のDIANも,家族性ADの遺伝子変異を保有する未発症者に対して抗Aβ薬(gantenerumab, solanezumab, BACE1阻害薬)を投与する介入臨床試験を計画中である[17].

b. 社会への普及

過去20年間に,高齢化社会の本格化に伴うAD患者の急増,またドネペジル等のAD治療薬の普及を通じてADの概念が浸透した.今後,ADの先制医療の対象は,認知症期以前の早期段階に移行することは確実である.このため,近未来の疾患修飾薬の治験対象となるMCI due to ADに関する認識の向上と,これらを疾患として扱うことについての医学界ならびに社会におけるコンセンサス形成が重要である.

6 先制医療の実現に向けた課題

未来の先制医療の対象と目されるpreclinical ADの長期観察臨床研究を,先制医療に向けた基盤整備として行う必要性が焦眉の急といえる.先述のごとく,アミロイドPETの陽性率から推定すると,preclinical ADは,60歳代の10%,70歳代の30%,80歳代の50%が該当するとも予測され,その掘り起こしと長期観察研究により,アミロイド陽性者が,どのようにMCI〜ADに進展するかを明らかにし,その防御因子と危険因子を確定することが,先制医療的介入研究の展開に向けて,必須の準備段階といえる.

このようなpreclinical ADに対する先制・介入研究の対象群として家族性AD,孤発性ADのいずれを選ぶかも直近の問題となる.アメリカAPIやDIANは,家族性ADの遺伝子変異を保有する未発症者保有者を対象としている.これらの対象者はほぼ100%認知症に進行する点で,真のpreclinical stageにおける介入を実現しているといえるが,家族性ADの進行速度,重症度は孤発性ADのそれを上回っている可能性も高く,治療薬の介入効果が十分に発揮されない懸念もある.一方,孤発例のpreclinical ADも,apoEε4アリルの保有者を半数以上含む可能性が高いが,全例がMCIや認知症に進展しない可能性もある.しかしADの先制医療を実現するためには,孤発例に対する介入を最終目標とすることは必須であろう.

ADの先制医療にあたっては,治療薬を無症候者,すなわち健常高齢者に対して数年以上にわたって投与することになる.このためには,用いられる薬剤の安全性が極めて高いことが必須となる.すなわち,製薬企業から完成度の高い薬剤を提供されることが現実には重要となる.

臨床研究体制の強化も重要な課題である.アメリカでは,1990年代よりADの医師主導多施設臨床研究を支援するAD Cooperative Study(ADCS)がNIHにより設置され,コーディネーション,データモニター機能から,評価法の標準化・トレーニングに至るまでの臨床研究基盤を担っており,ADNIなどの大規模観察研究から,企業治験までを支援している.より長期にわたり精密な臨床評価の必要とされるpreclinical ADに対する先制医療にあたっては,このような体制づくりは必須であろう.わが国においても,2011年に厚生労働省が早期・探索的臨床試験拠点整備事業を開始し,東京大学がJ-ADNIの実績などを背景に,認知症を中心課題とする神経・精神疾患の治験拠点に選定された.東京大学ではBACE1阻害薬であるTAK-070[22]のfirst in human第I相試験に引き続き,AD, MCIを対象とするPOC試験を行う予定である.ADの疾患修飾薬治療に専門性を有するアカデミアにおける医薬品開発実施組織(academic CRO)の設立は,ADの先制医療実現を加速するだろう.

認知症期のAD dementia, MCI期を越えて,preclinical期の超早期ADの概念までが社会において共有され,介入の必要性に関してコンセンサスが形成されることも重要である.さらにこのような大型研究を継続的に実施するためには,公的研究支援と企業などのprivate sectorからの支援を効率的につなぐpublic-private partnership の醸成，臨床研究としての長期間の継続性を保証する大型公的研究プロジェクトの推進が重要である．疾患の治療・予防ならびに治療薬の審査・規制にかかわる厚生労働省，基礎・臨床研究の推進を担う文部科学省，産業振興と新技術の開発を担う経済産業省などの複数の省庁間の効率的な連携体制の樹立も急務であろう．

7 先制医療の実現で期待されること

ADの発症機序が徐々に明らかになり，発症要因を標的とする疾患修飾療法の開発が本格化しつつある現状においても，ヒト脳の老化と深く関係したADの病態に介入し，その進行を遅延させることには多くの困難が予想される．しかしながら，脂質異常症，高血圧，糖尿病などの動脈硬化・血管障害の危険因子を無症候期から内科的治療によりコントロールし，血管イベントや合併症を防ぐことと同様の発想により，AD発症に対する先制的制圧が可能となれば，AD患者のさらなる増加による社会に対する負担の増大，介護保険をはじめとする社会福祉財源に対する圧迫を緩和し，高齢者が健やかに長寿を享受できる，豊かな長寿社会の実現に大きなインパクトをもたらすことは間違いないであろう．

❖文献

1) Sperling RA, *et al.*：*Alzheimers Dement* 7：280-292, 2011
2) World Alzheimer Report 2010. The Global Economic Impact of Dementia. http://www.alz.co.uk/research/files/WorldAlzheimerReport2010.pdf
3) Changing the Trajectory of Alzheimer's Disease：A National Imperative. http://www.alz.org./documents_custom/trajectory.pdf
4) 荒井啓行：認知症の予防．日本認知症学会（編），認知症テキストブック．中外医学社；214-218, 2008
5) Schor NF.：*Ann Neurol* 69：237-239, 2011
6) Weggen S, *et al.*：*Nature* 414：212-216, 2001
7) Salloway S, *et al.*：*Neurology* 73：2061-2070, 2009
8) Tomita T, *et al.*：*Proc Natl Acad Sci USA* 94：2025-2030, 1997
9) Poorkaj P, *et al.*：*Ann Neurol* 43：815-825, 1998
10) Albert MS, *et al.*：*Alzheimers Dement* 7：270-279, 2011
11) McKhann GM, *et al.*：*Alzheimers Dement* 7：263-269, 2011
12) Weiner MW, *et al.*：*Alzheimers Dement* 8(1 Suppl)：S1-68, 2012
13) Iwatsubo T：*Alzheimer's and Dement* 6：297-299, 2010
14) Klunk WE, *et al.*：*Ann Neurol* 55：306-319, 2004
15) Morris JC, *et al.*：*Ann Neurol* 67：122-131, 2010
16) Sperling RA, *et al.*：*Neuron* 63：178-188, 2009
17) Clark CM, *et al.*；for the AV-45-A16 Study Group：*Lancet Neurol* 2012 Jun 27.［Epub ahead of print］
18) Fodero-Tavoletti MT, *et al.*：*Brain* 134：1089-1100, 2011
19) Bateman RJ, *et al.*：*New Engl J Med* 367：795-804, 2012
20) Morris JC, *et al.*：*Arch Neurol* 66：1469-1475, 2009
21) Strobel G：NIH Director Announces $100M Prevention Trial of Genentech Antibody. Alzforum http://www.alzforum.org/new/detail.asp?id=3155
22) Fukumoto H, *et al.*：*J Neurosci* 30：11157-11166, 2010

著者プロフィール

岩坪　威（東京大学大学院医学系研究科神経病理学分野教授）

1984（昭和59）年東京大学医学部卒．東京大学神経内科，同脳研病理助手，同大学院薬学系研究科教授を経て，2007（平成19）年より東京大学大学院医学系研究科神経病理学分野教授．同年よりJ-ADNI主任研究者．2011（平成23）年より同・附属病院早期・探索開発推進室長兼務．アルツハイマー病，パーキンソン病などの老年性神経変性疾患の分子病態研究ならびに新規治療法の臨床応用に関する研究に従事．自らが研究対象となる年代に近づくにつれ，生活習慣の改善に真剣に向き合う必要を痛感するこの頃です．

第3章　先制医療の実現に向けて

2. 2型糖尿病

[京都大学大学院医学研究科糖尿病・栄養内科学] 稲垣暢也

1　定義

糖尿病は「インスリン作用不足による慢性の高血糖状態を主徴とする代謝症候群」と定義される．インスリンは膵β細胞において合成・分泌され，体内で唯一血糖値を低下させるホルモンである．

1型糖尿病では，膵β細胞の破壊・消失によってインスリンの絶対的な不足をきたし発症するのに対して，わが国の糖尿病の90%以上を占める2型糖尿病は，遺伝素因や，過食，運動不足，肥満，ストレスなどの環境因子および加齢が加わることにより，膵β細胞からのインスリン分泌低下と肝臓や筋肉，脂肪などのインスリン作用臓器におけるインスリン抵抗性の増大が合わさり，インスリンの相対的不足によって発症する．本項では特に2型糖尿病に限って話を進める．

2型糖尿病の典型的な症状は，高血糖などの代謝障害による口渇，多飲，多尿，体重減少，易疲労感などがあるが，実際には多くの場合ほとんど自覚症状がないのが特徴である．長期間高血糖状態が続くと糖尿病に固有の合併症，すなわち体の細い血管が障害される細小血管障害を引き起こし，その結果腎症，網膜症や神経障害をきたす．それに加えて，2型糖尿病では太い血管の動脈硬化を引き起こすことにより心筋梗塞や狭心症といった虚血性心疾患や脳卒中などの大血管障害の発症頻度を糖尿病のない場合と較べて3倍程度に増加させる．したがって，糖尿病はできるだけ早期に診断し，治療することが合併症の予防や進展抑止のために重要である．

2　社会的な現状

a. 疫学

2007年の厚生労働省の国民健康栄養調査報告によればわが国における糖尿病患者数は「糖尿病が強く疑われる」有病者が890万人，「糖尿病の可能性が否定できない」予備群は1,320万人である．1997年の同調査では前者が690万人，後者が680万人であることからも，わが国の糖尿病患者数は増加の一途をたどっていることがわかる．

このような糖尿病患者数の増加は世界的にみても同様に認められ，国際糖尿病連合のDiabetes Atlasによれば，世界216カ国における20〜79歳の糖尿病有病者数は3億6,600万人で2030年には5億5,200万人に達すると推定されている[1]（表1）．なかでも日本を含めた東アジア人は，インスリン分泌が不良である素因を有しており，近年の食事内容の変化や運動不足などによってインスリン抵抗性の増大が加わることにより，糖尿病を発症しやすく，東アジアを含む西太平洋地区における糖尿病有病者数は2011年には1億3,200万人で，2030年には1億8,800万人に達すると推定され深刻である．

表1 2011年ならびに2030年における世界の地域別糖尿病者患者数とその間の増加率

地域	2011年			2030年			増加率 (%)
	人口 (百万人)	糖尿病患者数 (百万人)	比率 (%)	人口 (百万人)	糖尿病患者数 (百万人)	比率 (%)	
アフリカ	387	14.7	4.5	658	28.0	4.9	90
ヨーロッパ	653	52.8	6.7	673	64.2	6.9	22
中東・北アフリカ	356	32.6	11.0	539	59.7	11.3	83
北米・カリブ	322	37.7	10.7	386	51.2	11.2	36
中米・南米	289	25.1	9.2	376	39.9	9.4	59
東南アジア	856	71.4	9.2	1,188	120.9	10.0	69
西太平洋 (日本, 中国, 韓国含む)	1,544	131.9	8.3	1,766	187.9	8.5	42
全世界	4,407	366.2	8.5	5,586	551.8	8.9	51

(International Diabetes Federation：IDF Diabetes Atlas. 5th ed., 46-61, 2011 より)

b. 医療経済

糖尿病の合併症は進行すると患者の生活の質(QOL)および健康寿命(介護を必要としない生存期間)を損ねる．日本透析医学会の「わが国の慢性透析療法の現状」によれば，糖尿病腎症による人工透析の新規導入は戦後毎年増え続け，1998年以降慢性糸球体腎炎(chronic glomerulonephritis：CGN)を抜いて透析導入の原因の1位となり，2010年には約1万6,200人にまで達している(図1)．また，わが国の慢性透析患者数は2010年には29万7,000人に達し，糖尿病によるものはそのうち35.8%と慢性糸球体腎炎に肉薄している．網膜症による失明や神経障害などによる足切断も後を絶たない．また先述のごとく，糖尿病は心筋梗塞や狭心症といった虚血性心疾患や脳卒中などの大血管障害のリスクも3倍程度増大させる．2007年に報告された1991～2000年のアンケート調査による1万8,385人の糖尿病患者の死亡原因調査によると，糖尿病患者の平均死亡時年齢は男性68.0歳，女性71.6歳と同時代の日本人の平均寿命と比較して男性で9.6歳，女性で13.0歳短命であった[2]．

これらの合併症は患者のQOLを低下させるのみならず医療経済的にも深刻である．たとえば，透析維持には1人あたり年間500万円程度の医療費がかかる．先ほどの1万6,200人をかけると8,100億円程度の医療費がかかることになる．厚生労働省平成23年人口動態統計月報年計(概数)によれば，糖尿病による死亡は全死亡の1.2%であるが，糖尿病やメタボリックシンドロームと関連の深い心疾患・脳血管疾患を含めると26.6%に及ぶ．また，医療費についてみても，厚生労働省平成21年度国民医療費の概況によれば，糖尿病の医療費は1.1兆円で，循環器系疾患を含めると6.6兆円に及ぶ．

3 医療の現状

a. 予防法

先に述べたように，2型糖尿病は，遺伝素因や，過食，運動不足，肥満，ストレスなどの環境因子および加齢が加わることにより，インスリン分泌低下とインスリン抵抗性があわさって発症する．したがって，その予防は食事・運動などの生活習慣の是正である．

それを示す代表的な大規模臨床試験にアメリカで行われた Diabetes Prevention Program (DPP) がある[3]．この試験では，BMI [(体重kg)÷(身長m)^2] が24.0以上で空腹時血糖95～125 mg/dL,

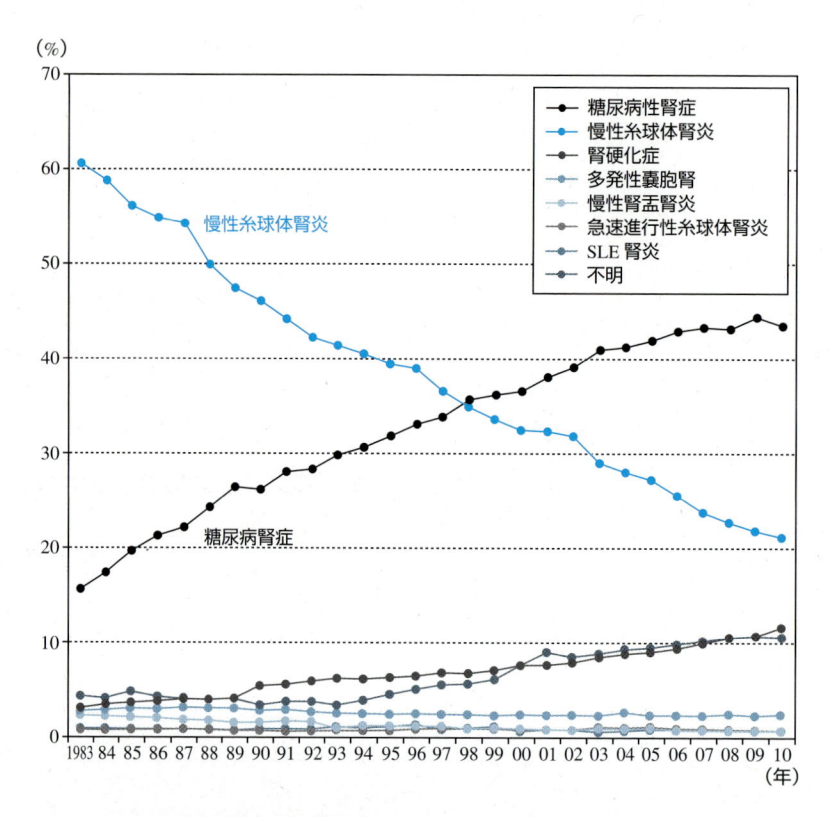

図1 わが国の原疾患別慢性透析導入
（日本透析医学会：図説　わが国の慢性透析療法の現況．12, 2011 より）

経口ブドウ糖負荷試験(oral glucose tolerance test：OGTT)の2時間後の血糖値140〜199 mg/dLの2型糖尿病発症高リスクで糖尿病未発症の3,234人(平均年齢51歳，平均BMI 34.0)を，ライフスタイル介入群(食事療法ならびに150分/週以上の運動による7%以上の体重減少)，ビグアナイド薬であるメトホルミン内服群(1,700 mg/日)，プラセボ(偽薬)群に割り付け，平均2.8年間観察したところ，年間100人あたりの糖尿病発症はプラセボ群11.0例，メトホルミン内服群7.8例，ライフスタイル介入群4.8例であった(図2)．プラセボ群に比して発症率はライフスタイル介入群で58%，メトホルミン内服群で31%有意に低下し，さらに，ライフスタイル介入群でメトホルミン内服群に比して発症率が39%有意に低下した．この結果は，メトホルミンの有効性をはじめて示すものであったのと同時に，食事・運動による生活習慣の是正がメトホルミンよりも有意に糖

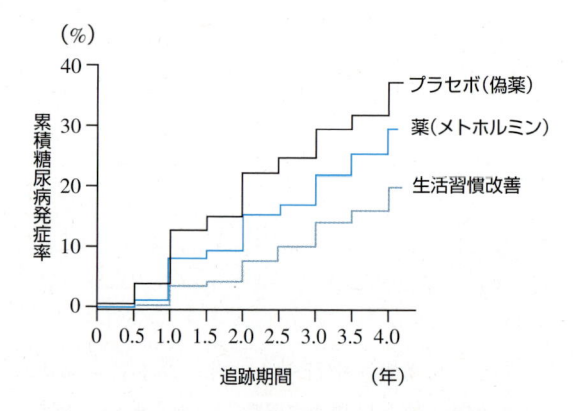

図2　DPPにおける追跡期間と累積糖尿病発症率

尿病への進展を抑止し得たことを示している．

b. 診断法

2010年7月糖尿病学会により糖尿病の診断基準の改訂がなされた[4]．これまでの診断基準では，空腹時血糖値が126 mg/dL以上，随時血糖値が200 mg/dL以上，あるいは75 gのブド

ウ糖を飲用するOGTTの2時間後の血糖値が200 mg/dL以上のいずれかを満たせば「糖尿病型」と診断し，別の日に再度検査して再び「糖尿病型」であれば糖尿病と診断できた．しかしこの方法では，「糖尿病型」という診断に終わり，健診結果が放置されがちであった．一方，ヘモグロビンA1cはヘモグロビンに糖が安定的に結合したものであり，採血時から過去1，2か月間の平均血糖値を反映すると考えられる．

今回の改訂では，このヘモグロビンA1cの値を診断基準に加え，ヘモグロビンA1cの国際水準の指標であるNGSP値が6.5%以上（国内独自の指標であるJDS値が6.1%以上）の場合を「糖尿病型」とし，血糖値とヘモグロビンA1cを同時測定して血糖値とヘモグロビンA1cの両方が「糖尿病型」であれば一日で糖尿病と診断することが可能になった．また，早朝空腹時血糖値が126 mg/dL未満かつOGTTの2時間後の血糖値が200 mg/dL未満の場合には正常型と診断する．糖尿病型にも正常型にも属さない場合を境界型という（図3）．

c．治療法

2型糖尿病の治療の基本はまず食事療法，運動療法である．先に述べたように糖尿病は自覚症状が乏しく，治療が中断しがちである．したがって，患者自身が糖尿病の病態をよく理解し，食事療法，運動療法を行うように指導を行うことが重要である．これらを2，3か月続けても目標の血糖コントロールを達成できない場合には，薬物療法を行う．血糖コントロールの目標は症例ごとに異なるが，一般にはヘモグロビンA1c（NGSP）が6.9%未満（JDS値の場合は6.5%未満）を目指し，特に若年者では6.4%未満（JDS値の場合は6.0%未満）を目指す．薬物療法には経口薬と注射薬がある．経口薬はわが国では6種類の薬剤が用いられ，それらは大きくインスリン抵抗性改善薬，インスリン分泌促進薬，ならびに食後血糖改善薬に分類することができる（図4）．また，注射薬にはインスリンと体内インスリン分泌を促すGLP-1受容体作

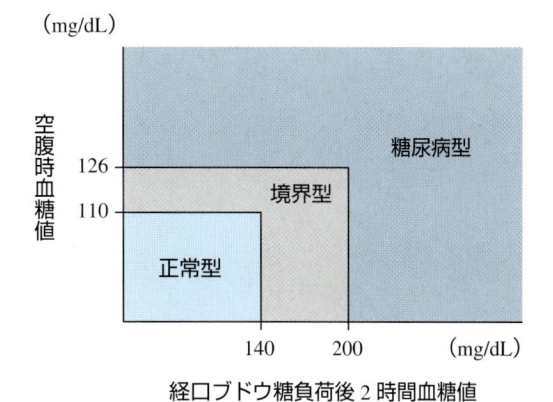

図3 空腹時血糖値および75 gOGTTによる判定区分

動薬がある．これらの薬剤を2型糖尿病の病態にあわせて単独，あるいは併用で用いる．これらの薬剤の中で最も歴史が古いのは，インスリン分泌促進薬のスルホニル尿素（SU）薬とインスリン抵抗性改善薬であるビグアナイド薬の一つメトホルミンであり，わが国で登場して50年以上になる．一方，最近登場したインスリン分泌促進薬のDPP-4阻害薬やGLP-1受容体作動薬はインクレチン関連薬とよばれ，消化管から分泌されインスリン分泌を増幅するインクレチンホルモンの作用を高める薬剤で，単独では低血糖を起こしにくく，また，グルカゴン分泌抑制作用や体重減少作用，膵β細胞保護作用など2型糖尿病の治療に都合のよい作用をあわせもつために現在わが国で爆発的に使用されるようになった．ただし，SU薬やメトホルミンのような長期使用のエビデンスは十分ではない．

一般に2型糖尿病には肥満や高血圧，脂質異常症などを伴うことが多く，血糖値だけでなく，体重，血圧，脂質を良好にコントロールすることによって，網膜症，腎症，神経障害といった細小血管の合併症や狭心症や，心筋梗塞，脳梗塞といった大血管の合併症の発症，進展を阻止することが重要である．われわれの治療目標は糖尿病患者が健康な人と変わらない日常生活の質を維持し，健康な人と変わらない寿命を確保することである．

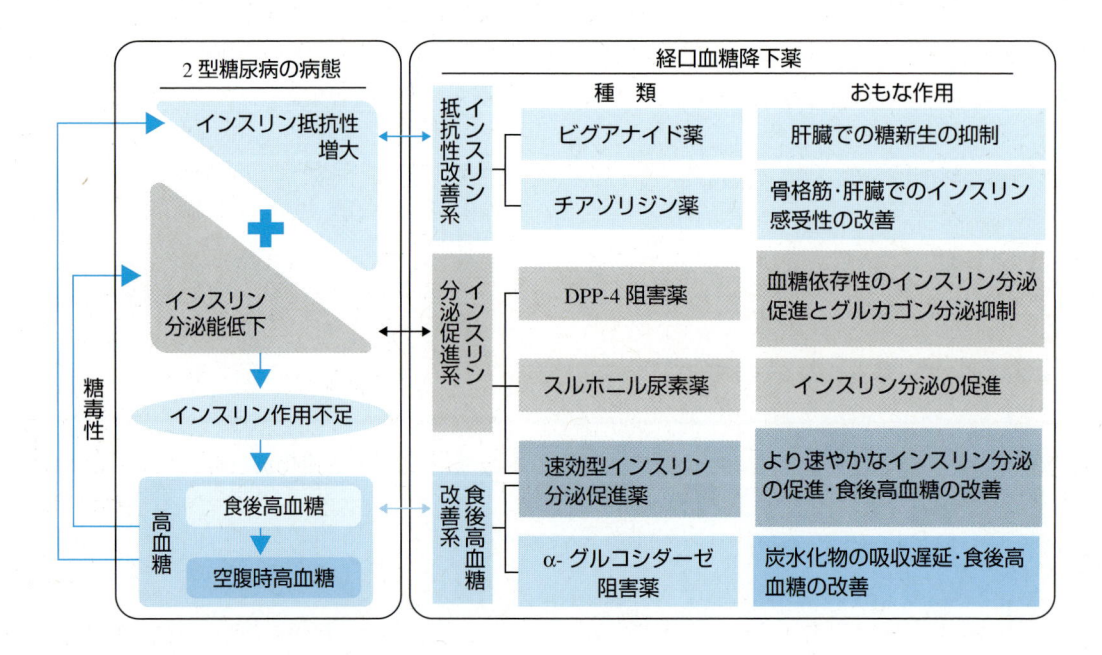

図4 病態に合わせた経口血糖降下薬の選択
（日本糖尿病学会（編），糖尿病治療ガイド 2012-2013．文光堂，29，2012 より改変）

4 研究の状況

a. 基礎研究

2型糖尿病の基礎研究は大きく分けてインスリン分泌に関する研究とインスリン抵抗性に関する研究に分けることができる．すなわち，2型糖尿病にみられるインスリン分泌障害とインスリン抵抗性がどのようなメカニズムで起こるのかという研究である．実際，これまでにインスリン分泌やインスリン抵抗性にかかわる様々な分子が単離・同定され，これらの遺伝子を過剰発現あるいは欠失させた変異マウスが作成され，それらを解析することにより生体において血糖を一定に保つ仕組み（恒常性）にかかわる様々な分子の機能が詳細に明らかになってきた．これらの既知の遺伝子について，2型糖尿病患者で遺伝子解析が行われ，インスリン遺伝子やインスリン受容体遺伝子の異常による糖尿病例などが明らかになった．しかしヒト2型糖尿病の成因についてはいまだに不明なことが多い．

先ほど述べたように，2型糖尿病には遺伝素因が関連する．1990年代にはいると，特にMODY（Maturity Onset Diabetes of the Young）とよばれる，若年発症で2型糖尿病に類似する糖尿病の優性遺伝家系を用いた連鎖解析などにより，HNF-4αやグルコキナーゼなどの*MODY*遺伝子異常による糖尿病発症家系が明らかになった．現在までに*MODY*遺伝子をはじめ，単一遺伝子異常により糖尿病が発症する遺伝子は10種類程度知られているが，いわゆる一般的な2型糖尿病のうち，これらの遺伝子によって説明がつくものは数%にすぎないと考えられている．すなわち多くの2型糖尿病は複数の遺伝的素因と環境因子などが発症に関与する，多因子疾患であると考えられている．

2000年以降はゲノムの時代とよばれ，2003年にはヒトゲノム解読の完了が宣言されたことは記憶に新しい．その結果，多くの一塩基多型（single nucleotide polymorphism：SNP）が明らかになり，それらを用いることによって糖尿病と相関するSNPを網羅的に探索し有意なSNPを特定する研究，すなわちゲノムワイド関連解析（genome-wide association study：GWAS）が可能となり，2006年頃から急速に行われるようになった．その結果，これまでに50種類以上の糖尿病の発症にかかわる遺伝子が明らかにされ

た．これらの遺伝子のうち一個一個の遺伝子についてみれば，発病リスクが 1.1〜1.4 倍高まるという．さらに最近では次世代シークエンサーが開発され，一人ひとりの全エキソンや全ゲノム塩基配列の高速解析が可能になった．一人ひとりの全ゲノム解析が安価で可能になるパーソナルゲノム時代が目前に迫っている．

b. 臨床研究

先に述べたように，糖尿病治療の最終目標は血糖値を下げること自体にあるのではなく，合併症を抑制することによって，健康な人と変わらない QOL と健康寿命を確保することであるが，血糖値をどこまで下げれば合併症を防げるのか，どのような薬剤を用いればより QOL が保てるのか，また健康寿命が保てるのか，など多くの疑問が生じる．これらの疑問に答えるために多くの大規模臨床研究が行われ，科学的根拠（エビデンス）が生み出されてきた．ただし，このようなエビデンスが生み出されてきたのは 1990 年代に入ってからであり，それほど長い歴史があるわけではない．

DCCT（Diabetes control and complications trial）はアメリカやカナダの 1 型糖尿病患者において，強化インスリン療法（1 日 3 回以上のインスリン注射あるいはインスリンポンプ）による強化療法群（平均ヘモグロビン A1c 7.2%〈NGSP〉）と通常のインスリン療法（1 日 1〜2 回のインスリン注射）による従来療法群（平均ヘモグロビン A1c 9.1%〈NGSP〉）にランダム化し，合併症の発症を平均 6.5 年間追跡比較したものである[5]．発症後の期間が短く細小血管症を発症していない一次予防群と，発症後の期間が長くすでに細小血管症を発症している二次予防群のいずれにおいても，強化インスリン療法による厳格な血糖コントロールが網膜症，腎症，神経障害といった細小血管障害の発症・進展の予防に有効であるエビデンスをはじめて示した．

UKPDS（United Kingdom prospective diabetes study）は，新規に 2 型糖尿病と診断された患者を強化療法群と従来療法群にランダムに振り分けて大血管障害や細小血管障害の発症を比較した．世界で最初にイギリスで行われた 2 型糖尿病の大規模臨床試験であり，これまでに 80 編以上の論文が発表されている．強化療法に用いられた薬剤は非肥満患者では SU 薬とインスリンで，非肥満患者ではビグアナイド薬であるメトホルミンも用いられた．「UKPDS の中でも代表的なプロジェクトである UKPDS33」では，非肥満患者の平均 10 年間の追跡により，2 型糖尿病において強化療法群（平均ヘモグロビン A1c 7.0%〈NGSP〉）では，従来療法群（平均ヘモグロビン A1c 7.9%〈NGSP〉）と較べて細小血管障害を有意に 25% 抑制した[6]．さらにこの試験終了後 1 年目から強化療法群と従来療法群のヘモグロビン A1c の有意差は消失したが，その後 10 年間の追跡比較を行った UKPDS80 において，SU 薬とインスリンよる強化療法の細小血管障害の抑制効果は 10 年間維持されることが明らかになり，この効果は legacy effect（遺産効果）とよばれている[7]．

わが国においても，インスリン治療中の 2 型糖尿病患者を強化インスリン療法群（平均ヘモグロビン A1c 7.1%〈JDS〉）と従来インスリン療法群（平均ヘモグロビン A1c 9.4%〈JDS〉）にランダムに振り分けて，10 年間にわたって追跡比較した Kumamoto study が行われた[8]．この試験は，日本人の 2 型糖尿病患者において，強化インスリン療法による厳格な血糖コントロールが細小血管障害の発症・進展の予防に有効であるエビデンスをはじめて示した．

これらの結果は，1 型，2 型糖尿病を問わず，厳格な血糖コントロールが網膜症，腎症，神経障害といった細小血管障害の発症・進展の予防に有効であることを示している．

一方で，厳格な血糖コントロールが大血管障害の発症・進展の予防に有効であるかどうかについては，単純ではない．先に述べた UKPDS33 では，大血管障害を抑制できなかった．しかし，この試験終了後 1 年目から強化療法群と従来療法群のヘモグロビン A1c の有意

差が消失してから10年間の観察(UKPDS80)では，強化療法群において心筋梗塞の抑制効果が有意に認められるようになった[7]．この結果から，2型糖尿病患者においては，糖尿病発症早期に厳格な血糖コントロールを行うことにより，大血管障害の抑制効果はすぐには出現しないものの，長期間持続することが明らかとなった．

一方で，大血管症の既往や危険因子を有する2型糖尿病の患者を対象に多剤併用療法による厳格な血糖コントロール(強化療法群)と従来療法群を比較したACCORD，ADVANCE，VADTといった大規模臨床試験がアメリカで行われた．その結果，ACCORDは死亡率の上昇のために試験が中止され，ADVANCEでは細小血管障害のみが従来療法群と較べて強化療法群で有意に抑制されたが，VADTでは細小血管障害，大血管障害のいずれも両群で有意差がないというそれぞれ一致しない結果が得られた．これらの結果が一致しなかった理由については，注意深い解釈が必要であるが，ACCORDでは疫学的解析の結果，インスリン治療患者が多く，厳格な血糖管理によって重症低血糖による死亡リスクが上がった可能性が示唆されている．

また，2型糖尿病には先に述べたように高血圧や脂質異常症など様々な危険因子がしばしば合併しており，これらの危険因子に総合的に介入することが重要であると考えられている．デンマークのステノ糖尿病センターにおける臨床研究(Steno 2)[9]では生活習慣に加えて，これらの危険因子に総合的に介入することによって細小血管障害のリスクを50%減少させることが明らかになった．現在わが国でも数千人規模の臨床研究(J-DOIT3)が行われており，その結果が期待されている．

以上の結果を総合すると，2型糖尿病患者の細小血管障害の発症・進展の予防には，厳格な血糖コントロールが最も重要であると考えられる．また，大血管障害の発症・進展の予防には，できるだけ早期からの血糖コントロールが重要であり，大血管障害が進行しているような場合には血糖コントロールの効果は得られにくく，むしろ低血糖を起こさないような治療が望ましいと考えられる．さらに，血糖値だけではなく，血圧や脂質にも総合的に介入することが重要であると考えられている．

5　先制医療に関連する取り組み

a. 早期介入の有効性

UKPDSから得られたもう一つの重要な結果として，SU薬，メトホルミン，インスリンのいずれで強化療法を行っても，いったんは低下したヘモグロビンA1cの値は再び上昇しはじめ，数年もすれば元のレベルに戻り，その後はさらに上昇するということであった[10]．これをHOMA-βというインスリン分泌機能を示す指標でみれば，糖尿病と診断されたときには健常者の50%程度にまでインスリン分泌機能が低下しており，その後さらに年々低下することが明らかになった．これは糖尿病が進行性の疾患であるということを示すものであり，最初は食事・運動のみで血糖コントロールがうまくいっていたものが，そのうちに少量の経口薬が必要となり，さらに経口薬の量や種類が増え，ついにインスリン注射も必要になるという，日常臨床の中でしばしば見かける光景と合致する．

それでは，このように糖尿病が進行性であるというのであれば，早期から介入することで糖尿病の発症・進展は抑制することは可能なのであろうか？これに関しては，これまでにいくつかの大規模臨床研究がある．先に述べたように，DPP試験では肥満を伴う耐糖能異常を有する人の糖尿病への進展を食事・運動といった生活習慣の改善あるいはメトホルミンの内服で有意に抑制することができた．わが国においてもDPPH(Diabetes Prevention Program of Hiroshima)[11]，JDPP(Japan diabetes prevention program)[12]，Toranomon study[13]などの臨床研究を通じ，生活習慣への介入の有効性を示した報告がある．

一方，カナダとヨーロッパで行われたSTOP-NODDM試験[14]では耐糖能異常1,368例

の検討でα-グルコシダーゼ阻害薬の一つであるアカルボースを服用することにより3.2年間の累積糖尿病発症率はアカルボース群で32%，プラセボ群で42%と25%の抑制を見た．さらに，耐糖能異常からOGTTの正常型に復帰した率はアカルボース群で35%，プラセボ群で31%であった．また日本においても，高血圧・脂質異常症，肥満，あるいは2型糖尿病の家族歴を有する耐糖能異常日本人を対象に，α-グルコシダーゼ阻害薬の一つであるボグリボースを平均48.1週投与したところ，糖尿病の発症リスクがボグリボース群でプラセボ群に比し41%抑制され，OGTT正常型への移行がアカルボース群で59%，プラセボ群で46%であった[15]．

これらの結果は，生活習慣や薬剤による介入によって糖尿病の発症を抑止しうる可能性を示している．先に述べたように，2007年の時点で，「糖尿病の可能性が否定できない」予備群は1320万人いる．これらに対してすべて一様に介入するには莫大な経費がかかる．また，先述の介入試験においても介入によって進展が抑止できた人とそうでない人がいる．さらに，合併症の進展についてみても，同程度の血糖値であっても，合併症が進展する患者とそうでない患者がいることも日常臨床の中でしばしば経験することである．

現在糖尿病を最も早期に診断できる方法は，OGTTである．現在でもなおOGTTは感度のよい診断法であり，空腹時血糖値とOGTTの2時間後の血糖値によって糖尿病型，境界型，正常型と分類しているが，問題ははたしてこの方法で十分なのかという点にある．実際，OGTTで境界型と診断された人のインスリン分泌能をInsulinogenic Indexという指標でみても日本人では著しく低下している[16]．しかし一方で，OGTTの診断基準をさらに厳しくすると逆に将来糖尿病に進展しないような人を多く含めることになってしまう．

b. 発症前診断法の研究開発

このような理由から，糖尿病が発症しやすい人，あるいは糖尿病の合併症が進展しやすいような患者をできるだけ早期に予知できる特異性の高い因子を明らかにする必要がある．そのためには，ゲノム，トランスクリプトーム，プロテオーム，メタボロームなどの網羅的手法を用いて，しかも糖尿病発症前の健常の状態から前向きに調べる必要がある．

ゲノムに関しては，先に述べたように，GWASによってこれまでに50種類以上の糖尿病の発症にかかわる遺伝子が明らかにされた．しかし一方で，GWASで用いられるような比較的高頻度な多様体(common variant)では糖尿病の病態の解明や治療につながりにくいという問題がある．最近では次世代シークエンサーを用いた一人ひとりの全エキソンシークエンス解析や全ゲノムシークエンス解析が短時間で可能になってきた．日本人のMODY家系で既知のMODY遺伝子(MODY1～6)で説明がつくものはせいぜい20%程度であるという報告もある．現在筆者らも行っているが，今後は次世代シークエンサーを用いた解析によって低頻度な多様体(rare variant)を明らかにすることが，糖尿病の新たな病態の解明や治療の開発につながる可能性がある．また，最近では人における血液のメタボライトの詳細なデータベースも構築されつつある[17]．今後，糖尿病の発症前に変動するようなマーカーの同定が可能になるかもしれない．最近，コホート研究と組みあわせて，数種類のmicroRNAの血中レベルが同時に減少していると将来2型糖尿病になりやすいといった報告も出てきた[18]．

もう一つ大きなテーマは膵β細胞の量である．Butlerらは，交通事故で死亡した人の剖検例において，膵臓の切片から膵β細胞の量を測定したところ，正常耐糖能の人では肥満の人のほうが膵β細胞量が多く，また2型糖尿病では肥満，非肥満のいずれにおいても膵β細胞量が正常耐糖能者の半分あるいはそれ以下に減少しているという報告を行った[19]．特に肥満者にお

いては空腹時血糖高値の境界型の人でもβ細胞量は半分近くにまで減少していた．同様の報告は，日本人[20]や韓国人[21]においてもなされている．筆者らの京都大学医学部附属病院における膵島移植患者のデータから推測すれば，膵β細胞の機能が正常であれば，OGTT で耐糖能異常が発見された時点では膵β細胞量は 30％程度にまで減少していることになる．実際には 2 型糖尿病は膵β細胞の機能と量の両方の低下によって起こると考えられるが，その比率は個々の患者によって異なると考えられる．現在では非侵襲的に膵β細胞量を定量する方法がないが，現在は筆者らも含めていくつかのグループが陽電子放射断層撮影（PET：positron emission tomography）を用いた膵β細胞の非侵襲的定量法の開発に取り組んでいるところである．

これからの糖尿病治療は進行を抑止するようなものでなくてはならない．そのためには血糖値を下げるだけでなく，膵β細胞のアポトーシス（細胞死）を押さえ，細胞数の減少を食い止めるような膵β細胞の量の観点からの治療も必要になるかもしれない．そのための薬剤の開発にも非侵襲的な膵β細胞量の定量化は極めて重要であろう．

c. 臨床の現状（ガイドライン含む）

以上の流れの中で，2008 年 4 月から 40 歳〜74 歳までの特定健診・特定保健指導がはじまった．この制度では，40 歳〜74 歳までの公的医療保険加入者全員が健診対象となり，まずは腹囲の測定および BMI の算出を行い，基準値（腹囲：男性 85 cm / 女性 90 cm，または BMI：25）以上の人はさらに血糖，脂質（中性脂肪および HDL コレステロール），血圧，喫煙習慣の有無から危険度によりクラス分けを行い，クラスに合った保健指導（積極的支援 / 動機付け支援）を受けることになる（図 5）．メタボリックシンドロームが生活習慣病の予備軍となり，内臓脂肪を減らすことが糖尿病，高血圧，脂質異常症といった生活習慣病の予防，ならびに将来の医療費削減につながるという考え方に基づいている．ただし，平成 24 年 3 月に厚生労働省から発表された平成 22 年度特定健康診査・特定保健指導の実施状況を見ると，特定健診の実施率は対象者数 5,219 万人に対して受診者数は 2,259 万人で，実施率は 43.3％であった．また，特定保健指導の実施率については，特定保健指導の対象者 406 万人に対して，特定保健指導終了者は 55.6 万人と保健指導の対象者の 13.7％にとどまっている．

また，先述のα-グルコシダーゼ阻害薬の一つであるボグリボースを投与することにより耐糖能異常日本人の糖尿病発症を抑制できたというわが国の臨床試験の結果を受けて，2009 年，ボグリボースに，糖尿病予備群である耐糖能異常の段階で投与すると，2 型糖尿病の発症を抑制するという，新しい効能が加わった．耐糖能異常で，食事療法および運動療法を 3 〜 6 か月間行っても改善しない人のうち，高血圧，脂質異常症のいずれかの基礎疾患がある患者に限定はされているものの，このように予防に治療薬の適応が拡大されることは珍しく，厚生労働省の決定は画期的であった．ただし，現実には適応が非常に限定されているために，このような適応に対してそれほど多くは用いられていない．

さらに先に述べたように，2010 年 7 月から糖尿病学会により糖尿病の診断基準の改訂がなされ，血糖値とヘモグロビン A1c の同時測定により一日の検査で糖尿病と診断することが可能になった．これによって，糖尿病の診断が早まり，より早期からの介入や治療が可能になるものと期待されている．

d. 社会への普及の条件

糖尿病における先制医療については，いまだに開発段階であり，社会に普及している状態ではない．糖尿病において先制医療が社会へ普及するためには，糖尿病が発症しやすい人，あるいは糖尿病の合併症が進展しやすいような患者をできるだけ早期に予知できる特異性の高いマーカーを明らかにする必要がある．そのためには，糖尿病発症前の健常人の集団を登録し，

| ステップ1： | 腹囲とBMIで内臓脂肪蓄積のリスクを判定する |
| ステップ2： | 検査結果，質問表より追加リスクをカウントする |

　　①血糖　　空腹時血糖≧100 mg/dL　　または　HbA1c≧5.2%　　または　薬剤治療
　　②脂質　　中性脂肪≧150 mg/dL　　　または　HDL-C＜40 mg/dL　または　薬剤治療
　　③血圧　　収縮期≧130 mg/dL　　　　または　拡張期≧85 mg/dL　または　薬剤治療
　　④質問票　喫煙歴あり

ステップ3：　ステップ1，2から保健指導レベルをグループ分け

ステップ1 内臓脂肪蓄積 リスク判定	ステップ2　リスクの数をカウント				ステップ3 グループ分け
	3つ以上	2つ	1つ	なし	
男性：腹囲≧85 cm 女性：腹囲≧90 cm	積極的 支援レベル	積極的 支援レベル	動機付け 支援レベル	情報提供 レベル	
男性：腹囲＜85 cm かつBMI≧25 女性：腹囲＜90 cm かつBMI≧25	積極的 支援レベル	動機付け 支援レベル	動機付け 支援レベル	情報提供 レベル	
上記のいずれにも 該当しない	情報提供 レベル	情報提供 レベル	情報提供 レベル	情報提供 レベル	

図5　保健指導対象者の選定と階層化の方法

数十年にわたる長期間，前向きに追跡する大規模なゲノムコホート研究が必要になる．そこでは，その人たちの医学的情報，環境・生活習慣情報だけでなく，今日あるいは将来の最新のゲノム，トランスクリプトーム，プロテオーム，メタボロームなどの技術にも対応できるような血液，尿などの試料の収集を，倫理委員会に認められた包括的同意に基づき個人情報の厳密な保護のもとに行わねばならない．このようなプロジェクトは長期間にわたる莫大な予算と，医学だけでなく，統計学，情報科学，物理工学など様々な職種の研究者が集結した国家プロジェクトとして統一的なしくみの合意形成を行い推進すべきものである．このようにして得られた情報は，わが国における日本人の健康情報データベースを構築し，これからの先制医療を成功に導く国家的財産となるであろう．

もう一つの課題は技術やコストの問題であろう．ゲノム情報などの様々な莫大な情報から，必要な情報を抽出し，マーカーを同定していくためには，これまでは莫大なコストと時間がかかっていた．しかし一方で，たとえばゲノム解析に用いられるシークエンサーについてみれば，最近の次世代シークエンサーの登場により，一人ひとりのゲノム情報も10年前と較べてはるかに速くかつ安価に解読することが可能になっている．すなわち，ゲノムコホート研究を実現するためには，安価かつ短時間で達成可能になるような技術革命や情報革命が不可欠となる．

6　先制医療の実現で期待されること

先に述べたように，糖尿病における先制医療の目標は，未然に糖尿病の発症を防ぎ，またいったん糖尿病を発症した患者については，合併症の進行を予防することにより，健康な人と変わらないQOLと健康寿命を確保することである．

現時点では，糖尿病の発症予防には食事・運動が有効であることはすでに述べた．しかし一方で，現在のOGTTを用いた診断手法では，

診断時にすでに糖尿病はかなり進行しており，もっと早期に高い特異性をもって診断できるマーカーの必要性について述べた．このような新たな予知マーカーを同定することによってはじめて，超早期から介入するためのさらに効果的な介入法の開発が可能になり，先制医療の実現が達成できる．その結果，糖尿病患者や糖尿病による透析導入患者などが減少に転じ，国民の健康寿命を延長させ，医療費や介護費の抑制も可能になるであろう．

文献

1) International Diabetes Federation：IDF Diabetes Atlas, 5th ed., 46-61, 2011
2) 堀田 饒, 他：糖尿病 39：221-236, 1996
3) Knowler WC, et al.：N Engl J Med 346：393-403, 2002
4) 日本糖尿病学会（編）：糖尿病治療ガイド 2012-2013, 文光堂, 20-21, 2012
5) The Diabetes Control and Complications Trial Research Group.：N Engl J Med 329：977-986, 1993
6) UK prospective Diabetes Study (UKPDS) Group.：Lancet 352：837-853, 1998
7) Holman RR, et al.：N Engl J Med 359：1577-1589, 2008
8) Ohkubo Y, et al. Diabetes Res Clin Oract 28：103-117, 1995
9) Gaede P, et al.：Lancet 353：617-622, 1999
10) U K Prospective Diabetes Study Group：Diabetes 44：1249-1258, 1995
11) 石田さくらこ, 他：糖尿病 47：707-713, 2004
12) Sakane N, et al.：BMC Public health 11：40, 2011
13) Kosaka K, et al.：Diabetes Res Clin Pract 67：152-162, 2005
14) Chiasson JI, et al.：Lancet 359：2072-2077, 2002
15) Kawamori R, et al.：Lancet 373：1607-1614, 2009
16) Fukushima M, et al. Diabetes Res Clin Pract 66S：S37-S43, 2004
17) Psychogis N, et al.：PLos One 6(2)：e16957, 2011
18) Zampetaki A, et al.：Circ Res 107：810-817, 2010
19) Butler AE, et al.：Diabetes 52：102-110, 2003
20) Sakuraba H, et al.：Diabetologia 45：85-96, 2002
21) Yoon KH, et al.：J Clin Endoclinol Metab 88：2300-2308, 2003

著者プロフィール

稲垣暢也（京都大学大学院医学研究科糖尿病・栄養内科学教授）

1984（昭和59）年京都大学医学部卒業．1992（平成4）年京都大学大学院医学研究科修了後，千葉大学高次機能制御研究センター助手，講師，助教授を経て1997（平成9）年秋田大学医学部生理学第一講座教授，2005（平成17）年より現職（京都大学大学院医学研究科糖尿病・栄養内科学教授）．日本糖尿病学会理事，日本病態栄養学会理事など．2型糖尿病がなぜ発症するのかについて，特にインスリンの分泌メカニズムに焦点を当てて研究を行っている．さらに，食事によってインクレチンが分泌されるメカニズムやその作用に関する研究，膵β細胞を体外から可視化する技術の開発などを行っている．好きなことは日本の歴史に思いを馳せながら各地を散策すること．

第3章 先制医療の実現に向けて

3. 骨粗鬆症

[島根大学医学部内科学講座内科学第一] 杉本利嗣

超高齢社会を迎え，健康寿命の延伸，介護予防が特に重要な課題となっている．また急速に少子高齢化が進むわが国では，医療費そして介護の需要と費用が急速に増加し，これらの負担の高騰にどう対処するかも大きな社会問題となってきている．寝たきりと要介護の主要な要因として，脳卒中とともに骨粗鬆症に起因する骨折があげられる．本項では，先制医療の実現が特に期待される疾患の一つである骨粗鬆症を取り上げ概説する．

1 骨粗鬆症の定義，診断基準とその変遷

1941年Albrightらにより，骨粗鬆症とは骨組織を構成するI型コラーゲンを中心とした有機基質と，CaやPからなる無機基質の比率には変化がなく，骨全体の絶対量が減少した状態，すなわち骨軟化症や線維性骨炎と区別される病態であるとの疾患概念が示された．そして1980年代までは，脆弱性骨折を生じた例を骨粗鬆症と診断することが一般的であった．すなわち，骨折が生じるに至る病的過程と骨粗鬆症性骨折を明確には区別できず，骨折を合併した例のみが骨粗鬆症とよばれていた．しかし1980年代の骨粗鬆症の臨床研究の大幅な進展，そして骨塩定量法（骨密度測定法）の技術的進歩と普及などを背景に，1991年にコペンハーゲンで開催されたコンセンサス会議で「骨粗鬆症は，低骨量と骨組織の微細構造の異常を特徴とし，骨の脆弱性が増大し，骨折の危険性が高まる疾患」との定義の提案がなされ，1994年にこれをWHO（世界保健機関）が追認する形で，はじめて国際的に明確な定義づけがなされた．すなわち骨粗鬆症は骨折を生じるに至る病的過程であり，脆弱性骨折は骨粗鬆症という疾患の結果として生じる合併症であるとの疾患概念である．

WHOでは骨粗鬆症の定義とともに，一般人口における骨密度値と骨折発生率との関連性に基づき，二重X線吸収（DXA）法によって測定した大腿骨近位部骨密度で，若年成人女性平均値（YAM）から−2.5SD以下（Tスコア−2.5以下）を骨粗鬆症，YAMの−1SD〜−2.5SDを骨量減少，YAMの−1SD以上を正常とする，骨密度による診断基準を作成した[1]．これを受けてわが国でも1996年に診断基準が作成され，2000年に改訂された．骨折を判別する感度，特異度からYAMの70％未満を骨粗鬆症，YAM70〜80％を骨量減少，80％以上を正常とした．さらに脆弱性骨折のある例では骨折リスクが高く，同性，同年齢の骨密度70％は，骨密度80％で脆弱性骨折ありの場合と同程度の骨折リスクを有するというエビデンス（科学的な根拠）を取り入れ，脆弱性骨折のある例ではYAM80％未満を骨粗鬆症とする診断基準を作成した（図1）[2]．骨密度と脆弱性骨折の有無によるダブルスタンダードを採用したわが国の診断基準は先駆的なものといえる．

一方，1990年代には骨密度以外の骨折危険因子の存在が次々と明らかにされた．またラン

I. 脆弱性骨折(注1)あり	
II. 脆弱性骨折なし	
骨密度値(注2)	脊椎X線像での骨粗鬆化(注3)
正　　常　YAMの80%以上	なし
骨量減少　YAMの70%以上～80%未満	疑いあり
骨粗鬆症　YAMの70%未満	あり

YAM：若年成人平均値（20～44歳）

低骨量をきたす骨粗鬆症以外の疾患または続発性骨粗鬆症を認めず，骨評価の結果が下記の条件を満たす場合，原発性骨粗鬆症と診断する．

脊椎X線像での骨粗鬆化	従来の骨萎縮度判定基準
なし	骨萎縮なし
疑いあり	骨萎縮度I度
あり	骨萎縮度II度以上

(注1) 脆弱性骨折：低骨量（骨密度がYAMの80%未満，あるいは脊椎X線像で骨粗鬆化がある場合）が原因で，軽微な外力によって発生した非外傷性骨折，骨折部位は脊椎，大腿骨頸部，橈骨遠位端，その他．
(注2) 骨密度は原則として腰椎骨密度とする．ただし，高齢者において，脊椎変形などのために腰椎骨密度の測定が適当でないと判断される場合には大腿骨頸部骨密度とする．これらの測定が困難な場合は橈骨，第二中手骨，踵骨の骨密度を用いる．
(注3) 脊椎X線像での骨粗鬆化の評価は，従来の骨萎縮度判定基準を参考にして行う．

図1　原発性骨粗鬆症の診断基準（2000年度改訂版）
（折茂 肇，他：日本骨代謝学会骨粗鬆症診断基準検討委員会．日本骨代謝学会雑誌 18：76-82，2001 より改変）

ダム化比較試験（randomized clinical trial：RCT）の結果より，骨吸収抑制剤による骨折防止効果に占める骨密度上昇の寄与率が低いこと，ステロイド投与例の骨折リスクは骨密度の低下から予測されるレベル以上であることなどが明らかとなった．このようなエビデンスの累積により2000年のアメリカNIH（国立衛生研究所）でのコンセンサス会議において，骨密度以外の骨強度の説明要因を骨質という用語に集約し，これを規定する因子として，微細構造，骨代謝回転，微細骨折，石灰化，コラーゲンなどの骨基質をあげた（図2）．そして骨粗鬆症の定義を，「骨強度の低下を特徴とし，骨折のリスクが増大しやすくなる骨格疾患」とすることが提案された[3]．さらに骨強度は骨密度と骨質の2つの要因からなり，骨密度は骨強度の70%，そして骨質が30%を占めるとした．

このように骨粗鬆症の定義に骨質の概念が取り入れられたが，今も骨質を定量的に評価することが臨床的にむずかしい．そのため男性や白人以外の人種にあてはまるかなどの問題点はあ

定義：『骨強度が低下し，骨折リスクが高くなる骨疾患．骨強度には骨密度と骨質が関与する』

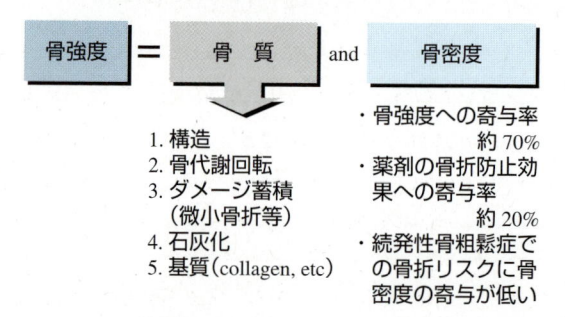

骨強度 ＝ 骨質 and 骨密度

1. 構造
2. 骨代謝回転
3. ダメージ蓄積（微小骨折等）
4. 石灰化
5. 基質（collagen, etc）

・骨強度への寄与率　約70%
・薬剤の骨折防止効果への寄与率　約20%
・続発性骨粗鬆症での骨折リスクに骨密度の寄与が低い

図2　骨粗鬆症の定義

るものの，1994年にWHOから発表された骨密度に依存した診断基準を世界の大部分の国で用いているのが現状である．また骨粗鬆症領域の研究においてもグローバル化が急速に進んでおり，国際的な整合性が望まれる．わが国もこれに対応した診断基準に改訂される予定である．以上が骨粗鬆症の定義と診断基準の現在に至るまでの経緯であるが，これからも典型的なsilent diseaseである骨粗鬆症において骨折を起こす前に診断と治療介入することの重要性が読

み取れる.

2 骨粗鬆症の社会的現状

a. 有病率

大規模住民コホート研究において，わが国の診断基準から推計された骨粗鬆症の有病率が報告された[4].この研究で得られた骨粗鬆症の年代別有病率を，年齢別人口構成に当てはめて骨粗鬆症患者数を推計すると，腰椎か大腿骨頸部のいずれかで診断された患者数は，1,280万人（男性300万人，女性980万人）となっている.

b. 骨折有病率，発生率

1）大腿骨近位部骨折

わが国の大腿骨近位部骨折の発生率については，厚生労働省研究班より過去20年にわたり，5年毎に全国規模の調査が行われてきた.2007年の結果では，大腿骨近位部骨折発生数は14万8,100人（男性3万1,300人，女性11万6,800人）であり，60，70代では発生率に歯止めがかかっているものの，総発生率は増加の一途をたどっている[5].国際的視点からみると，わが国の発生率は欧米に比して低いといえる.しかし2000年以降の調査では，欧州，北米，豪州などでは発生率が低下してきているのと対照的に，わが国では増加している.

2）椎体骨折

椎体骨折は最も頻度の高い骨粗鬆症性骨折であり，欧米に比して有病率，発生率が高いことが知られている.70歳代前半の25%，80歳以上の43%が椎体骨折を有する.しかも70歳以降では，その半数以上が複数個の骨折を有するという[6].

c. 生活の質（QOL），死亡率（mortality）

骨粗鬆症は関節リウマチと同程度に生活機能やQOLを低下させる疾患と認識されている.大腿骨近位部骨折は直接的に日常生活動作（ADL）の低下や寝たきりに結びつき，生命予後を悪化させる.実際，わが国における調査において，骨折前にADLが自立していた症例は87%であったが，骨折1年後には50%に低下していたという.また骨折者の少なくとも10%は骨折後1年で死亡する[7].

一方，椎体骨折もQOL低下の原因となり，個数が増えるに従って，より低下する.骨折による疼痛，ADLの制限に加え，脊柱変形に続発して生じる食道裂孔ヘルニアや逆流性食道炎，便秘，心肺機能低下などは間接的にQOL低下の原因となる.そして，大腿骨近位部骨折のように短期的には生命予後に結びつくわけではないが，中長期的には密接な関係が存在する[8].

骨折後の生命予後には性差があり，男性では骨折発生率は女性に比べて低いが，いったん骨折すると死亡率の上昇度が高い.

d. 医療経済

骨粗鬆症は認知症と同様に医療のみならず介護などの社会的なコストも大きい.とりわけ寝たきりにつながりやすい大腿近位部骨折の医療費は年間1,300億円，介護費をあわせると6,800〜8,100億円かかると試算されている.さらに椎体骨折を加えた年間の医療費と介護費用の合計は1兆円に近い（7,974〜9,895億円）と推計されている[9].

3 骨折リスクの評価とその方策

a. 骨折リスクの評価

骨質評価法に関する研究が急速に進歩してきているが，現在日常臨床で評価可能な骨強度規定因子は骨密度と骨代謝マーカー測定による骨代謝回転である.

骨密度が1標準偏差（standard deviation：SD）低下すると骨折リスクが約2倍高まる.わが国でも既存骨折の有無や性別にかかわらず骨折リスクが骨密度依存性であることが立証されている[10].一方，CTXなどの骨吸収マーカーや血中非カルボキシル化オステオカルシン（ucOC）高値が骨密度とは独立した大腿骨近位部骨折危

表1 骨代謝マーカーの基準値，カットオフ値，異常高値，最小有意変化

項目	基準値	測定法	カットオフ 骨量減少	カットオフ 骨折	異常高値	最小有意変化(MSC)(%)
尿中 DPD	2.8～7.6[#1] nmol/mmol・Cr	EIA	5.9	7.6	13.1＜	23.5
尿中 NTX	9.3～54.3[#1] nmolBCE/mmol・Cr	EIA	35.3	54.3	89.0＜	27.3
尿中 CTX	40.3～301.4[#1] μg/mmol・Cr	EIA	184.1	301.4	508.5＜	23.5
血清 BAP	2.9～14.5[#2] μg/L	CLEIA	未確定	―	22.4＜	9.0
血清 BAP	7.9～29.0[#2] U/L	EIA	21.1	29.0	75.7＜	―
血清(血漿)P1NP	14.9～68.8[#1] μg/L	RIA	未確定	―	79.1＜	12.1
血清 NTX	7.5～16.5[#3] nmolBCE/L	EIA	13.6	16.5	24.0＜	16.3
血清(血漿)CTX	0.100～0.653[#1] ng/mL	EIA	未確定	0.653	1.030＜	23.2
血清(血漿)TRACP-5b	120～420[#2] mU/dL	EIA	309	420	760＜	12.4
血清 ucOC	3.94[#2#4] ng/mL	ECLIA	―	4.5	―	32.2

#1, 2：30～44歳の閉経前女性，#2：測定キット発売会社資料より，#3：40～44歳閉経前女性，#4：基準値としては設定させておらずカットオフ値 4.5 ng/mL が用いられている.
骨減少カットオフ値：閉経前女性平均＋1.0 SD に相当
骨折カットオフ値：閉経前女性平均＋1.96 SD に相当
異常高値の場合は，原発性骨粗鬆症以外の骨疾患についても考慮する.
(注)：測定項目が増加し，測定方法も多様化しているために，基準値については依頼した測定会社の基準値を確認する必要がある.
骨折カットオフ値については，閉経前女性平均＋1.96 SD.
最小有意変化(MSC)は日差再現性の平均値を基準として 2 倍した値より算出した.
(折茂 肇，他：骨代謝マーカー測定. 日本骨粗鬆症学会，日本骨代謝学会，骨粗鬆症財団 骨粗鬆症の予防と治療ガイドライン作成委員会(編)，骨粗鬆症の予防と治療ガイドライン 2011 年版. ライフサイエンス出版，29, 2011 より改変)

険因子であることが WHO technical report 921 において取り上げられた．わが国でも NTX や DPD などの骨吸収マーカーや ucOC の高値が骨折の危険因子であることが報告された．また最近破骨細胞と骨芽細胞の特異的マーカーであるそれぞれ TRACP-5b と P1NP が，新規骨代謝マーカーとして保険承認されている．そして骨粗鬆症の予防と治療ガイドライン(2011 年版)と骨代謝マーカーの適正使用ガイドライン(2012 改訂版)では，これら新規骨代謝マーカーを含めたマーカーの骨折のカットオフ値が提言されている(表1)．わが国では多くの骨代謝マーカーが保険診療で測定可能であり，骨折リスクを評価するうえで海外よりアドバンテージを有しているといえる．

b. 骨折リスク評価法の今後の展望

骨質は構造特性と材質特性に大別されるが，特に前者の評価法の開発が進展してきており，定量的超音波骨量測定法(QUS)，大腿骨近位部 DXA データに基づき，非侵襲的にジオメトリーと骨強度指標を算出する DXA-based そして CT-based hip structure analysis(HSA)，multi-detector(MD)-CT，high resolution(HR)-CT，HR-pQCT，HR-MRI，そして CT の三次元骨梁構造データあるいはボクセルの CT 値から換算した骨密度分布データに基づく有限要素解析(Finite Element Analysis：FEA)などがあげられる(図3)．実際，QUS，HSA に関しては臨床応用されつつある．材質特性については，synchrotron CT や Fourier transform infrared(FTIR)を用いてミネラル化やコラーゲンの性状を評価する研究が進展してきているが，後者では骨生検による検体が必要であり，一般臨床応用へのハードルが高い．

一方，バイオマーカーに関しては，上述した

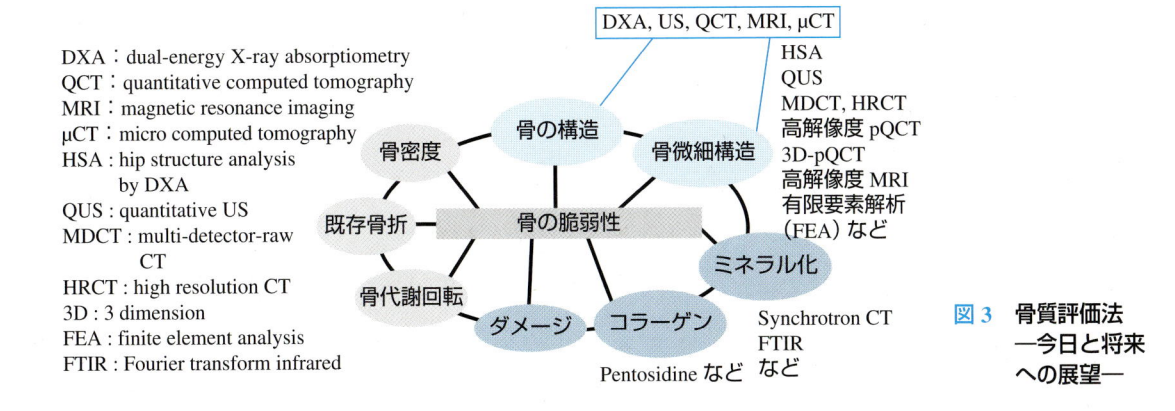

DXA：dual-energy X-ray absorptiometry
QCT：quantitative computed tomography
MRI：magnetic resonance imaging
μCT：micro computed tomography
HSA：hip structure analysis by DXA
QUS：quantitative US
MDCT：multi-detector-raw CT
HRCT：high resolution CT
3D：3 dimension
FEA：finite element analysis
FTIR：Fourier transform infrared

図3 骨質評価法—今日と将来への展望—

既存の骨代謝マーカー以外にホモシステイン，代表的な終末糖化産物(advanced glycation end-products：AGEs)であるペントシジンが骨質を評価するマーカー(骨マトリックス関連マーカー)として注目されており[11,12]，これらのマーカー高値では骨密度とは独立して骨折リスクが高いことを示す報告が累積してきている．

骨の有機成分の90%以上を占めるコラーゲン分子は架橋により連結されている．この架橋には酵素依存的な生理的架橋と酸化ストレス，糖化，老化によってできるAGEs架橋があり，後者の代表例がペントシジンである．コラーゲンの質の評価に有用な候補マーカーとして，ペントシジン以外に，老化・脆弱指標としてのAGEs架橋/生理的架橋比，成熟度指標として，成熟架橋/未熟架橋比，水酸化度指標として生理的架橋の組成比，成熟・老化度指標としての異性化(isomerization)の程度などがあげられる．しかし単独で骨折リスク評価ができ，骨折のカットオフ値が提言できるマーカーがあるとはいいがたいのが現状である．

4 骨粗鬆症治療の現況

a. 診断基準と薬物治療開始基準

骨粗鬆症の診断基準は骨密度を指標に提示されている．ここで問題となるのが，診断基準をそのまま薬物治療開始基準とみなすことの妥当性である．これを考えるうえで米国骨粗鬆症財団が実施した縦断研究調査は極めて貴重である[13]．これによると，骨折発生率は骨密度に依存しているが，実際に骨折した絶対数は骨粗鬆症の診断基準を満たしていない骨量減少群に多いことが明らかとなっている．わが国では骨折危険因子として，低骨密度，既存骨折，年齢に関するエビデンスがある[10]．WHOが国際共同コホート研究を通じて行った骨折のリスク因子に関するメタ解析(複数の臨床研究のデータの統合解析)により，これらに加え，過度のアルコール摂取，現在の喫煙，大腿骨頸部骨折の家族歴，ステロイド服用，関節リウマチが確定している[14]．そしてWHOでは以上の臨床的危険因子を用いた骨折リスク評価ツール(fracture risk assessment tool：FRAX®)を作成した．FRAX®とは，骨折発生率と寿命に基づき向こう10年間の大腿骨近位部と主要骨粗鬆症性(臨床的椎体，大腿骨近位部，前腕，上腕部)骨折の絶対リスクを算出する評価ツールでありリスクが高い例には早期からの治療介入の必要性が提唱されている．実際，欧米からFRAX®値を取り入れた薬物治療の開始に関する指針が公表されている[15,16]．わが国においても骨粗鬆症の予防と治療ガイドライン(2011年版)では，このような考え方をふまえ，脆弱性骨折の既往，大腿骨近位部骨折の家族歴に加え，FRAX®値を導入した薬物治療開始基準となっている(図4)．このように診断基準を満たさなくても，骨折リスクが高い患者には早期からの治療介入の必要性についてのコンセンサスが得られている．

```
脆弱性骨折（大腿骨近位部骨折または椎体骨折）#1
         ├── ない
         │    └── 脆弱性骨折（大腿骨近位部骨折および椎体骨折以外）#2
         │         ├── ない
         │         │    ├── BMDがYAM70%以上80%未満#3
         │         │    │    ├── FRAX®の10年骨折確率（主要骨折）15%以上#4,5
         │         │    │    └── 大腿骨近位部骨折の家族歴
         │         │    └── BMDがYAM70%未満#3
         │         └── ある
         │              └── BMDがYAM80%未満#3
         └── ある
                           → 薬物治療開始
```

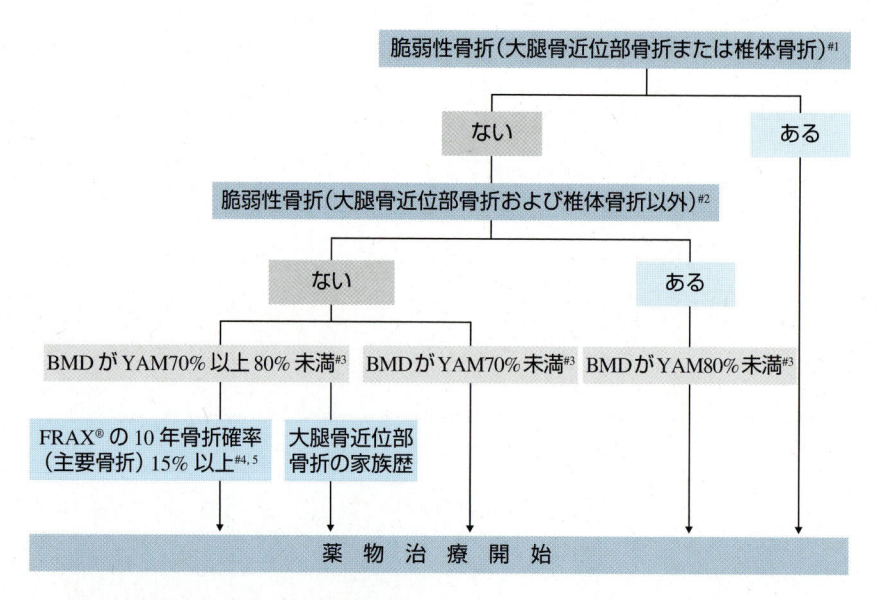

図4　原発性骨粗鬆症の薬物治療開始基準

#1：女性では閉経以降，男性では50歳以降に軽微な外力で生じた，大腿骨近位部骨折または椎体骨折をさす．
#2：女性では閉経以降，男性では50歳以降に軽微な外力で生じた，前腕骨遠位端骨折，上腕骨近位部骨折，骨盤骨折，下腿骨折または肋骨骨折をさす．
#3：測定部位によってはTスコアの併記が検討されている．
#4：75歳未満で適用する．また，50歳代を中心とする世代においては，より低いカットオフ値を用いた場合でも，現行の診断基準に基づいて薬物治療が推奨される集団を部分的にしかカバーしないなどの限界も明らかになっている．
#5：この薬物治療開始基準は原発性骨粗鬆症に関するものであるため，FRAX®の項目のうち糖質コルチコイド，関節リウマチ，続発性骨粗鬆症にあてはまる者には適用されない．すなわち，これらの項目すべて「なし」である症例に限って適用される．

（折茂 肇，他：治療の目的と薬物治療開始基準：骨折の危険因子をふまえて．日本骨粗鬆症学会，日本骨代謝学会，骨粗鬆症財団　骨粗鬆症の予防と治療ガイドライン作成委員会（編），骨粗鬆症の予防と治療ガイドライン2011年版．ライフサイエンス出版，55, 2011 より改変）

表2　わが国で保険適用のある骨粗鬆症治療薬

種類	医薬品名
カルシウム製剤	Lアスパラギン酸カルシウム，リン酸水素カルシウム
エストロゲン製剤	エストリオール，17β-エストラジオール
蛋白同化ホルモン製剤	デカン酸ナンドロロン他
カルシトニン製剤	エルカトニン，サケカルシトニン他
活性型ビタミンD_3製剤	アルファカルシドール，カルシトリオール，エルデカルシトール
イプリフラボン製剤	
ビタミンK_2製剤	メナテトレノン
ビスホスホネート（BP）製剤	エチドロネート，アレンドロネート，リセドロネート，ミノドロン酸
選択的エストロゲン受容体モジュレーター製剤（SERM）	ラロキシフェン，バゼドキシフェン
副甲状腺ホルモン製剤	テリパラチド

b. 原発性骨粗鬆症の薬物治療

骨粗鬆症治療薬は骨吸収抑制剤と骨形成促進剤に大別され，わが国では10系統の薬剤が認可されている（**表2**）．ファーストラインの薬剤としてビスホスホネート製剤（BP製剤：アレンドロネート，リセドロネート等），選択的エストロゲン受容体モジュレーター製剤（SERM：ラロキシフェン等）などの骨吸収抑制剤があげられる．最近，わが国で開発された初のBPで，4週に1回の経口製剤であるミノドロン酸，新規SERM製剤バゼドキシフェン，骨作用を強化した新規ビタミンD_3誘導体エルデカルシトール，そして待望の骨形成促進剤である副甲状腺ホルモン（PTH）-1-34 ［テリパラチド］の連日皮下注製剤と週1回皮下注製剤が登場した．骨粗鬆症の予防と治療ガイドライン（2011年版）において，以上のすべての薬剤は椎体骨折の防止効果における高いエビデンスグレードと位置づけられている．

一方，大腿骨近位部骨折の防止効果において高いエビデンスグレードを有する薬剤はアレンドロネート，リセドロネートと結合型エストロゲンであり，非椎体骨折においてはこれに加えテリパラチドがあげられる．ただし，BPでは頻度は極めて低いが，長期投与で顎骨壊死や大腿骨非定型骨折の危険性があることが報告されている．結合型エストロゲンは骨粗鬆症では保険適応外であること，また長期服用で乳癌や心血管イベントの発症頻度を高める可能性があること，そしてテリパラチドは投与期間が18～24か月に限定されていることに留意する必要がある．一方，骨以外の骨折リスク要因に筋力や平衡機能低下に伴う転倒があげられるが，最近のメタ解析でビタミンD_3製剤の転倒防止効果が立証され，本薬剤は骨外作用の面からも見直されてきている．また骨粗鬆症は女性に多く見られるが，近年は男性の骨粗鬆症も注目されてきており，BP，テリパラチドの有効性を示す報告が蓄積してきている．

さらに骨形成・骨吸収シグナルの基礎研究の進展に基づく新規骨粗鬆症治療薬の開発が急ピッチで進められている．実際，骨吸収抑制剤として，間欠経口BP製剤（1回/1～3か月など），1回/1～12か月の静注用BP製剤（アレンドロネート，イバンドロネート，ゾレドロネート），カテプシンK阻害薬，破骨細胞分化誘導因子（RANKL）に対するモノクローナル抗体などの生物製剤があげられる．特に新規BP製剤であるゾレドロネートの年1回の点滴静注により，大腿骨近位部骨折患者の生存率がプラセボ投与群と比較し有意に高い結果を示す報告が注目されている[17]．また他の骨吸収抑制剤のメタ解析でも死亡率に対する有効性の報告がでてきており[18]，今後骨粗鬆症治療薬の有用性の評価項目にQOLとともに死亡率が加えられていくものと期待される．一方，骨形成促進剤としては，PTH関連ペプチド（PTHrP）製剤，内因性PTHを急峻かつ一過性に上昇させるCa感知受容体拮抗薬（calcilytics），そして近年骨形成シグナルとして脚光を浴びているWntシグナルのアンタゴニストであるsclerostinやDkk-1などのモノクローナル抗体の開発が進められている．実際，sclerostinモノクローナル抗体投与による臨床研究で骨量増加効果が立証されてきている．

今後の課題としては，超高齢者や骨折危険度の特に高い重症骨粗鬆症例に対する薬物治療の有用性，併用療法の意義，治療薬の適切な使い分けの根拠となるエビデンスの構築などがあげられる．これらのグレードの高いエビデンスを得ることを目的に，現在日本骨粗鬆症学会

表3 骨粗鬆症の臨床病型分類

原発性骨粗鬆症	続発性骨粗鬆症
・閉経後 ・男性 ・特発性（妊娠後骨粗鬆症等）	・治療（薬剤）関連性 　ステロイド性 　性ホルモン低下療法性 ・疾患関連性 　関節リウマチ 　副甲状腺機能亢進症 　生活習慣病（2型糖尿病，CKD等） ・その他

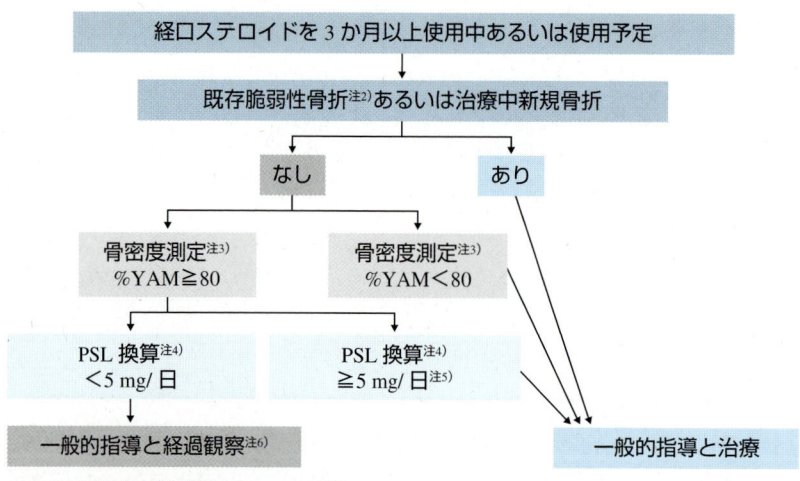

```
            経口ステロイドを3か月以上使用中あるいは使用予定
                              ↓
            既存脆弱性骨折(注2)あるいは治療中新規骨折
                     ↓                    ↓
                    なし                   あり
            ┌────────┴────────┐
       骨密度測定(注3)      骨密度測定(注3)
        %YAM≧80          %YAM＜80
            ↓                    ↓
       PSL 換算(注4)       PSL 換算(注4)
        ＜5 mg/日         ≧5 mg/日(注5)
            ↓                    ↓           ↓
       一般的指導と経過観察(注6)    一般的指導と治療
```

YAM：若年成人平均値（20～44歳）
注1）本ガイドラインは18歳以上を対象とする．
注2）脆弱性骨折の定義は原発性骨粗鬆症と同一である．
注3）骨密度測定は原発性骨粗鬆症（2000年度改訂版）に準ずる．
注4）1日平均投与量
注5）1日10 mg以上の使用例では骨密度値が高くても骨折の危険性がある（骨折閾値%YAM90）．
注6）高齢者では骨折の危険性が高くなる．

図5　ステロイド性骨粗鬆症の管理と治療のガイドライン[注1]
（Nawata H, et al.：J Bone Miner Metab 23:105-109, 2005 より改変）

A-TOP研究会では医師主導型の種々の大規模臨床研究が遂行されている．現在骨折リスクの高い重症骨粗鬆症例でアレンドロネートと活性型ビタミン D_3 併用が有用であることが明らかとなっている[19]．

c. 続発性骨粗鬆症の管理

続発性骨粗鬆症は治療（薬剤）関連性と疾患関連性に大別される．骨粗鬆症の予防と治療ガイドライン（2011年版）では，臨床的重要度と頻度から，前者としてステロイドホルモン治療と性ホルモン低下療法が，後者として関節リウマチ，副甲状腺機能亢進症，生活習慣病（2型糖尿病，慢性腎臓病（CKD）など）が代表例としてあげられている（表3）．

ステロイド治療例においては，少量内服例においても早期から骨折危険度が高まっていることを示す結果が蓄積され，また骨密度には反映されない骨脆弱性の亢進が存在するため，骨密度の低下を認めない例でも骨折危険度が高まっている．このようなエビデンスを踏まえて，アメリカ，イギリス，カナダ，オーストラリアなどよりステロイド性骨粗鬆症のガイドラインが策定，改訂されるに至っている．そしてわが国でも2005年に管理と治療のガイドラインが公表され[20]，早期からの経口BP製剤などによる治療介入の必要性が提唱されている（図5）．その後，治療薬の直接比較試験が行われ，ゾレドロネートがリセドロネートを，テリパラチドがアレンドロネートを上回る効果が報告された．2010年アメリカではガイドラインが再改訂され，リスク評価にFRAX®の導入，そして推奨薬剤としてゾレドロネートとPTHが付け加えられている[21]．わが国でも現在ガイドラインの改訂作業が現在進められている．ステロイド性骨粗鬆症においては，発症前診断，治療という先制医療の概念に沿った管理が世界的に行われているといえる．また乳癌や前立腺癌など，ホルモン依存性癌に対するホルモン低下療法（GnRHアゴニスト，aromatase inhibitorなど）に伴う骨粗鬆症も臨床上の大きな問題と認識されてきている．以上は早期に骨折危険度が高まり

患者のQOLのみならず寿命短縮にもつながる病態であり，早期からの治療介入が提唱されている．

一方，疾患関連性の中で最近最も注目されているのが，生活習慣病関連性骨粗鬆症である．特に糖尿病においては，1型のみならず2型においても大腿骨近位部骨折リスクが高いことを示す報告が累積し，二つのメタ解析結果も公表されている[22,23]．筆者らの椎体骨折に関する検討でも，2型糖尿病患者では対照群に比し，骨密度は高値にもかかわらず，骨折リスクが高いとの結果を得ており[24]，骨密度に反映されない骨脆弱性亢進，すなわち骨質の劣化がある．この機序としてコラーゲン架橋へのAGEsの蓄積があげられ，筆者らはペントシジンや内因性分泌型AGEs受容体（esRAGE）の血中濃度が2型糖尿病における骨脆弱性を判断する有用なマーカーとなりうる可能性を示す結果を得ており[25]，臨床応用への展開が期待される．一方，慢性腎臓病（CKD）の多くでは生活習慣病が基盤にあるが，最近CKDの軽症および中等症においても骨折リスクが高まっていることが注目されている．続発性骨粗鬆症の中で，ガイドラインにより管理指針が定められているのはステロイド性のみであるが，上記の生活習慣病で骨折リスクが高いことにコンセンサスが得られているため，わが国では世界に先駆けて生活習慣病骨折リスクに関する診療ガイドを2011年発刊した．そしてコントロールの悪い2型糖尿病とステージ3のCKD例においては，骨量減少レベルであっても薬物治療を考慮すべきであるとの試案を出している．以上，続発性骨粗鬆症を管理していく上で，先制医療の考え方は特に重要である．

d. 併存疾患，続発疾患の管理
1）併存疾患

近年，骨・血管相関，すなわち骨粗鬆症と動脈硬化・血管石灰化に密接な関連が存在することが注目されている．すなわち骨密度と動脈石灰化の程度や動脈硬化指数との間に負の相関があること，そして骨量減少度や既存骨折の存在と心血管イベントの発症率／死亡率にも関連があることが数多く報告されている．さらに動脈硬化を惹起する生活習慣病において，上述した糖尿病，CKDに加え，高LDL血症と高血圧においても骨折リスクが高いことを示す成績が累積してきている．

一方，生活習慣病治療薬と骨粗鬆症治療薬がそれぞれ骨代謝と動脈硬化／脂質代謝にも影響を及ぼす可能性が明らかとなってきている．たとえば，スタチン製剤，β遮断剤，サイアザイド製剤，アンジオテンシン転換酵素（ACE）阻害薬そしてインクレチン関連薬であるDPP-4阻害薬が骨折防止効果を有する可能性が注目されている．一方，骨粗鬆症治療薬として認可されているSERMの脂質代謝改善作用や血管に対する作用ならびにBPの血管石灰化抑制作用さらには脳血管イベント防止効果の存在の可能性も示唆されている．また閉経後女性のQOLを脅かす疾患として乳癌があげられるが，ラロキシフェンの浸潤性乳癌防止効果が立証された．したがって治療薬の選択に際し，骨粗鬆症と併存しやすい生活習慣病，特に脂質異常症／動脈硬化症，高血圧，そしてわが国でも急増してきている乳癌に対する配慮も要求される．

2）続発疾患

大腿骨近位部骨折では骨折が直接QOLの低下に結びつくのに対し，椎体骨折では脊柱の変形や姿勢異常により二次的に内科的疾患を合併し，間接的にQOLの低下をきたす可能性にも留意する必要がある（図6）．椎体骨折は1つ生じると次の骨折をきたす危険度が数倍高まり，また椎体骨折の数が増えるに従い，QOLが低下し，さらには生命予後が悪化することが知られている．このQOL低下に寄与している内科疾患として，消化器，呼吸器疾患などがあげられる．この中でも特に注目されているのが，食道裂孔ヘルニアとこれに伴う逆流性食道炎の合併である．筆者らは椎体骨折の重症化が食道裂孔ヘルニアと難治性の逆流性食道炎の発症に密接に関連していることを示す結果を得てい

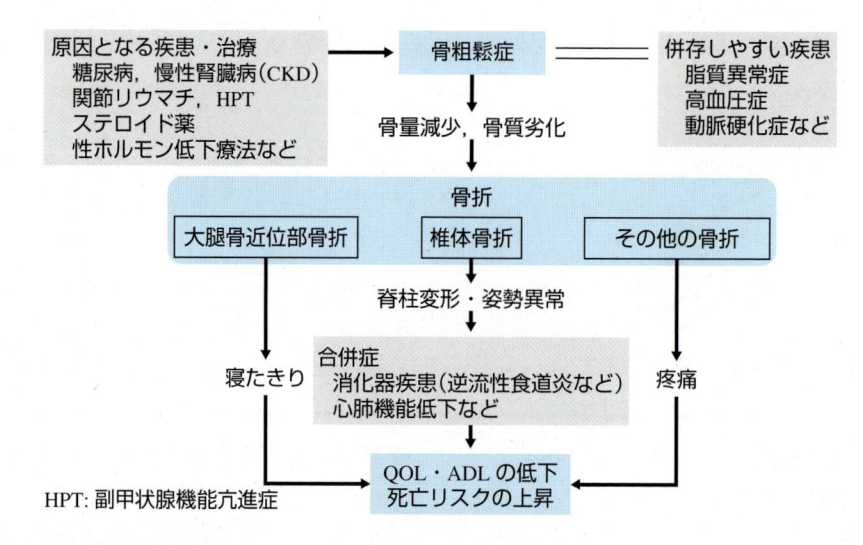

```
原因となる疾患・治療                    併存しやすい疾患
  糖尿病，慢性腎臓病(CKD)    →  骨粗鬆症 ─────  脂質異常症
  関節リウマチ，HPT                     高血圧症
  ステロイド薬                           動脈硬化症など
  性ホルモン低下療法など
                        骨量減少，骨質劣化
                              ↓
                            骨折
            ┌─────────┬─────────┬─────────┐
        大腿骨近位部骨折    椎体骨折        その他の骨折
                         脊柱変形・姿勢異常
                              ↓
            寝たきり    合併症              疼痛
                     消化器疾患(逆流性食道炎など)
                     心肺機能低下など
                              ↓
HPT：副甲状腺機能亢進症   QOL・ADLの低下
                         死亡リスクの上昇
```

図6　骨粗鬆症の臨床像
(折茂　肇，他：臨床像．日本骨粗鬆症学会，日本骨代謝学会，骨粗鬆症財団　骨粗鬆症の予防と治療ガイドライン作成委員会(編)．骨粗鬆症の予防と治療ガイドライン2011年版．ライフサイエンス出版，15，2011 より改変)

る[26]．また椎体骨折の重症化に伴い，胸腔内圧の上昇などを介して肺の換気障害や心機能障害が合併することも知られており，椎体骨折例では特にこのような内科的合併症の適切な管理がQOLの向上に重要と考えられる．

以上，骨粗鬆症領域においては，先制医療の概念に基づいた取り組みを国内外を問わずはじめつつあるといえる．しかし予防的介入への理解や，薬物などを用いた治療に対する意識が，患者のみならず医療関係者の間でも不足しているため，既存の診断，治療法が十分活されていないのが現状である．

5　先制医療の実現に向けた取り組みと課題

a. 研究面でのアプローチ

世界的にも先制医療のコンセプトに近い考え方で薬物治療の開始基準を提言している骨粗鬆症では，効率よく骨折の高リスク群をできるだけ早期に抽出し，薬物介入することが重要である．特に高リスク群の選定にあたっては，遺伝素因の解明とともに，侵襲性の低い骨質評価法の確立が求められており，構造特性や材質特性の評価法の他，骨質マーカーの開発が必須である．

近年多因子疾患に対するゲノムワイド関連解析研究(genome-wide association study：GWAS)の結果が報告され，種々の疾患感受性や薬剤感受性遺伝子の同定がなされてきている．複数の遺伝要因と環境要因の組み合わせに基づく典型的な多因子疾患である骨粗鬆症においても，GWASの多施設共同メタ解析結果が報告され，Wntシグナルの共受容体であるLRP-5をはじめ骨代謝調節に重要な役割を担っているRANK，SOST，osteopontin などが骨密度，骨折と密接に関連することが示されている[27]．またわが国でもゲノムワイドスクリーニング法を用いて，ヒト遺伝子にランダムに存在する一塩基置換遺伝子多型(SNPs)の中で骨密度や骨折リスクを規定するSNPsの探索などが進められつつある．

骨代謝マーカーにおいては，骨基質の構成成分であるコラーゲン分解産物，または骨芽細胞および破骨細胞由来の酵素などの蛋白分子が知られている．しかしこれら以外の新規のペプチド性バイオマーカーに関する研究は，診断，個別化医療，創薬の分野で非常に期待されているにもかかわらず，進展しているとは言いがたい．今後プロテインチップと質量分析(MS)技

術などを駆使した解析方法を利用した網羅的プロテオーム解析とペプチドーム解析により，骨粗鬆症における疾患関連プロテアーゼ産生バイオマーカー候補の探索などを進める必要がある．

その他，サルコペニア(加齢等に伴う筋肉量の低下)の予防と治療薬を目指した骨・関節・筋肉を統合した研究や，ロコモティブシンドローム，メタボリックシンドローム，慢性腎臓病(CKD)との統合的研究，オミックス研究(ゲノミックス，プロテオミックス，メタボミックス等)を産官学協同で進める必要がある．オミックス研究などで得られた知見はコホート研究で検証する事が重要であり，この点からも長期的な視野で複数のコホートを維持する必要がある．

b. 薬物治療面でのアプローチ

前述したように，近年大規模なランダム化比較試験(RCT)で骨折防止効果の立証された骨粗鬆症治療薬が数々と登場した．しかしこれらはすでに骨粗鬆症と診断されている例に対する有効性であって，今後は骨粗鬆症に至っていない骨量減少例に対する骨粗鬆症治療薬の有効性の立証が求められる．またハイリスク群の効率的な抽出を可能にするバイオマーカー研究，治療介入の費用対効果の検証が必要である．そのためには薬物介入による治療効果の定量化も重要であり，これまで十分に行われてこなかった費用対効果の検討も必要となる．また薬効評価にQOLが取り入れられておらず，費用効用分析(CUA)ができていないこと，また日本人の骨粗鬆症関連の各健康状態に対する効用値データベースがないことも問題である．今後，骨粗鬆症に関して医療経済評価法を確立していくにあたり，骨折発生率に関する正確な疫学研究，各骨粗鬆症治療薬のわが国での骨折防止効果や薬効評価へのQOL評価の取り込み，効用値データベースの確立を進める必要がある．一方，骨粗鬆症性骨折の多くは転倒により発症する．しかし筋肉の研究ならびにサルコペニアに対する創薬は遅れており，この領域の研究開発も進めるべきである．

c. 社会への普及に関するアプローチ

骨粗鬆症は発症しても無症状であることが多く，合併症である骨折をきたしてはじめてわかる典型的な silent disease であるため，見逃されやすく，かつ軽視されやすい．わが国では臨床的な危険因子に基づくハイリスク群の抽出法，ならびに薬剤介入法など，先制医療を実現するための手段はある程度存在するものの，薬物治療を受けているのは全体の20%程度にすぎない．そこで医療関係者および社会に対し，早期に発見し，薬物介入することの重要性と有効性を啓発し，骨粗鬆症治療に関する認識を高めることが重要課題となっている．学会，財団レベルでは，ガイドラインの発刊と普及，コメディカルが中心的役割を担う骨折防止に向けた種々の取り組み，すなわち骨粗鬆症リエゾンサービス(OLS)などを進めている．

6　先制医療の実現で期待されること

要介護の主要な要因である脳卒中と骨折の防止には，糖尿病，メタボリックシンドロームなど生活習慣病(通称メタボ)と骨粗鬆症，変形性関節症，サルコペニアなど運動器不安定症(通称ロコモティブ症候群：ロコモ)への対策が急務である．この中でも骨粗鬆症に起因する骨折が一度起こると，次々と骨折が続き，生活習慣病にも悪影響を及ぼし，これがまた骨脆弱性そして骨折リスクをさらに高めるという悪循環サイクルも指摘されている．また骨折連鎖によりADL，QOLが低下し，ひいては死亡率の上昇をきたす．先制医療の実現により，骨折リスクの高い対象を効率よく発症前に抽出でき，効率的な医療を提供できれば，効率的な骨折の防止につながり，健康寿命の延伸に確実につながる．また骨折の連鎖を断つことにより，骨折の治療に要していた医療費や介護費の大幅な軽減も期待できる．さらに集団を対象として骨折のリスク因子を同定し，それを避ける方策をとる

集団の予防医療から一歩進んだ，医療経済面からも極めて効率のよい個別化医療へのシフトが期待できる．

❖文献

1) Consensus Development Conference：*Am J Med* 94：646-650, 1993
2) 折茂　肇，他：日本骨代謝学会骨粗鬆症診断基準検討委員会．日本骨代謝学会雑誌 18：76-82, 2001
3) NIH Consensus development panel on osteoporosis prevention, diagnosis, and treatment. *JAMA* 285：785-795, 2001
4) Yoshimura N, *et al.*：*Int J Epidemiol* 39：988-995, 2010
5) Orimo H, *et al.*：*Arch Osteoporos* 4：71-77, 2009
6) Ross PD, *et al.*：*Int J Epidemiology* 24：1171-1177, 1995
7) Sakamoto K, *et al.*：*J Orthop Sci* 11：27-134, 2006
8) Van Staa TP, *et al.*：*Bone* 29：517-522, 2001
9) 原田　敦，他：日老医誌 42：596-608, 2005
10) Fujiwara S, *et al.*：*J Bone Miner Res* 18：1547-1553, 2003
11) Van Meurs JB, *et al.*：*N Engl J Med* 350：2033-2041, 2004
12) Shiraki M, *et al.*：*J Bone Miner Metab* 26：93-100, 2008
13) Siris ES, *et al.*：*Arch Intern Med* 164：1108-1112, 2004
14) Kanis JA, *et al.*：*Osteoporosis Int* 16：581-589, 2005
15) Dawson-Hughes B, *et al.*：*Osteoporosis Int* 19：449-458, 2008
16) Kanis JA, *et al.*：*Osteoporosis Int* 19：1395-1408, 2008
17) Lyles KW, *et al.*：*N Engl J Med* 357：1799-1807, 2007
18) Bolland MJ, *et al.*：*J Clin Endocrinol Metab* 95：1174-1181, 2010
19) Orimo H, *et al.*：*Curr Med Res Opin* 27：1273-1284, 2011
20) Nawata H, *et al.*：*J Bone Miner Metab* 23：105-109, 2005
21) Grossman JM, *et al.*：*Arthritis Care & Research* 62：1515-1526, 2010
22) Vestergaard P, *et al.*：*Osteoporosis Int* 18：427-444, 2007
23) Janghorbani M, *et al.*：*Am J Epidemiol* 166：495-505, 2007
24) Yamamoto M, *et al.*：*J Bone Miner Res* 24：702-709, 2009
25) Yamamoto M, *et al.*：*Diabetes Care* 32：2263-2268, 2009
26) Yamaguchi T, *et al.*：*Osteoporosis Int* 13：331-336, 2002
27) Richards JB, *et al.*：*Ann Intern Med* 151：528-537, 2009

❖参考文献

・杉本利嗣，他：日本骨粗鬆症学会　生活習慣病における骨折リスク評価委員会(編)，生活習慣病骨折リスクに関する診療ガイド．ライフサイエンス出版，2011
・折茂　肇，他：日本骨粗鬆症学会，日本骨代謝学会，骨粗鬆症財団　骨粗鬆症の予防と治療ガイドライン作成委員会(編)，骨粗鬆症の予防と治療ガイドライン2011年版．ライフサイエンス出版，2011
・西澤良記，他：日本骨粗鬆症学会　骨代謝マーカー検討委員会．Osteoporosis Japan 20：33-55, 2012

■ 著者プロフィール ■

杉本利嗣(島根大学医学部内科学講座内科学第一教授)

1979(昭和54)年慶應義塾大学医学部卒業，1979(昭和54)年神戸大学医学部附属病院研修医，1986(昭和61)年アメリカワシントン大学(セントルイス)留学，2000(平成12)年神戸大学医学部第三内科助教授，2004(平成16)年島根大学医学部内科学講座内科学第一教授　現在に至る．
研究テーマ：内分泌代謝学，特にカルシウム・骨代謝異常症の病因・病態解明と治療法の確立
モットー：焦らず，くさらず，怠らず

第3章 先制医療の実現に向けて

4. 乳がん

[国立がん研究センター中央病院乳腺・腫瘍内科] 藤原康弘／清水千佳子

1 乳がんとは

乳房は哺乳動物の象徴ともいえる臓器である．乳汁は乳房内に乳頭を中心に広がる腺組織である「乳腺」において産生され，乳児が乳頭を吸うと，その刺激により乳汁の分泌が促される．乳腺は，乳管と小葉で構成される12～20の腺葉からなり，それぞれの腺葉の乳管が乳頭に集まり開口している．

乳がんは，乳腺を構成する組織(多くは乳管や小葉)に，異常な細胞が制御不能に増殖し，近隣の組織に浸潤する疾患である．がん細胞は，血管やリンパ管に入りこみ，全身の他の臓器に病巣が広がることもある．

乳がんは，乳房内や乳房近傍へのリンパ節，乳房から離れた遠隔臓器への腫瘍の進展の状況により「病期」の診断が行われる(表1)．腫瘍細胞が乳管や小葉の中にとどまっている場合を「非浸潤がん」，腫瘍細胞が，乳管や小葉を覆っている膜をやぶって，乳腺外の組織に進展(これを「浸潤」という)している場合，「浸潤がん」という．非浸潤がんは手術のみで十分根治を期待できる．浸潤がんの場合，腫瘍が原発巣にとどまっていれば手術で根治できる可能性もあるが，血管やリンパ管に入り込み遠隔臓器に転移にきたしている可能性があるため，腫瘍の進展状況・生物学的性質に応じ薬物療法や放射線療法を加え，根治を目指した「集学的治療」を行うのが一般的である．

発見時に遠隔転移をきたしている場合(IV期)や，術後時間が経過してから遠隔臓器に乳がんの転移が発見された場合(これを「再発」とよぶ)は，生命予後の長さに個人差はあるが，多くの場合，遠隔臓器へ転移した乳がんを制御できないと死に至る．乳がんからの転移が多い臓器には，骨・軟部組織(リンパ節・皮膚など)，肺・胸膜，肝臓，中枢神経系などがある．転移をきたした臓器に応じて様々な症状をきたし，がんの縮小を目指した積極的な薬物療法(抗悪性腫瘍薬治療)の他に，症状による苦痛を取り除くための緩和治療の工夫が必要となる．したがって，治療の目標は根治ではなく，症状を制御しながら，できる限りの延命をはかることである．

2 乳がんに関する社会的現状

a. 乳がんの疫学

乳がんは女性のがんで最も頻度が高い悪性腫瘍であり，世界では年間約138万人が罹患，約46万人の患者が死亡していると推計されている[1]．国内では年間56,000人を超える女性が乳がんに罹患していると推計されており，女性の悪性腫瘍の部位別の罹患数では最も多く(19.2%)[2]，年々罹患数は増加している．乳がんの年齢階級別罹患率は特徴的な曲線を示し，30歳代前半から急増し，45～49歳でピークに達したあと，最も高い年齢階級までゆるやかに減少する．

一方，乳がんによる死亡に関して，欧米諸国

表1　乳がんの臨床病期分類（UICC-TNM分類，2009）と治療方針

臨床病期（ステージ）	原発巣(T)	リンパ節(N)	遠隔臓器転移(M)	治療方針	治療目標
0	乳管内に限局（非浸潤がん）	なし	なし	手術，放射線療法（術式に応じて），薬物療法（がんの性質に応じて）	根治
I	2cm以下	なし	なし	手術，術前・術後薬物療法（リスク，性質に応じて），放射線治療（術式，腫瘍の進展に応じて）	
IIA	2cm以下	可動性のある腋窩リンパ節転移あり	なし		
	2cmより大きく5cm以下	なし	なし		
IIB	2cmより大きく5cm以下	可動性のある腋窩リンパ節転移あり	なし		
	5cmより大きい	なし	なし		
IIIA	5cm以下	可動性のない腋窩リンパ節転移，または腋窩リンパ節転移を伴わない内胸リンパ節転移	なし		
	5cmより大きい	可動性のある腋窩リンパ節転移あり	なし		
IIIB	胸壁浸潤，皮膚浸潤，皮膚結節，炎症性乳がん	腋窩リンパ節転移あり，可動性のない腋窩リンパ節転移，または腋窩リンパ節転移を伴わない内胸リンパ節転移	なし	薬物療法（がんの性質に応じて），手術（薬物療法に対する腫瘍の縮小に応じて），放射線療法	局所制御，根治
IIIC	原発巣の状況によらない	鎖骨上下リンパ節転移あり，もしくは腋窩リンパ節転移を伴う内胸リンパ節転移	なし		
IV	原発巣の状況によらない	リンパ節転移の状況によらない	あり	薬物療法	症状緩和，延命

の年齢調整死亡率は1990年前後にピークが観察され，以後減少に転じているが，わが国や韓国の年齢調整死亡率は1960年以降，増加傾向が持続している[1]．年齢調整死亡率は全体では大腸，胃，肺に次いで第四位であるが，年齢部位別死亡割合でみると，30歳代～60歳代前半までの悪性腫瘍で死亡する女性のうち乳がん患者の割合が最も高い[3]．

このように乳がんは，いわば女性としての「働き盛り」に遭遇し，死亡する可能性が最も高い悪性腫瘍であるといえる．女性が社会や家庭において果たしている役割が多様化している現代，乳がんに罹患することは，患者本人のみならず家族のライフプランも変更を余儀なくされることになる．

どのような日本人女性が乳がんに罹患しやすいかに関して，日本人女性を対象とした疫学研究のデータは限られている（表2）[4~6]．日本人女性での乳がん発症リスクのアルゴリズムは確立しておらず，アメリカで開発された白人のデータをもとに算出されたリスクモデル（Gailモデル）は日本人にそのまま利用することはできないことも示されている．

b. 乳がんの医療経済

乳がん発症前には，がん検診，人間ドック，自己発見した乳房腫瘤の精査・フォローアップなどに関連する医療費がかかる．がん検診は，がんの予防と早期発見のため，健康増進法（2002年）に基づく健康増進事業として，市町村が実施しており，その取り組みの実際は自治体により異なる．40歳以上の乳がん検診の受

表2 乳がんの発症および再発と，食事，栄養，身体活動との関連

	乳がん発症のリスク		
	WCRF/AICR による閉経前乳がん[1]	WCRF/AICR による閉経後乳がん[1]	厚生労働省研究班による日本における乳がん[2]
授乳	Convincing(↓)	Convincing(↓)	Probable(↓)
成人期の身長	Probable(↑)	Convincing(↑)	—
出生時体重	Probable(↑)	Limited-no conclusion	—
体脂肪(肥満)	Probable(↓)	Convincing(↑)	—
身体活動	Limited-suggestive(↓)	Probable(↓)	Limited-no conclusion
喫煙	—	—	Limited-suggestive(↑)
アルコール	Convincing(↑)	Convincing(↑)	Limited-no conclusion
野菜・果物	Limited-no conclusion	Limited-no conclusion	Limited-no conclusion
大豆製品	Limited-no conclusion	Limited-no conclusion	Limited-suggestive(↓)
ビタミンC	Limited-no conclusion	Limited-no conclusion	—
総脂肪	Limited-no conclusion	Limited-no conclusion	Limited-no conclusion

Convincing：確実，Probable：ほぼ確実，Limited-suggestive：証拠不十分，可能性あり，Limited-no conclusion：証拠不十分，結論なし

1) World Cancer Research Fund/American Institute for Cancer Research：Food, Nutrition, Physical Activity and the Prevention of Cancer：A Global Perspective. (http://www.dietandcancerreport.org/cup/current_progress/breast_cancer.php) (2007)
2) 厚生労働省科学研究費補助金・第3次対がん総合戦略研究事業.「生活習慣改善によるがん予防法の開発に関する研究」．http://epi.ncc.go.jp/can_prev/
(溝田友里，他：最新医学65：1251-1263, 2010 より改変)

診状況は，平成22年度で24.3%，過去2年間で31.4%と報告されている[7]．

乳がんのスクリーニングで要精査となった場合には医療機関で精査を受けることになる．日本乳癌学会，日本乳癌検診学会は乳がん検診の精密検査実施機関基準（2009年7月2日）を定め，ソフト，ハードの両側面から精密検査実施機関の認定基準として推奨しているが，乳がん検診の精度を適切に管理するためには，医療機関への投資が必要である．

乳がんの診断確定後には，手術，薬物療法，放射線療法など，病期に応じた集学的治療が必要となる．厚生労働省の統計によると，45〜64歳の女性の悪性新生物にかかる医療費のうち，乳がんの医療費は25%を占めており，悪性新生物以外の疾患を含めても，単一の疾患としては，この世代の女性にかかっている医療費の中では最も多い[8]．2006年4月より，乳房再建手術に健康保険が適用されるようになったが，人工乳房の素材など一部保険適応外の部分も残されている．

初期治療後はフォローアップが適切に行われる必要がある．1980年代に実施された海外の検討では，定期的な検査（胸腹部，骨のスクリーニング，腫瘍マーカー）の実施による生存期間の延長は示されておらず，国内外のガイドラインでは自己検診，定期的な問診・視触診の他に，定期検査として推奨されているのは対側乳房のマンモグラフィのみである[9]．にもかかわらず国内の多くの医療機関で全身検査が提供されているのが実情である．この背景には患者側への啓発の不足，患者側の強いニーズ，診療時間の制約，医療資源へのアクセスのよさ，医療機関の収入への期待など，複合的・構造的要因があると考えられる．

遠隔転移をきたした場合，骨転移や脳転移により生活機能が障害され，介護が必要となる状況も少なくない．介護が必要となった原因全体に占める悪性腫瘍の割合は2.3%である[8]．がんの種類別の被介護者の割合や介護にかかわる

費用に関する正確な統計はないものの，日常生活動作(activity for daily living：ADL)が損なわれていても比較的長期の生命予後が期待できる進行・再発乳がん患者での介護需要は大きいと思われる．

3 乳がんの診断と治療

a. 乳がんの診断

乳がんのおもな症状は乳房腫瘤，血性乳頭分泌などである．日本乳癌学会の乳がん登録(2010年)によると，2010年度に登録された39,710症例中56%にあたる22,300例は自己発見であった．検診発見は33.9%であり，なかでも自覚症状がない検診での発見は28%であった[10]．発見時の臨床病期は，0期，I期，II期，III期，IV期，不明がそれぞれ9.9%，39.6%，30.7%，5.8%，1.8%，12.2%と報告されている．乳がんの診断は，乳房の病変の細胞診もしくは組織診にて確定する．

乳がんのスクリーニングには，マンモグラフィ，乳腺超音波などが用いられる．マンモグラフィは乳房に対する軟線X線検査である．マンモグラフィ検診は，50歳以上の女性において検診開始後10年経過時点での死亡率低減効果が17〜30%程度示されており，乳がんの標準的スクリーニング法として，国内外で推奨されている．一方，40歳代の女性に対するマンモグラフィ検診に関して，海外では死亡率低減効果が示唆されるものの偽陽性が多いことから，検診の不利益が懸念されてきた．これに対し国内では40歳代後半が乳がん罹患率のピークにありマンモグラフィ検診の相対的有用性は高いと考えられ，厚生労働省がん検診の適正化に関する調査研究(2000年)や日本乳癌検診学会の調査(2010年)などを通じてその妥当性が検討されてきた．その結果，日本乳癌検診学会の見解[11]や，日本乳癌学会のガイドライン(2011年)[12]でも，40歳以上のマンモグラフィは実践するよう推奨するに足る科学的根拠があるとされている．またマンモグラフィの読影と報告はBreast Imaging Reporting and Data System (BI-RADS)により標準化が進められている．

国内では乳がん罹患の中心は40歳代であり，マンモグラフィは若年者に多い高濃度乳房(乳腺でのX線濃度が高い)でのスクリーニング偽陰性が懸念されており，乳房超音波が補完的な検診方法として期待されている．乳房超音波によるスクリーニングの精度は，検査機器，検査担当者の技術，診断基準にも依存するため，その有用性に関して総合的な評価が必要である．この年代の乳がん検診に超音波を導入した場合の有効性を評価する研究(J-START)が現在進行中である．

なお欧米のガイドラインでは，家族歴あるいはBRCA1/2遺伝子検査の結果から乳がんに罹患するリスクの高い女性に対し，25歳ないし30歳からマンモグラフィに造影MRIを併用したスクリーニング法が推奨されている．

b. 乳がんの治療

乳がんの治療は，病期・病態に応じて手術・放射線治療・薬物療法による集学的治療を行う(図1)[13]．

1)手術

乳がんに対する手術は，大きく乳房に対する手術と腋窩に対する手術に分類される(表3)．

かつては，乳房を全摘し，腋窩を郭清する手術が標準術式であったが，1970年代〜80年代にかけて行われた臨床試験により乳房温存療法と乳房切除術とで遠隔転移や生存に関する長期治療成績に差を認めなかったことから，腫瘍径の小さい症例や，臨床的に腋窩リンパ節転移を認めない症例には，整容性が良好でより合併症の少ない術式(乳房温存療法やセンチネルリンパ節生検)が標準的な術式として広く行われるようになった．

初診時の状況では乳房温存が困難な患者に対して，手術に先行して「術前薬物療法」を実施し，腫瘍を縮小させてから乳房温存療法を行うことも増えてきている．また，根治性を得るために乳房切除が必要な患者については，乳房再

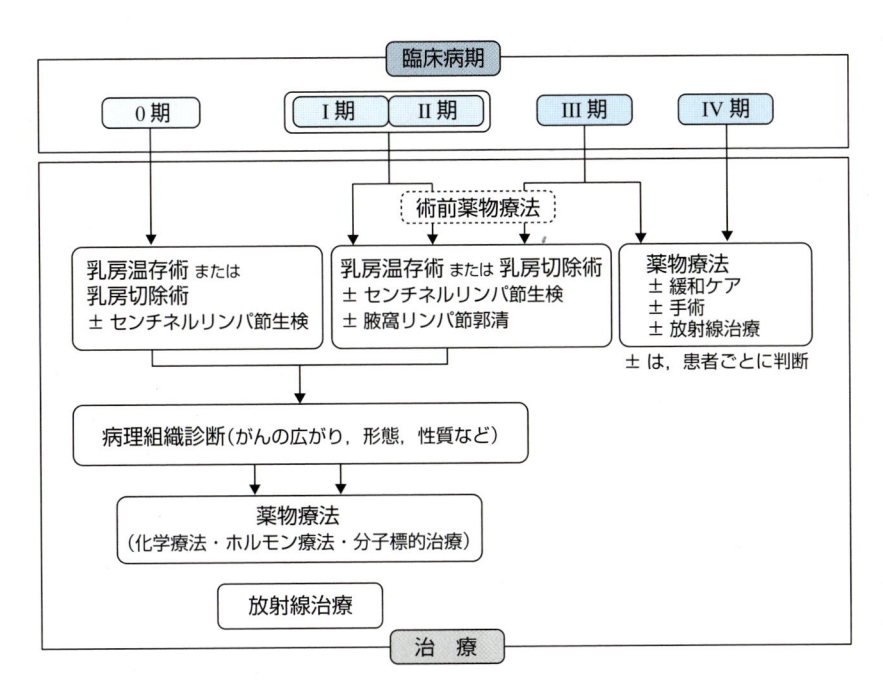

図1 乳がんの病期と治療
(国立がん研究センター　がん対策情報センター：がんの冊子　各種がんシリーズ「乳がん」．12：2011より改変)

```
                          臨床病期
                            │
    ┌─────────┬─────────┬─────────┐
   0期       I期  II期       III期       IV期
    │         │    │         │          │
    │         │    └────┬────┘          │
    │         │    術前薬物療法          │
    │         │         │               │
    ▼         ▼         ▼               ▼
 乳房温存術   乳房温存術 または        薬物療法
 または      乳房切除術               ± 緩和ケア
 乳房切除術   ± センチネルリンパ節生検  ± 手術
 ± センチネル ± 腋窩リンパ節郭清       ± 放射線治療
 リンパ節生検
                              ± は，患者ごとに判断
    │         │
    ▼         ▼
   病理組織診断（がんの広がり，形態，性質など）
              │
              ▼
           薬物療法
   （化学療法・ホルモン療法・分子標的治療）
              │
           放射線治療
              │
            治 療
```

表3 乳がんに対する外科手術

	術式	内容
乳房に対する手術	胸筋合併乳房切除術	大胸筋，小胸筋を切除する．合併症も多く，近年はほとんど行われなくなった．
	胸筋温存乳房切除術	標準術式の一つ．乳房を全部摘出する．
	乳房部分切除術	腫瘍径が小さく，病変が多発していない場合に整容性を考慮して選択枝となる．切除断端に腫瘍が露出しないよう，切除断端の評価が重要．乳房内再発を予防するため，術後放射線療法と組みあわせるのが原則．
腋窩に対する手術	腋窩リンパ節郭清	腋窩（脇の下）のリンパ節を，脂肪組織を含めて一塊にして摘出する．術後リンパ浮腫などの合併症の原因となる．
	センチネルリンパ節生検	乳がんより腫瘍細胞が最初に流入するリンパ節をセンチネルリンパ節という．ラジオアイソトープや色素を用いて手術中に同定する．センチネルリンパ節に転移を認めない場合，腋窩の他のリンパ節にがんの転移を認める可能性は低く，腋窩リンパ節郭清を省略できる．

建も選択肢となる．乳房再建は，乳がんの手術と同時に行うことも，術後年月が経過してから実施することもできる．また再建方法には，自家組織を用いる方法とインプラントを用いる方法とがある．

初診時に遠隔転移を有するIV期乳がんにおける乳房切除の意義は確立していない．同様に，遠隔転移巣に対する手術療法の意義も確立していない．

2) 放射線療法

手術可能な乳がんの初期治療において放射線療法は，乳房に対する局所療法を補完する目的

表4　乳がんの薬物療法（抗悪性腫瘍薬）

	作用機序	おもな薬剤の種類
ホルモン療法	乳がんの約7割は「ホルモン受容体」を発現している．ホルモン受容体陽性乳がんは女性ホルモンに依存して増殖する性質をもつと考えられる．ホルモン療法は女性ホルモンの産生メカニズムを阻害したり，受容体における女性ホルモンの作用を阻害することで，腫瘍の増殖を抑える．	抗エストロゲン薬，アロマターゼ阻害薬，LHRHアゴニストプロゲステロン製剤など
化学療法	細胞分裂のメカニズムを阻害する．	TOPOII阻害薬（アンスラサイクリン），微小管阻害薬（タキサン，ビノレルビン，エリブリン），代謝拮抗薬（フッ化ピリミジン，ゲムシタビン）など
分子標的療法	乳がんの浸潤・増殖・転移にかかわる分子メカニズムを標的にした薬物療法	抗HER2療法（トラスツズマブ，ラパチニブ），血管新生阻害薬など

で行われる．乳房部分切除を行った患者において，残存乳房への術後放射線治療は乳房内再発のリスクを1/3程度まで低減できる．さらに，最近のデータでは，残存乳房に対する術後放射線療法は，生存率の改善に寄与する可能性が示唆されている．

手術による根治切除が困難な状況で見つかった局所進行乳がん（IIIB, IIIC期）の場合は，抗悪性腫瘍薬治療により腫瘍量を減らしてから，放射線療法を実施する．切除可能となるようであれば，手術も組みあわせる．

遠隔転移をきたしている場合，放射線療法はもっぱら症状の制御を目的として行う．たとえば，疼痛を伴う骨転移を有する患者では疼痛の緩和，中枢神経転移を有する患者では神経症状緩和が期待される．

3）薬物療法

乳がんに対する薬物療法は概念として全身療法としてとらえられており，遠隔転移を認めない場合には再発予防（すなわち根治），遠隔転移を有する場合には症状緩和と延命を目的に行われる．

薬物療法はホルモン療法，化学療法，分子標的療法に分類される（表4）．ホルモン療法や抗HER2療法は，それぞれホルモン受容体やHER2といった標的蛋白ががんに発現していることが効果発現の必要条件である（十分条件ではない）．化学療法に関して，現時点では薬剤の効果を予測できる確立したバイオマーカーはない．一般に，ホルモン療法や分子標的療法は単剤では全身的な副作用が少ないが，化学療法では全身的に様々な副作用が起こり得る．

乳がんの再発予防として実施される術前・術後化学療法は3～6か月間，術後HER2療法は1年間，術後ホルモン療法は5年間と治療期間が長い．5年生存割合は85％程度と予後も比較的良好であることから，初期治療における薬物療法は有効性や短期的な副作用だけでなく，長期的副作用の評価も重要であり，治療前の段階からがん治療後の人生（サバイバーシップ）という視点にも配慮した医療のニーズがある．

4　乳がんの研究の現状

a．海外の状況

乳がん研究は非常に幅広い分野を網羅している．外科手術や放射線療法に関しては，低侵襲性，整容性，利便性を追求した研究が行われている．

薬物療法に関しては，欧米では基礎研究や基礎研究と実地臨床の橋渡し研究（トランスレーショナル研究）と創薬・治療法開発とが有機的に，ダイナミックに結びついている．新規薬剤の有用性を評価するランダム化比較臨床試験は，製薬会社の世界戦略の影響もあってか，近年グローバル化，大規模化が進んでおり，登録

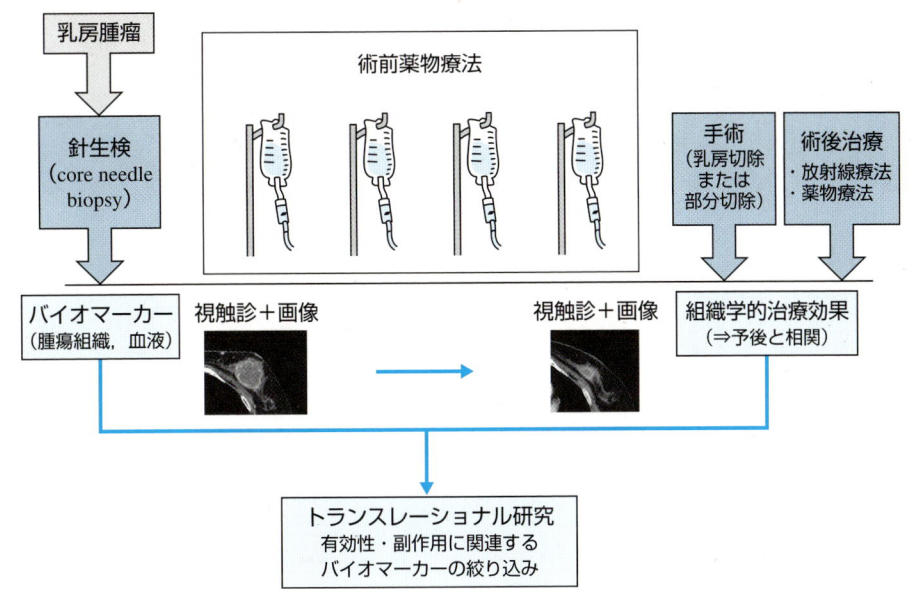

図2　術前薬物療法における新規薬剤とバイオマーカー(生物学的指標)の開発

患者数が数千人規模の試験も少なくない．また，薬物療法の開発と，薬剤の効果や抵抗性のバイオマーカーの探索は臨床研究の車の両輪の一つとなっている．乳房は体表臓器であるため，組織サンプルを入手しやすい．乳房の原発巣を残したまま短期的に治療効果を評価できる術前化学療法のセッティングでは，トランスレーショナルリサーチが広く行われている(図2)．海外では基礎・臨床・生物統計の研究者がコンソーシアムを形成し，オミックス技術を駆使して，新規分子標的薬の開発とその薬剤が有効な対象の絞り込みを効率的に進めていこうという野心的な試みもある．

さらに，海外では，患者視点や医療管理・行政の視点での研究が幅広く実施されている．診断や治療などが患者に与える心理社会的影響に関する質的・量的研究，医薬品以外の治療法(運動や食事など)や医師以外の職種の介入の有用性に関する研究，乳がん治療中・後のサバイバーシップに関する研究(妊孕性，就労，セクシュアリティなど)，医療経済評価(コスト便益解析)などその研究分野は多岐にわたり，一流とされる医療機関ではエビデンスをもとに包括的な乳がん診療が推進されている．

b. 国内の状況

国内では，複数の臨床試験グループが意欲的に臨床試験やトランスレーショナル研究を推進している．グローバル治験への登録患者数が少なくなく，新規抗悪性腫瘍薬に関して乳がん領域において大きなドラッグラグはなくなってきている．

一方，診断や治療などの心理社会的影響に関する質的・量的研究，介入研究，サバイバーシップ研究，医療行動学的研究，医療経済評価などの研究は少なく，結果の統合性に欠け，現場に還元できるような成果は上がっていない．

5　乳がんに対する先制医療

a. 遺伝性乳がん・卵巣がん症候群

乳がん罹患者の中で，15～20%は家族集積性を認める．また遺伝的な要因で発症する乳がんは5～10%程度と推定されている．なかでも家系内に乳がんや卵巣がんが多発する遺伝性乳がん・卵巣がん症候群(hereditary breast and ovarian cancer syndrome：HBOC)は，その原因遺伝子として *BRCA1*，*BRCA2* が同定されている．HBOC関連乳がんは全乳がんの約2～4%

と推定され，わが国でも BRCA1/2 生殖細胞遺伝子変異（以下，BRCA1/2 遺伝子変異）の頻度は，欧米の白人と同程度であることが示唆されている[14]．

70歳までに乳がんを発症するリスクは，一般集団で5%程度であるのに対し，家族歴を有する場合は10〜20%，BRCA1/2 遺伝子変異を有し未発症の場合（保因者）では45〜85%であり，また BRCA1/2 遺伝子変異保因者の70歳までの卵巣がんの発症リスクは15〜40%である．HBOCの臨床的特徴として，若年発症，両側乳がん，男性乳がん，卵巣がん・前立腺がんなどの家族歴が知られ，このような臨床情報をもとにハイリスク患者の絞り込みが行われる．

b. ハイリスク患者・家族へのアプローチ

欧米では1990年代よりHBOC研究が進み，診療ガイドラインでは，遺伝性腫瘍のリスクを有する患者には治療の一環として遺伝カウンセリングが推奨されており，BRCA1/2 遺伝子変異保因者には早期からの検診，予防的乳房切除や卵巣切除，化学予防などの選択肢が提示される．欧米で構築されている遺伝カウンセリングのシステムは，多職種による包括的な支援プログラムとなっているが，遺伝カウンセリングの対象，医療システムの中での位置付けは各国によって異なる（表5）[15,16]．

たとえばアメリカの National Comprehensive Cancer Network（NCCN）のガイドラインでは，発症年齢，家族歴，乳がんの病理学的所見（ホルモン受容体とHER2がいずれも発現していないトリプルネガティブ乳がん）により遺伝カウンセリングが推奨されている．BRCA1/2 遺伝子変異保因者には18歳からの自己検診，25歳から医師による定期的な診察，25歳もしくは家系内で最も早い乳がん発症年齢にもとづいて年1回のマンモグラフィとMRIによる乳房スクリーニング，35歳からもしくは家系内で最も早い卵巣がん発症年齢にもとづいて経腟超音波と卵巣がんの腫瘍マーカー（CA125）のサーベイランス（医学的監視）を行うことを推奨している[17]．

イギリスでは，National Institute for Health and Clinical Excellence（NICE）がガイダンスを提示している．イギリスでは，独自に開発したリスクモデル（Tyrer-Cuzick モデル，BOADICEA）により乳がん発症リスクを推定し，乳がんの発症リスクの大きさに応じて，高リスクの場合はより専門性の高い医療機関（secondary または tertiary care）でのサーベイランスが行われる．

オランダでは，民間の基礎医療保険に加入することが国民に義務づけられており，その基礎医療保険のなかで遺伝カウンセリングにかかわる費用がカバーされており，このため遺伝カウンセリングや遺伝子検査へのアクセスが厳しく管理されている．

c. BRCA1/2 遺伝子変異を有する乳がん患者（発端者）の治療

いくつかの研究で，HBOCの場合，乳房温存をした場合の乳房内再発のリスクが高いと報告されている．このため術前に BRCA1/2 遺伝子変異が判明している場合には，術式選択に影響を与える可能性がある．

薬物療法に関しては，現時点では BRCA1/2 遺伝子変異の状態によらず，ホルモン受容体や HER2 の発現状況によって標準的な薬物療法が選択されているが，最近では BRCA1/2 遺伝子変異の生物学的特性を利用した新しい分子標的薬が注目されている．BRCA1/2 遺伝子の遺伝子産物である BRCA1/2 蛋白は，いろいろなストレスにより傷ついたDNAを修復する仕組みに関与している．生体内には様々なDNA修復機構が存在するが，BRCA1/2 遺伝子変異を有するがんのDNA修復機構は脆弱であると考えられ，この特性を利用し，DNA修復機構を担う他の分子を標的とした薬剤（具体的にはPARP1阻害剤）が BRCA1/2 遺伝子変異を有するがんにおいて有効である可能性が示唆されており，臨床試験での検証が進んでいる．つまり BRCA1/2 遺伝子変異を有する患者の場合，がん細胞のDNA修復機構が破たんしているた

表5 各国のガイドラインにみる遺伝カウンセリングの適応
表中の項目を1つ以上満たす場合に遺伝カウンセリングを推奨

	アメリカ NCCN*	イギリス**	フランス**	オランダ**	ドイツ**
乳がん家族歴	3度以内の近親の中に,50歳以下で発症した乳がんが1人以上	・50歳以下の1度または2度近親が2人(うち1名は1度近親者) ・60歳以下の2度近親が3人(うち1名は1度近親者) ・年齢によらず4人の近親に乳がん(うち1名は1度近親)	同一家系内に複数の乳がん患者	・50歳以下の1度近親に2人以上の乳がん ・1度または2度近親に乳がんが3人以上(うち1名は50歳未満で発症)	・同一家系内に複数の乳がん患者(うち1名は50歳以下) ・年齢によらず3名の近親に乳がん
卵巣がん	卵巣がん/卵管がん/原発性腹膜がん	・卵巣がん(年齢によらない)と1度近親に1名の50歳以下で発症した乳がん ・卵巣がん(年齢によらない)と1度または2度近親に2名の60歳以下で発症した乳がん ・同一家系内に2名以上の卵巣がん	・卵巣がんと1度近親に乳がん ・卵巣がんと乳がんを両方発症 ・同一家系内に複数の卵巣がん患者 ・70歳未満で発症した卵巣がん	・50歳未満で発症した乳がんと同一家系内に卵巣がん ・卵巣・卵管がんと乳がんのいずれかを両方発症(いずれか一方は50歳未満で発症),もしくは同一家系内に2名以上 ・1度または2度近親に卵巣がんが2人 ・50歳未満で発症した卵巣・卵管がん	・年齢によらず乳がんと卵巣がんの血縁者がそれぞれひとり ・年齢によらず乳がんと卵巣がんを両方発症 ・年齢によらず同一家系内に卵巣がんが2人
男性乳がん	男性乳がん	1名の男性乳がん,かつ ・1度または2度近親に1人の50歳以下の乳がんまたは卵巣がん ・1度または2度近親に2人の60歳以下の乳がんまたは卵巣がん ・父方の家系に強い家族歴(60歳未満で4名以上が発症)	1名以上の男性乳がん	乳がんまたは卵巣がんを発症した女性と同一家系内に兄弟または父親に男性乳がん	乳がんまたは卵巣がんを発症した女性と同一家系内に1名以上の男性乳がん
発症年齢	50歳以下	―	40歳以下で発症した乳がん	35歳未満で発症した乳がん	35歳以下で発症した乳がん
その他の腫瘍	・3度以内の近親に乳がんもしくは膵がん症例が2人以上いる ・同一家系内に乳がんと,甲状腺がん/肉腫/副腎皮質がん/子宮内膜がん/膵がん/脳腫瘍/胃がん/遺伝性皮膚疾患/白血病・リンパ腫	―	―	50歳未満で発症した乳がんまたは卵巣がんと同一家系内に60歳未満で発症した前立腺がん	―
両側乳がん	同一患者における2つの原発乳がん	・両側乳がんの家系 ・1度近親に50歳未満で発症した両側乳がん ・1度または2度近親に両側乳がんと1度近親に60歳未満で発症した乳がん	1名の両側乳がん	両側乳がんで片側は50歳未満で発症	両側乳がんで片側は50歳未満で発症
トリプルネガティブ乳がん	トリプルネガティブ乳がん	―	―	40歳未満のトリプルネガティブ乳がん	―
人種	―	ユダヤ人家系	―	ユダヤ人家系	―

* NCCN Guidelines Ver 1.2011 Genetic/familial High-Risk Assessment : Breast and Ovarian
** Gadzicki D, et al. : *J Community Genet* 2 : 53-69, 2011

め，他の修復機構もがん細胞は死に至りやすいという特徴をターゲットとする分子標的薬である．このような BRCA1/2 変異陽性乳がんの特性を利用した分子標的薬の開発が進むと，薬剤の最適な対象を絞り込むため，乳がん治療の現場において，より積極的に BRCA1/2 変異の測定を行う必要性がでてくる可能性がある．

d. BRCA1/2 遺伝子変異保因者に対する予防的手術

HBOC において，予防的乳房切除や予防的卵巣・卵管切除が，それぞれ乳がんや卵巣がんの発症リスクを抑えることが示されており，海外では BRCA1/2 遺伝子変異の判明している患者・保因者に，遺伝カウンセリングのなかで予防的手術がオプションとして提示される．一方，国内では，明らかな病変のない組織を予防的に切除する手術のコンセンサスは，医療者の間でも得られておらず，医療保険でもカバーされていない．

予防的乳房切除は外見の変化，予防的卵巣・卵管切除は不妊につながるため，手術の時期も含め，外見や妊孕性に関するサバイバーシップへの配慮が必要である．予防的手術に関してはそのメリット・デメリットに関する客観的なデータの十分な理解を得たうえで，患者自身の決定を支援することが重要であり，精神面でのサポートを十分に行える体制を用意する必要がある．

e. 乳がんの化学予防

乳がんの発症リスクの高い閉経後女性に対して，タモキシフェンやラロキシフェンといったホルモン剤（抗エストロゲン薬）の予防投与が乳がん発症のリスクを抑えることが，おもに白人を対象としたいくつかの研究が報告されており，BRCA1/2 遺伝子変異保因者でもリスク軽減効果が示されている．いずれも血栓症，子宮内膜がんなど長期投与による副作用のリスク上昇があるため，海外においても薬剤による乳がんの予防（化学予防）は，リスクとメリットに関して患者と十分討議したうえでの選択肢として推奨されている．

国内では前述のように，がん登録が法制化されておらず疾患のベースラインリスクを把握しにくい状況があり，日本人における乳がん発症リスクを評価するツールが確立していない．さらに薬剤の有効性と安全性の根拠が乏しいため，ガイドラインでも化学予防は推奨されておらず[12]，保険診療では運用できない．

6 乳がんに対する先制医療に向けた課題

a. 研究と診療基盤の整備

遺伝子検査を用いた先制医療を推進するにあたり，国内での基盤はかなり脆弱である．国内では遺伝カウンセリングの対象者の絞り込みに必要な日本人高リスク患者を同定できていない．日本人患者を対象としたいくつかの疫学研究では，白人のデータベースをもとに作成された Gail モデルは，当然のことながら日本人への外挿が困難であることが示されている．BRCA1/2 保因者の頻度を調査した小規模な疫学研究があるのみであり，日本人乳がん患者に占める BRCA1/2 変異の浸透率，適切な絞り込み方法，予後に関するデータはない．遺伝情報のニーズや，遺伝情報を伝えることによる心理社会的影響なども検討されておらず，臨床の現場でカウンセリングの実務に携わる遺伝カウンセラーや遺伝専門医も少ない．腫瘍専門医と遺伝専門医とのコミュニケーションも希薄である．

このような脆弱な環境で「遺伝子検査」のみが普及していくことは倫理的な問題に直面するリスクをはらむ．「遺伝子検査の脱医療・市場化が来す倫理社会的課題」研究班[18]の調査によると，海外では遺伝子検査に関連する様々な倫理社会的問題への対応も進んでいる．たとえば，アメリカの Genetic Non-discrimination Act (2007)，オーストラリアの ALRC96 Essentially Yours : The Protection of Human Genetic Information in Australia (2003)，イギリスの Data Protection Act (1998) では，雇用や保険加入の際の遺

伝情報による差別を禁止している．またオーストラリアやアメリカの州によっては，企業が消費者に直接遺伝子検査を提供することを規制している．また海外では遺伝性乳がん・卵巣がんが疑われる患者への遺伝カウンセリングの体制が充実しており，BRCA1/2遺伝子検査の実施・非実施を問わず，ハイリスク女性のサーベイランスが医療システムに組み込まれている．

b. 社会への普及

日本乳癌学会乳腺専門医を対象に実施した，若年乳がん患者に対する遺伝性乳がんに関する情報提供の現状調査では，遺伝カウンセラーや医療相談外来の有無によって，医療機関におけるHBOCに関する情報提供の在り方や，ハイリスク女性に対する乳がん診療の考え方が異なる可能性が示唆された[19]．その理由として，①遺伝性腫瘍についての医療者の知識と理解不足，②遺伝性腫瘍に関する情報提供や遺伝子診断を提示可能な施設が限られていること，③治療を担当する医療者と遺伝を専門とする医療者とのコミュニケーションの不足，④遺伝性疾患に対する社会的な知識不足や偏見などが考えられた．

HBOCを対象とした先制医療を社会へ普及させるには，一般市民の啓発もさることながら，何よりも乳がん診療や地域医療を支える様々な医療者の啓発をはかることが必要である．

7　先制医療がもたらす変化

海外ですでに導入されてきたように，HBOCを軸とした先制医療は，乳がんの発症予防と予後改善に寄与するだけでなく，がん診療における先制医療のさきがけとなる可能性がある．BRCA1/2遺伝子検査によってハイリスク女性を抽出し，乳がん・卵巣がんの早期発見や予防的手術にリスク軽減を行うことは，医学的には一見，合理的である．さらに，コストに見合う便益（ベネフィット）が示されれば，行政の視点でも有用な施策となる可能性はある．

一方で，患者や保因者は，「検査のストレス」「検査結果への不安」「予防的手術とその後遺症への不安」「子孫や血縁者の心理的・社会的・医学的不安への不安」「家族・友人や社会からの偏見の不安」に遭遇する可能性がある．生殖細胞の遺伝子検査が優生論に陥るリスクもはらんでおり，予防的手術の倫理的妥当性も含めて，遺伝子検査を推進していくことに関して国民のコンセンサスが必要である．

海外では，遺伝子検査の臨床導入とともに，遺伝カウンセリングの体制，遺伝子検査を選択しない女性へのバックアップ体制，BRCA1/2遺伝子変異陽性の患者・保因者のフォロー体制，遺伝差別に対する法整備など，遺伝子検査に伴う様々なリスクに対応できるよう，医療や社会のセーフティ・ネットを整えてきた．

国内で先制医療を推進するためには，単純に遺伝子検査の普及をはかるだけでは不十分である．日本人ハイリスク女性の抽出モデルを確立すると同時に，先制医療についての国民のニーズと合意をふまえた，わが国独自の包括的プログラムを確立していく必要がある．具体的には，HBOCについての医療者や一般市民の啓発，遺伝子変異を有する女性が社会的に差別を受けることがないような法体制の整備，遺伝カウンセリングやサーベイランスにかかわる医療機関の拡充と連携などが必要である．このような診療研究基盤を充実できるかどうか，それが先制医療の成功の鍵をにぎると考えられる．

❖文献

1) WHO GLOBOCAN 2008. http://globocan.iarc.fr/
2) 国立がん研究センターがん対策情報センター：全国がん罹患モニタリング集計2007．http://ganjoho.jp/professional/statistics/odjrh3000000hwsa-att/mcij2007_report.pdf
3) 国立がん研究センターがん対策情報センター：2009．http://ganjoho.jp/professional/statistics/
4) World Cancer Research Fund/American Institute for Cancer Research：Food, Nutrition, Physical Activity and the Prevention of Cancer：A Global Perspective. http://www.dietandcancerreport.org/cup/current_progress/breast_cancer.php

5) 厚生労働省科学研究費補助金・第3次対がん総合戦略研究事業．「生活習慣改善によるがん予防法の開発に関する研究」．http://epi.ncc.go.jp/can_prev/
6) 溝田友里，他：最新医学 65：1251-1263, 2010
7) 厚生労働省：平成22年国民生活基礎調査の概況．http://www.mhlw.go.jp/toukei/saikin/hw/k-tyosa/k-tyosa10/
8) 厚生労働省：平成21年度国民医療費の概況．http://www.mhlw.go.jp/toukei/saikin/k-iryohi/09/
9) 日本乳癌学会（編），科学的根拠に基づく乳癌診療ガイドライン①治療編．2011年版，金原出版；323-330, 2011
10) 日本乳癌学会：全国乳がん患者登録調査報告—暫定版—．http://www.crsu.org/breast_registration/analyses/2010/Report_2010.pdf
11) 日本乳癌検診学会：米国予防医学専門委員会による乳がん検診推奨に対する日本乳癌検診学会の見解．http://www.jabcs.jp/pages/uspfts.html
12) 日本乳癌学会（編），科学的根拠に基づく乳癌診療ガイドライン②疫学・診断編．2011年版，金原出版；113-117, 2011
13) 国立がん研究センター　がん対策情報センター：がんの冊子　各種がんシリーズ「乳がん」．12：2011
14) Sugano K, et al.：Cancer Sci 99：1967-1976, 2008
15) NCCN Guidelines Ver 1.2011 Genetic/familial High-Risk Assessment：Breast and Ovarian
16) Gadzicki D, et al.：J Community Genet 2：53-69, 2011
17) NCCN Guidelines Ver 1.2011 Genetic/familial High-Risk Assessment：Breast and Ovarian http://nccn.org/professionals/physician_gls/f_guidelines.asp/
18) 「遺伝子診断の脱医療・市場化が来す倫理社会的課題」研究班：海外の状況．http://www.idenshi.jp/a_current.html
19) 坂東裕子，他：日本癌治療学会誌　46：408, 2011

著者プロフィール

藤原康弘（国立がん研究センター執行役員企画戦略局長，同中央病院乳腺・腫瘍内科科長）

1984（昭和59）年広島大学卒，国立がんセンター病院内科レジデント，同研究所研究員を経て1992（平成4）年広島大学病院総合診療部助手．その後，シカゴ大，ジョンズホプキンス大，メリーランド大で臨床薬理学，腫瘍内科学を研鑽．1997（平成9）年から国立衛研医薬品医療機器審査センターで新薬審査に従事後，2002（平成14）年国立がんセンターへ戻り，2012（平成24）年から現職．なお2011（平成23）年1月から内閣官房医療イノベーション推進室次長も兼任．専門は腫瘍内科学．

清水千佳子（国立がん研究センター中央病院乳腺・腫瘍内科外来・病棟医長）

1996（平成8）年東京医科歯科大学医学部医学科卒．1996（平成8）年東京医科歯科大学医学部第2外科（現腫瘍外科）入局，1998（平成10）年国立がん研究センター中央病院レジデント，2003（平成15）年国立がん研究センター中央病院乳腺・腫瘍内科スタッフ．

乳がんの薬物療法・バイオマーカー・若年性乳がんに関する臨床研究，適切な情報提供の在り方とサバイバーシップ支援についての研究を行っている．

第4章

座談会

第4章　座談会

先制医療の実現に向けた，現状と今後の課題

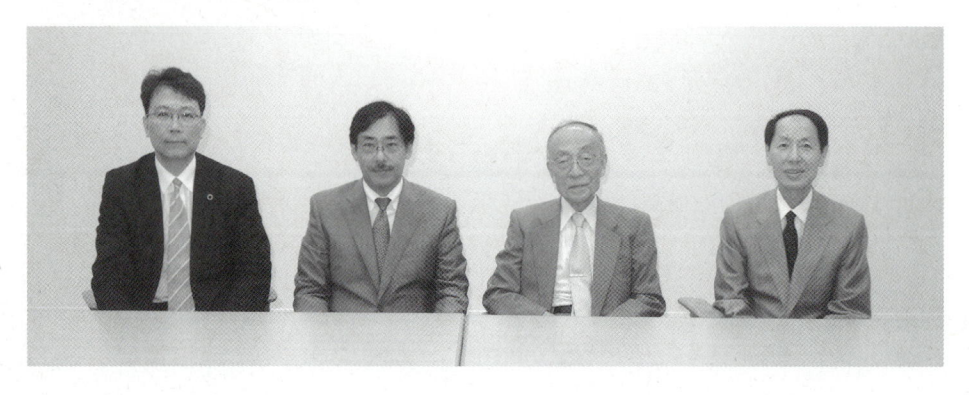

参加者(写真左から)

稲垣暢也(京都大学大学院医学研究科糖尿病・栄養内科学教授)
岩坪　威(東京大学大学院医学系研究科神経病理学分野教授)
[司会] 井村裕夫(先端医療振興財団理事長，
　　　　前科学技術振興機構研究開発戦略センター臨床医学ユニット首席フェロー)
永井良三(自治医科大学学長)

■井村　まず，この座談会に至る経緯から話をはじめたいと思います．

独立行政法人科学技術振興機構(JST)研究開発戦略センター(CRDS)は，科学技術の様々な分野について調査して，今後重要と思われる研究開発戦略を各府省に対して提言している組織です．提言を作成する際は，まずはその分野のオーバービュー(俯瞰)をし，いくつかの重要なテーマを抽出して，それについて多くの専門家の方々と議論をしたうえで，提言書としてまとめています．

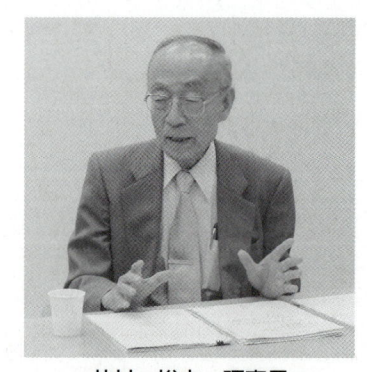

臨床医学分野について検討を進める際，いくつかの代表的な疾患を取り上げました．その中でもアルツハイマー病について専門家の方々と議論していくと，臨床症状が出てからの対応では遅いように思われました．そこで臨床症状が出る前に診断をして，介入することが必要ではないだろうかと考えたわけです．そのことを当初は未病の医療と名づけようかと思っていましたが，未病という漢方の用語は実はかなり曖昧な概念です．もっと曖昧さの少ない概念が必要だろうと思っていましたら，アメリカで preemptive medicine という言葉が使われていることを知り，"先制医療"という言葉で提言をまとめました．

先制医療とは一種の予防医療になりますが，従来の予防医療にはあまり個の医療(personalized medicine)の視点がありません．ある集団を対象にしてリスク因子を見つけて，それを避けることによって予防しようというものです．それに比べて先制医療は，personalized medicine に基づいた考え方で

井村　裕夫　理事長

す．そして，発症前にある程度の診断をし，発症前に介入をするということを先制医療の目標にしました．そういう意味で，従来の予防医療とは違って，先制医療とは個の医療であり，そして発症前治療であると定義しております．

ただし病気によってかなり違っていて，たとえば，癌ですと，結局，先制医療と早期診断ということになります．ただ遺伝性癌，あるいは転移再発癌などは少し違う面があり，検討が必要です．

アルツハイマー病

■井村　まず最初に，先制医療の実現が期待される代表的な疾患であるアルツハイマー病につきまして，わが国や海外の状況などを岩坪先生にお話をいただけたらと思います．

疾患の概要

■岩坪　現在，アルツハイマー病は，高齢者の認知症の主因であるといっていい疾患です．年齢層によってアルツハイマー病が主因である認知症の割合は変わるかもしれませんが，おそらく3分の2程度はかかわっていると考えられます．

現代社会でアルツハイマー病がこれだけ増えた理由は明白です．高齢化が進んだからです．老化は最も強い危険因子といえます．また遺伝性の要因もかなり知られております．非常に珍しい，常染色体上にあって優性遺伝性の単一遺伝子性アルツハイマー病もありますが，それ以外のいわゆる孤発性のアルツハイマー病でも，ApoE遺伝子のε4アリルに非常に強いリスク効果があることがわかっています．それから，最近の研究でわかったことですが，βアミロイド(Aβ)という蛋白が脳にたまってくる現象は，おそらく結果であると同時に原因的色彩が非常に強いと考えられ，現在，発症メカニズムに基づいた治療法のターゲットになっています．

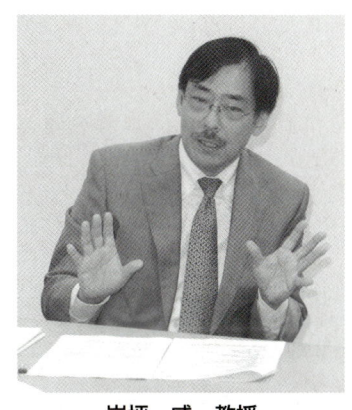

岩坪　威　教授

■井村　このApoE遺伝子のε4アリルをホモで持っていると，発症のリスクが15倍とか20倍ぐらいに高まるといわれていますね．最近，いわゆるGWAS(genome-wide association study)によって，関連遺伝子の探索が進んでいますが，有力な遺伝子は見つかっていないのですか．

■岩坪　ApoE4遺伝子のε4アリルはリスク効果がとても強いので，これと比較すると，なかなか他のリスク遺伝子が出てきません．ε4アリル陰性者ではリスクになりそうな他の遺伝子がいくつか出てきていますが，いずれもε4アリルに比べるとリスク効果はかなり弱いものになります．

■永井　アルツハイマー病の動物モデルはありますか．

■岩坪　βアミロイドに関する遺伝子改変マウスはあります．実はマウスもApoEをもっています．またマウスのApoEのアミノ酸配列は，ヒトのε4アリルタイプの配列になっています．たとえばApoEをノックアウトするとβアミロイドの病理がどう変わるか，あるいは，そこにヒトのε4，あるいは標準型のε3を戻したときに病理がどう変わるか，という研究は行われていまして，ApoE ε4がβアミロイドにも影響するというような結論は出ております．ただし，このApoEのターゲットがどこにあるのかはいまだにわかっていません．数週前の「Nature」誌に，実はApoEのε4アリルは血液脳関門の透過性や恒常性にかかわるという新しい説も出てきており，まだ混沌としながら研究が進んでいるところです．

また，認知症にもいろいろとありまして，アルツハイマー病は非常に進行性の性質が強いという特徴があります．アルツハイマー病を考えるうえで重要なのは，経過が非常に長い，特に発症前期の裾

野の部分がとても長い疾患だという点です．最初の病理であるβアミロイドの蓄積の開始から軽度の認知機能障害が出るまで，おそらく15年以上の期間がかかります．発症初期ほど非常にゆっくり進行していることが，診断上も問題になるところです．

　患者さんの数は非常に多いと思われますが，わが国で本当に何人いるかはまだ十分把握できておりません．厚生労働省の最近の発表では，認知症全体で300万人を越えたとされています．認知症は医療経済的にも，あるいは社会的にも負担がとても大きい疾患です．介護保険の中でも，おそらく半分以上の予算が認知症の対策やケアに使われていると思われます．

　アルツハイマー病に対する医療の現状ですが，現在は予防についてもエビデンスの確立したよい対策はありません．疫学あるいはライフスタイルの面では，適度な運動がよいのではないか，というデータが出ています．ごく最近ですけれども，先程話題に出ましたApoEε4のある方は，アミロイド陽電子放射断層撮影（positron-emission tomography：PET）スキャンなどでみると早期からアミロイドが蓄積してきますが，運動習慣のある方は，ない方に比べるとアミロイドの蓄積が少ないという観察結果が「Archives of Neurology」誌に報告されています．運動に予防効果があったのか，あるいは結果的にアミロイドの少ない方が運動できたのか，どちらの可能性も残っていますが，注目されているトピックです．また最近，糖尿病をはじめとする生活習慣病が，アルツハイマー病のはっきりしたリスクになることが注目されています．これは久山町研究でもフラミンガム研究でも明らかになっており，発症リスクがおよそ2～2.5倍になるといわれています．この辺の基礎的なメカニズムが，非常に注目されています．

■慢性炎症など，他の病態との関連

■稲垣　糖尿病との関係について，その原因やメカニズムはまだよくわかっていないのですか．

■岩坪　はい，そうですね．

■稲垣　インスリン抵抗性だけではなかなか説明がつかないということですね．

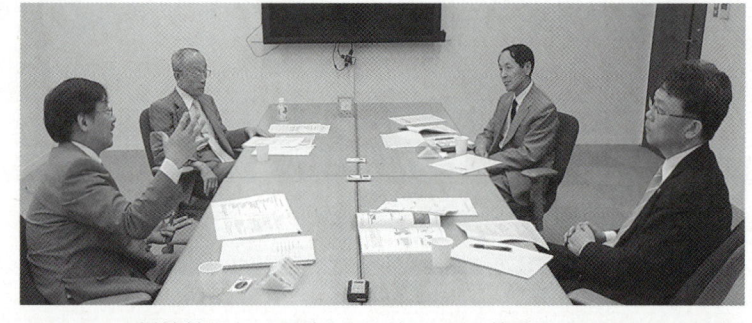

■岩坪　おそらく，脳が身体のインスリン抵抗性などに関連して，何らかの特殊なリアクションをしているのだろうと思います．単純化すると次の二つ可能性があります．一つは脳でも神経細胞がインスリン抵抗性を帯びているのではないかという可能性．もう一つはその逆で，全身的に高インスリン血症になっておりますので，神経細胞が，増加したインスリンの過剰作用を被るのではないかという可能性．これらはまだ整理されていないところで，研究が進んでいる段階です．

■永井　いろいろな病気の基盤に慢性炎症が関与しますけれども，アルツハイマー病も慢性炎症が関係しているのでしょうか．

■岩坪　アルツハイマー病が実は特殊な慢性炎症であるという側面が，以前から指摘されています．神経細胞が抜け落ちると同時にβアミロイドがたまります．それから細胞の中にはタウ蛋白からなる神経原線維変化がたまります．同時に，永井先生がおっしゃったような，ミクログリアの慢性的な活性化が起こってきます．たとえばサイトカインのレベルなども，早い時期から上がってきます．このようにアルツハイマー病は，長期にわたって特殊な慢性炎症状態が続くという点が注目されています．しかし，慢性炎症状態を抑えるほうがよいのか，逆に適切な形で刺激したほうがいいのかについては，議論がなされているところです．

■井村　ミクログリアのイメージングも現在進められています．だから，単にアミロイドのイメージングだけじゃなくて，ミクログリアがどのぐらい活性化されているかをイメージングで見ようというわけですね．

■岩坪　はい．疫学から出た非常におもしろい結果があります．2001年，オランダのロッテルダム研究で，何らかのNSAIDs（非ステロイド性抗炎症薬）を2年以上服用した方は，服用していない方に比べるとアルツハイマー病の発症リスクが80%も減るという，非常に劇的な結果が出ています．これがβアミロイドを抑えた結果なのか，炎症を抑えた結果なのか，いろいろな可能性はありますが，発症の前の段階から服用しているとアルツハイマー病が予防される可能性は十分ある，ということを示すデータかもしれません．

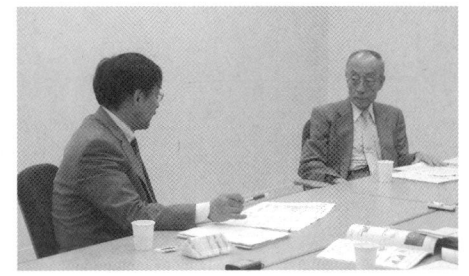

■ プレクリニカルADの診断

■井村　先ほど，アルツハイマー病は発症の15年以上前からβアミロイドの蓄積があるとおっしゃいましたが，そういったプレクリニカルADの段階の診断基準はできているのでしょうか．

■岩坪　アルツハイマー病の国際的な診断基準としては，1984年に制定されたものが現在まで使われてきました．そこでは記憶障害を中心とするアルツハイマー病らしい認知機能障害の進行に加え，画像などは除外診断の目的で使われていました．たとえば血管障害性でないとか，そういうことを画像などで補足していました．そのうえで，剖検でアルツハイマー病理が確かめられれば，アルツハイマー病であると確定診断がなされてきたわけです．ところが最近，MRIで初期の段階から側頭葉内側，海馬などの萎縮も非常によく画像化できるようになりました．またβアミロイドのPETスキャンで生前の段階から病理をみられるようになりました．髄液バイオマーカーでβアミロイド蓄積の診断もできるようになっています．画像とバイオマーカーを用いることで，臨床症状が出る前の認知症ではない時期に，アルツハイマー病の質的診断をつけられるような状況になってきたわけです．

そこで昨年，アメリカの国立老化研究所（National Institute of Aging：NIA）とアルツハイマー病協会（Alzheimer's Association）が合同で，27年ぶりに新しい診断ガイドラインをつくりました．その中では，"認知症期"が今までのアルツハイマー病にあたりますが，これはAlzheimer Dementia（AD）ということで，これまでとほぼ同じ定義で残っています．ただし画像やバイオマーカーで質的診断を確定できるようになっています．それからもう一段前，これが"軽度認知障害"といわれる時期です．軽度認知機能障害（mild cognitive impairment：MCI）というのは，あらゆる認知症の軽症前駆状態を指しますので，この場合にはMCI due to ADとしています．これは，先ほど申したような画像やバイオマーカーなどでアルツハイマー病であろうという担保があるうえで，アルツハイマーの前駆期に特徴的なエピソード記憶障害が非常に強く出ているものの，その他の日常生活に支障をきたすような認知機能障害はみられない段階です．正常と認知症の中間段階ということでMCI due to ADとしたわけです．今回，さらに前の時期，すなわち，ほとんど無症候であるけれどもアミロイドPET等で病理の発症が推定される状態が，プレクリニカルAD（前臨床期アルツハイマー病）として定義されました．

プレクリニカルADという名称は，その方が生きている間に必ず発症に至るという印象を与えかねないので批判や議論もありますが，βアミロイド陽性の無症候者の方を長期的にフォローアップする調査研究が欧米ではじまっています．まだきちんとした結果は出ていませんが，βアミロイドのたまっている認知機能健常者は，たまっていない方に比べるとMCIやアルツハイマー病に進む確率が若干高い，というデータが徐々に出はじめているところでございます．それがプレクリニカルADの制定の経緯です．

ただ，亡くなられた高齢者の方の病理所見を見ますと，全く認知症はみられなかったのにβアミロイドがあったり，あるいはタウがあったり，病理所見では相当アルツハイマー病が進んでいる方もいます．ですから，プレクリニカルADの人がその方のライフスパンの中で認知症の症状を発症するかどうかはわかりませんし，その中には進行の早い方と，それから進行の遅い方が，必ずいるはずです．そこで，何がリスクになり何が予防の因子になるか，といったことについても，わが国でもプレクリニカルADの方をできる限り抽出して，できる限り長期に見ていく観察研究が今後必要になると思います．

■プレクリニカルADからの研究

■井村 そのプレクリニカルADの段階での介入試験も，アメリカでは少しはじまっているわけですね．

■岩坪 はい．これは，アルツハイマー病に関してとてもホットな話題です．2012年5月に，アルツハイマーサミットがワシントンで開催されました．そこでは，オバマ大統領がNational Strategic Plan for Alzheimerに署名をしました．30年前のニクソン大統領のときに，War Against Cancerと宣言されたのですが，改めて，War Against Alzheimerと宣言したわけです．

アメリカでは三つの非常に強力な臨床研究グループが協力しながらほぼ同時並行で，プレクリニカル期のアルツハイマーの方に治療介入を行うという壮大なプロジェクトを立てました．その中の一つ，API（Alzheimer's Prevention Initiative）というプロジェクトが，最初に国立衛生研究所（National Institutes of Health：NIH）のファンディング（資金提供）を受けました．5年間で総予算1億ドルという大きなプロジェクトで，そのうち1,600万ドルをNIHが補助するとフランシス・コリンズ長官が宣言しました．1,500万ドルは篤志家による寄付で，残りの6,900万ドルを産業界が負担することになりました．このプロジェクトの鍵はどの企業がどれだけすばらしい抗アルツハイマー薬を提供するかという点にありましたが，ジェネンテック（Genentic inc.）というバイオテック製薬企業がこの役割を引き受けました．ご存じのように，癌の抗体医薬で非常に伸びている会社ですが，同社は現在，アルツハイマー病やMCIの方々に対する抗アミロイド抗体医薬の企業治験も開始しています．これと同時並行で，企業治験をしているお薬をその研究資金とともにAPIに提供すると発表したわけです．

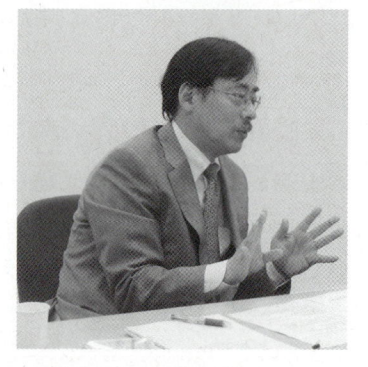

APIはスケールも非常に壮大です．世界中で一番大きな家族性アルツハイマー病の家系は南米のコロンビアにあります．総家系員5,000人という巨大な家系で，その中に未発症の変異キャリアのほうが200〜300人は同定できると思われます．ここにアメリカから共同で機材や薬，様々なものを持ち込んで，キャリアの100人の方に実薬を，100人の方にはプラセボ（偽薬）の抗体を投与します．それで5年程度フォローして，その間の画像やバイオマーカーの変動，あるいはもっと長期的にミニマムな症状の発症過程等を追うという，極めて大規模な計画です．

現在いわれているβアミロイドがアルツハイマー病の原因になるという考え方（βアミロイド仮説）は，非常にレアな常染色体優性な家系で起こっている遺伝子変異が，必ずアミロイドの産生異常を起こすということが論拠になっています．ほかの孤発性のアルツハイマー病でも，おそらくβアミロイドが原因だと考えられていますが，そこは敷衍した推論になるわけです．このAPIプロジェクトを通して，アルツハイマー病のβアミロイド仮説が正しいかどうか，あるいは今後，プレクリニカルな段階から介入できるのかどうかについて，重要な方向性が見出せるだろうと思います．

■井村　確かに，遺伝性のアルツハイマー病では発症する確率が極めて高いので，より早期に治療介入しても倫理的な問題が少ないし，成功すれば，その成果を散発性のアルツハイマー病に応用することもできるわけですね．

■岩坪　はい，そのとおりです．

■井村　そういう意味では，非常に興味のある，重要なトライアルですね．

■永井　発症率が低いと100例ぐらいではわからないですね．数年間で数十％ぐらい進行しないと，なかなか評価がむずかしいでしょう．

■岩坪　おっしゃるとおりです．現在，同様の，発症が早くて進行性の高い，常染色体優性の家族性アルツハイマー病の自然経過を追う研究が，DIAN（Dominantly Inherited Alzheimer Network）というプロジェクトとして，ワシントン大学（セントルイス）を中心に相当進んでいます．その結果によると，βアミロイドのたまり始めから症状が出るまで，この家族性アルツハイマー病では大体15年ぐらいです．ですので，APIではまず国の研究費が出ると思われる最初の5年間程度をまず観察して，そのあとも引き続きフォローするつもりだろうと思います．

■井村　家族性アルツハイマー病でも15年ぐらい前に所見があるんですか．

■岩坪　はい，家族性アルツハイマー病で15年だということが大体推定されてきております．ただ，100例の調査で確かな結論が出るかどうかは少し微妙なところではあるかと思います．

アメリカのDIANは様々な異なる遺伝子変異をもった方をたくさん集めていますが，APIが対象とする南米のコロンビアの場合は，このプレセニリン1遺伝子のE280Aという特定の変異をもった方々を見ており，その点では相当遺伝的に均一な集団になります．

それと永井先生がおっしゃったように，発症までの期間やある期間での発症率をみるというのが一番手堅いポイントですが，その間にMRIで萎縮のスピードなどの変化率をみる要素を入れることで，短期間でも差がつくものを見ようと，かなり入念に計画されているかと思います．

アルツハイマー病のバイオマーカー

■井村　これからアルツハイマー病の先制医療を実現していくためには，やはり発症前の段階でよいバイオマーカーが必要ですよね．この場合にはかなり有力なバイオマーカーとしてPETにより検出されたβアミロイドがあるかと思いますが，それ以外に，脳脊髄液中のβアミロイドとタウ蛋白の比などがありますけれども，そういう研究は進んでいますか．

■岩坪　はい．それでは最後に，画像所見を含めたバイオマーカーについてまとめさせていただきます．今もお話に出ましたように，アルツハイマーの評価で一番重要なのは認知機能なのですが，これはばらつきが大きく定量化しにくい上に，病理的にはかなり進行したところで顕在化するという問題があります．そこで，画像と生化学的バイオマーカー，もちろん遺伝子を含めてですけれども，これらを一つは発症予知のためのマーカー，それからもう一つは薬剤効果の評価に使えるような変化率を示す進行度マーカー，と二つに分けて確立し，さらに標準化した測定ができるようにしようという試みがアメリカのADNI（Alzheimer's Disease Neuroimaging Initiative）という非常に巨大なプロジェクトで進められております．2005〜2010年までの第一期が終了しており，すでに200本ぐらい論文が出て，あらゆるアルツハイマー病のdisease-modifying therapy（疾患修飾薬，根治薬）の治験が，第一期で得られた結論にもとづいてなされています．

大まかな結論は二つあります．一つはβアミロイドのPETスキャン，あるいは脳脊髄液中のアミロイドβ42の低下，これらは脳のβアミロイド蓄積を実証できるわけですが，アミロイドのたまっている方はやはり進行が速く，MCIからアルツハイマー病へコンバージョン（移行）しやすいことがわかりました．だから，βアミロイドが質的診断あるいは進行の予測マーカーになっています．

もう一つは，たとえば治験のときにアウトカムになるような，変化率の指標です．まずはMRIでの脳の萎縮率です．これはかなり手堅い，ぶれの少ない評価項目です．あとは，ブドウ糖のPETです．ただしこれは認知機能症状と同じで，ラフにデータをとるとかなりのばらつきが出ます．

そういった中で，わが国でもアメリカのADNIと同様の試みを是非やるべきだろうということで，2007年頃からJ-ADNI (Japanese Alzheimer's Disease Neuroimaging Initiative) 臨床研究を開始しました．準備段階から5年を経て，アメリカより登録数は少ないのですが，540例を超える方々を登録して縦断研究を行い，すでに，三千以上のビジットを達成しております．その中で先端医療振興財団の千田道雄先生が，PETの品質管理の責任者として標準化に大変尽力されまして，異なる施設で定量性を極限まで上げる試みをされました．その結果PETのデータがアメリカよりもばらつきがかなり少なくなり，変化率のよい指標になり得るという中間結果が出てきております．

さらに生化学的バイオマーカーも使える可能性があります．髄液の採取は多少侵襲が伴い，抵抗があります．ですから血液マーカーが診断マーカーになり，かつ変化率も検出できるというのが理想なのですが，これはまだ実現しておりません．以前考えられた以上に血液脳関門のバリアは高いようです．そこで当面は古典的な認知機能検査であっても，いかにばらつきを少なく，しかも微細なレベルから定量化していくことができるかが重要になります．そこに形態画像，機能画像というのを加えて早期の判断指標にしたいというのが流れかと思います．

■井村　ありがとうございました．

動脈硬化症について

■井村　次に動脈硬化について議論したいと思います．動脈硬化には，冠動脈硬化，脳動脈硬化，さらに大動脈の硬化もありますし，一方では非常に小さな血管の硬化もあります．非常に複雑なのですが，一番重要なのは，やはり冠動脈や脳動脈の硬化症ではないかと思います．その辺について，自然経過とか，あるいはハイリスク群ですね．特にプラークが破れやすいようなハイリスク群が一番問題になると思うのですが，そのあたりの研究の現状を少しお話しいただけたらと思います．

動脈硬化の自然史と診断

■永井　動脈硬化症は非常に複雑です．しかし非常に長い研究の歴史がありまして，メカニズムから疫学研究まで，多くのデータがそろっています．

先ほどのアルツハイマー病の場合，何かが蓄積してきたり，そこに炎症が絡んだりして変性が起こるあたりから発症ということになると思いますが，動脈硬化の場合はそれだけでは臨床的に問題になりません．血管の狭窄や閉塞が起こると発症するわけです．しかし，いろいろなものが蓄積したり，炎症が起こったり，変性が起こるのは，人間の生きている過程で誰にでも起こることです．どのくらい早くに起こるかといいますと，冠動脈の内膜肥厚は幼児期から起こっています．大学生では軽い炎症が起こっている人がいますし，30代になれば多くの人に軽い動脈硬化がみられます．

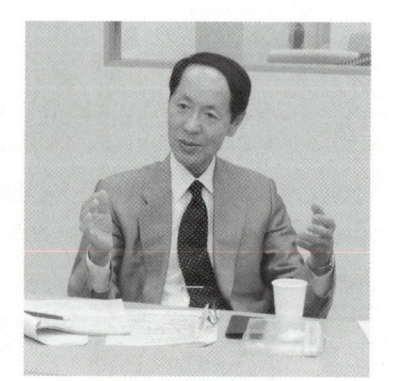

永井　良三　学長

動脈硬化をどう考えるかですが，いろんなフェーズがあるわけです．先制医療という視点からいいますと，脂質の蓄積や軽い炎症性変化が起こらないようにすることになります．特に危険因子といわれるLDLコレステロール，血圧，喫煙，糖尿病，腎臓病などをいかに抑えるかということは先制医

療です．しかし，動脈硬化が次のステージに進まないように，つまり臨床的なイベント（血管の閉塞などによる発作）をどのように防ぐかということも先制医療です．人間は長く生きれば結局そういう状態になります．そこで，どこかの段階で動脈硬化によるイベントの発症に対して先制医療をしていかないといけないわけです．

　動脈硬化が臨床的に重大な問題になる原因が，動脈硬化病変すなわち血管のプラークの破たんです．プラークに炎症が起こり，被膜が弱くなる，そこに内部の圧が高まると破綻につながります．しかし，狭窄が強ければ必ず破綻するわけではありません．狭窄が強くても安定している人もいます．まさに病気と共存します．また，心筋梗塞の患者さんの発作3か月前の冠動脈造影を見ますと，半分以上は，狭窄がない部位が突然閉塞しています．CTにしても，冠動脈造影にしても，われわれは動脈の内腔をおもに見るわけですが，血管の壁の状態は病理学でないとわかりません．おそらく内腔が正常でも，実は壁に炎症が起こっていて，突然小さな破綻が起こるか，あるいは血栓が付着するといった，不連続な現象が起こっています．それをどのようにして防ぐかが重要になります．

　動脈硬化をどのようにして起こらないようにするかという問題と，プラークの破綻をどのように防ぐかという問題は，アプローチが違います．そういうことも含めて，いろいろなステージの先制医療があり得るということを最初にご理解いただく必要があります．

　ただそうはいっても，ハイリスクの方々というのはある程度同定できます．高血圧，高脂血症（脂質異常症），腎臓病，糖尿病，喫煙などのリスクファクターは，アメリカが戦後間もなく始めたフラミンガム研究を通じ，同定されてきました．これらのリスクファクターを除くことで動脈硬化の発症も遅れますが，プラークの破綻を防ぐ方法はまだ充分ではありません．たとえば，スタチンはコレステロールを下げて動脈硬化病変の炎症を抑え，線維芽細胞を増やして安定化させるようです．スタチンによってプラークが退縮するといわれていますが，それは非常にわずかで，その退縮効果よりも安定化効果が非常に重要であるということで，スタチンは現在標準治療となっています．アスピリンも血管を閉塞させないということで，動脈硬化のある方には重要な薬です．ACE阻害薬も，内皮機能を改善するという作用があります．このように，いろいろなアプローチが考えられます．特に動脈の壁の状態を明らかにする診断技術はこれから非常に重要です．

■井村　なかなか診断はむずかしいかもしれませんが，プラークがあるかどうかは，画像を見ればどの程度わかりますか．

■永井　最近の冠動脈CTは解像度が非常に上がっており，2～3年前に比べるとプラークの形が随分わかるようになっております．よく目を凝らすと脂肪が多そうということも，おぼろげながらわかります．したがって，狭窄の程度よりも，これからはプラークの質の評価が非常に重要になってきます．最近はPETでも血管の炎症がわかるようになりました．

■井村　ブドウ糖のPETを使うということですね．

■永井　はい．頸動脈ではわかるようになってきましたけれども，冠動脈は動きが激しいためPETでは困難です．ただ動物実験ではマクロファージの活性化状態を反映するプローブで光らせるという研究もされています．そういった研究が進展し，動脈硬化の質の診断ができるようになったときに，非常に大きな展開が起こるだろうと期待されます．

■井村　血液のマーカーはいかがですか．

■永井　集団としてハイリスクという方はある程度区分けできます．たとえば酸化LDL，血糖，CRPなどは危険因子です．これらによってハイリスクグループを見つけることはできますが，動脈硬化を診断できるわけではありません．CRPが高い方，あるいはLDLが高い方が心筋梗塞を起こす確率は，1,000人中，毎年10人とか20人のレベルです．ですから，確かに各マーカーについて相関関係はあるけれども，一人ひとりの患者さんについては不確実な指標です．やはり画像診断と組みあわせる必

要があります．さらに，その人の生活習慣や病歴，家族歴などを総合して考えませんと，ハイリスクかどうかはわかりません．ですが，先ほど話したような，プラークの炎症の強弱を診断できれば，相当大きな予測因子になるのではないかと思います．

■井村　アメリカでは，High Risk Plaque Initiative というのがはじまっているようですね．まだ結果は出ていませんけれども，製薬企業も絡んだイニシアティブのようです．

■永井　非侵襲的に調べられるかどうかが重要ですね．侵襲的な検査でよければ，血管内超音波検査や光コヒーレンストモグラフィー（OCT）で，プラークの大きさと性状を画像化できます．特に最先端の OCT では一つ一つの内皮細胞を可視化できます．

■井村　何らかのバイオマーカーと非侵襲なイメージングでやろうということのようです．

■永井　おそらく非常に高精度な CT を使うのではないかと思います．しかし，CT では石灰化が起こっていると血管の状態がわからなくなることも問題です．そこで MRI への期待が非常に大きくなっています．

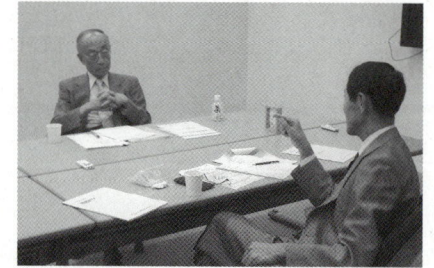

■動脈硬化を引き起こす病態

■井村　糖尿病を見ていると，動脈硬化，特に心筋梗塞が多いわけですが，そのあたりのところは，稲垣先生いかがでしょうか．

■稲垣　そうですね．大体糖尿病の患者さんで，疫学的にみると 3 倍ぐらいですね．心筋梗塞も脳梗塞も多いわけですが，特に血糖との相関でみると，やはり心筋梗塞ですね．脳卒中はどちらかというと，血圧との関係が強いと思います．なぜ高血糖が起こると動脈硬化が起こってくるかという仕組みについては，実はまだ十分にわかっていません．

■井村　糖尿病になると，動脈硬化が非常に広範囲に起こりますよね．

■稲垣　そうですね．高血糖そのものが悪いのか，あるいはインスリン抵抗性が原因なのかということ自体も，いまだによくわかっていません．1 型の糖尿病の患者さんと 2 型の患者さんを比べて，大血管障害の比率がどうかといった比較はあまりなされていないと思います．ただ，長期間 1 型の糖尿病を罹患していても比較的大血管障害になる患者さんが少ないことを考えると，血糖だけでは説明がつかないと思います．

■永井　アルツハイマーも動脈硬化も，おそらく糖尿病も，炎症がベースにあって，そこに炎症惹起物質などの要因も考えていく必要があります．糖尿病のフォローも，今までどおり血糖だけ見ていればよいわけではないと思います．たとえば，血糖値が落ち着いていても突然心筋梗塞を起こすことがしばしばあります．そういった視点から見たときに，糖尿病の治療はどうあるべきか，あるいは何を指標にするかという点は，まだまだ研究の余地があるように思います．

■井村　わが国では，やはり脳梗塞が，数も多いですし非常に重要です．介護の必要性を考えると，大変大きな問題になります．ところで，脳動脈と冠動脈の動脈硬化はどのように違っていますか．

■永井　高脂血症（脂質異常症）の患者さんをフォローしていますと，脳梗塞が多く，心筋梗塞はまだ少ないようです．少しずつ比は変わってはいますが，日本人はまだ脳梗塞が非常に大きな問題であるといえます．しかし職域健診でみると，勤労世代では心筋梗塞の方が脳梗塞より多いようです．なお冠動脈硬化が強い方が必ずしも脳動脈硬化も強いわけではありません．動脈硬化は全身の病気ですが，脳の場合，血圧の影響が大きいと思います．

■井村　メタボロームについて，もう一度見直してみる必要があるかもしれません．メタボライト（代謝産物）は数がそんなに多くない．だから，蛋白ほど複雑ではなくて，もう少し簡単に追いかけら

れると思いますが，そのあたりの研究はどうですか．

■永井　われわれも，血中のペプチドの断片が臨床的なストレス状態を反映し，ほかのマーカーと比べてもよい指標になることに気づいております．短時間に大量のサンプルを処理することはまだむずかしいのですが，これまでの視点ではわからなかったところが明らかになるのではないかと思います．

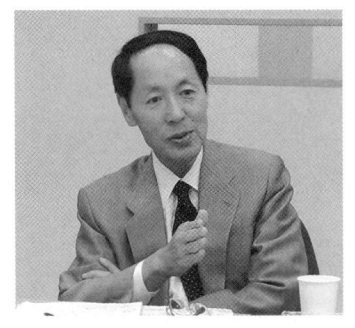

■井村　先ほどおっしゃった，プラークが早い年齢から出てくるか出てこないかというのは，かなり個人差が大きいと思います．個の医療，personalized medicine という立場からみると，これから何を研究すべきか，あるいは現在どの程度進んでいるのか．たとえば GWAS ではなかなかいいものが見つかってこないと思うのですが．

■ イベントの予防

■永井　やはりイベントをいかに防ぐかというところに焦点を絞るべきと思います．特にハイリスクの方の同定ですね．今はまだどちらかというと画一的な医療です．LDL コレステロールが高い，血圧が高い，念のためにスタチンを飲んでおきましょうといった段階です．しかしコレステロールが高い糖尿病の人で発作を起こす人は，1年間でせいぜい 1,000 人中 10 〜 20 人です．それが 30% 低下しても 1,000 人中 7 〜 14 人になる程度ですから，薬を飲んでメリットを受ける方というのは実は年間 1,000 人中 3 〜 6 人です．効率性を考えると，もっとハイリスクの方を同定して，その方々により強力な治療をしていく必要があります．

　ただ，動脈硬化という病気は動脈が硬化するだけではなく，心臓発作，脳卒中が起こり，そのあとも非常に長い歩みが待っているわけです．たとえば心肥大から慢性心不全を起こし，いわゆる代償不全という状態を繰り返し，不整脈，末期的心不全など，いろいろなステージがあります．

　そこで，心筋梗塞を起こしても再発しないようにする，心不全にならないようにすることも必要です．ただ，心筋梗塞を起こした後に心臓が大きくなる方と，意外と何でもない方とがいます．その違いは現時点ではよくわかっていません．たとえ心筋梗塞が起こっても，心臓の収縮する力が落ちないようにする治療も，ある意味では先制医療です．いいかえれば，一度発作が起こって少々心機能が悪くても，飛行機でいえば低空飛行になるような状態です．いかに稜線にぶつからないか，墜落しないかという，低空での水平飛行を維持するという先制医療もあるわけです．本当に低空になっても不整脈で亡くならないような，そういう先制医療もあります．つまり，いろんなステージで見ていかないといけない．「この方はどのくらいハイリスクか」ということを，それぞれの段階で予測しないといけないわけです．そのように，患者さんのステージに応じた治療をこれから実践しなければならないわけで，先制医療にはまさにいろいろな形があり得るというのが，この動脈硬化の世界なのです．

■ 発達プログラミング仮説

■井村　お話を伺っていて，個の医療というのもなかなかむずかしいと感じました．集団として見れば，統計学的に有意差が出る遺伝素因はたくさんあるけれども，一人ひとりでみると非常にむずかしい面もあると思います．もう一つ，糖尿病のところとも関連しますけれども，いわゆる発達プログラミングという考え方が最近仮説として出ていますね．第二次世界大戦後，イギリスで心筋梗塞が増えていった．それが，逆説的に，むしろ貧しいところで多かった．ウェールズやイングランドの西部の方で多いことがわかってきて，調べてみるとどうも出生時体重の小さい子どもに多いようでした．バーカーという臨床疫学者が，それを発達プログラミングという仮説として主張し，今では糖尿病と

の関係も指摘されています．さらには認知機能障害にも関係がある等々いわれていますが，わが国ではそういう傾向はみられるのでしょうか．

■永井　よく肥満がリスクになるといわれますが，実は一度心血管領域発作を起こした方の観察研究では肥満者のほうが予後は良好です．これを obesity paradox といいますが，やせ型，特にBMI20以下の方の場合は，現在理解されていない病態を考えないといけないと思います．出生時体重の問題とは違いますけれども，体重や肥満など栄養状態の問題は，解決すべき問題がまだ多いように思います．

■井村　2型糖尿病の場合には，わが国のデータでも発達プログラミングを支持するものが多いですか．

■稲垣　わが国ではあまりないのではないでしょうか．たとえば第二次世界大戦後のわが国というのはかなり栄養状況が悪いといえども2,000キロカロリー近くありました．今と比べると，実は今のほうが戦後間もないころより摂取カロリー量，エネルギー量は少なくなっています．

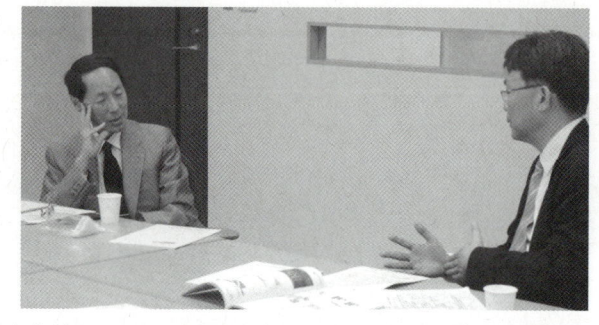

■永井　脂肪の摂取は少なかったでしょう．

■稲垣　当時はそうですね．バーカーの仮説を支持したオランダの飢餓のような状態に日本はなっていないので，現在わが国で糖尿病が増えていることが，戦時中の栄養不足とつながっているといった話は，今のところはないように思いますね．

■井村　どの民族も，生活が急速に西欧化すると，著しく糖尿病が増えるといわれています．だから今，アジアでは韓国，中国，シンガポールで糖尿病の有病率が非常に高いし，インドやアラブ諸国でも劇的に増えていて，"糖尿病の津波"という言葉すら用いられています．貧しい国で急に生活習慣が変わると糖尿病が増えるのは，もう確実な現象ですよね．

■稲垣　はい，そうですね．

■井村　そのなかで，発達プログラミングの影響はどの程度なのかという問題なのですが，わが国で小児の2型糖尿病を調べると，低体重児にやはり多い．しかし同時に高体重児にも多い．高体重児は，お母さんがすでに糖尿病をもっている場合が多いなど遺伝素因の問題もあって，ちょっと複雑です．ただ，中間的な体重の子どもで一番少ないというデータは出ています．こうしたことが，これから，いわゆる個の医療を考えるときに一つの問題になると思います．

■稲垣　現在，われわれが特に関心をもっているのは，こういう妊娠時あるいは生後間もないときの栄養状態というのは，たとえば糖尿病の場合ですとβ細胞のマス（量）に影響を及ぼしている可能性があるんじゃないかという点です．マウス等のげっ歯類ではだんだんそういうことがわかってきて，β細胞の機能とマス（量）が，妊娠期あるいは生後間もないころに既定されてきている可能性があると思いますね．

糖尿病について

■疾患の概要

■井村　糖尿病の話題になってきましたから，次は糖尿病についてお話しください．

■稲垣　先ほど岩坪先生の話を伺っていると，アルツハイマー病と糖尿病は非常に共通点が多いなと思いながら聞いておりました．わが国はもちろん，先ほど井村先生がおっしゃられたように，アジア

で糖尿病が急増しています．その大きな理由としては，これまで飢餓状態とまではいわなくても，栄養状態がそれほどよくなかったところで急速に文明が発達し，生活習慣が大きく変容しているということ．それと先ほどのアルツハイマー病にもありましたように，高齢化の問題があります．生活習慣というのは，糖尿病の場合は食事と運動ということになるかと思います．

糖尿病の特徴は，やはりこれもアルツハイマー病に似ていて，進行性であるということです．これについてはいろいろな研究があります．有名なのはイギリスのUKPDS（United Kingdom Prospective Diabetes Study）という前向きのコホート研究で，β細胞の機能が年々，年齢とともに低下してくることが明らかにされました．インスリン分泌機能を示すHOMA-βという指標でみると，糖尿病が発症した時点では，β細胞の機能が50％ぐらいにまで低下しています．それを逆にたどっていくと，糖尿病と診断される10年あまり前から，もうβ細胞の機能低下がはじまっているということがわかってきました．

UKPDSは欧米のデータですけれども，わが国でもたくさんのデータがあります．たとえば滋賀県で，2,000人あまりの住民を6年間フォローした調査研究があります．それは糖尿病患者さんをフォローしているんですが，糖尿病の患者さんというのは，最初は食事・運動，次には経口薬，それでコントロールできないと経口薬を増やし，それでもだめならインスリンを追加していく，そういうパターンが多いわけです．研究では，最初は食事・運動で治療できていた人が，6年も経つと，非常に多くの人たちが経口薬やインスリンを使うようになっていました．そういった進行性の疾患であるということが重要だと思います．

では，なぜ糖尿病が進行性なのかということですが，これについてはいまだによくわかっていません．糖尿病はそもそも，インスリンの分泌不全と抵抗性があわさって起こってくるわけですけれども，基本的に加齢とともに抵抗性は増加します．しかしインスリン抵抗性の増加だけではなかなか糖尿病というのは起きません．たとえば極端な話，インスリン・レセプター異常のような極端なインスリン抵抗性でも，糖尿病は比較的軽症です．というのは，それに代償的にβ細胞が肥大する，あるいはβ細胞の機能が亢進して，インスリン分泌が代償的に増えれば何とか血糖値は保てるわけです．ということで，加齢とともに抵抗性が増加するだけではなく，インスリン分泌そのものが追いついてこないという問題があるかと思います．

特に日本人やアジア人というのは，インスリン分泌が欧米人のおよそ半分で，インスリン分泌が非常によくない民族です．それは，ひょっとしたら先ほどの食事との関係があるかもしれません．今後は，抵抗性に関する検討に加えて，β細胞のマス（量）が欧米人と日本人でどのぐらい違うのかを直接比較するような，研究も必要になってくると思います．

現在，糖尿病をどうやって診断するかというと，いまだに血糖値とヘモグロビンA1cとOGTT（ブドウ糖負荷試験）です．最も感度がいいのはOGTTだと思います．糖尿病の特徴というのは高血糖なのですが，血糖値は連続性のものであって，たとえば，Diabetes（糖尿病）とPre-Diabetesの線引きには決して絶対的な値はありません．現在は合併症という観点から，あるいは将来の糖尿病の発症という観点から線を引いていますけれども，これも糖尿病の診断の長い歴史をみると，政策的な問題もあるでしょうが，あるときに値が変えられたりしました．

では血糖値とOGTTで何がわかるかということですね．われわれは今までβ細胞の機能を見ていたわけですが，2000年代になってから，糖尿病はβ細胞の機能だけではなくてマスも重要だということが考えられるようになりました．非常に有名な研究に，アメリカのバトラーという病理学者が，交通

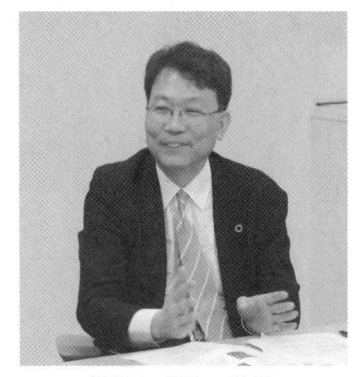

稲垣　暢也　教授

事故で亡くなった方の膵臓の切片をとって，実際にβ細胞のマスを見たというものがあります．あくまでも切片で見ているわけですが，糖尿病の患者さんではβ細胞のマスが半分以下に減っており，しかもβ細胞のアポトーシスが進んでいるということがわかりました．

　もう一つの問題は，そういったマスの減少がどの時点からはじまるのかということです．マスの減少が，糖尿病の発症とどれだけ関係があるかといいますと，これについてはいろいろな意見があります．たとえばアメリカのバトラーらは，肥満の人は糖尿病の境界型（IGT）の時点でβ細胞のマスが半分近くにまで減っているといいます．一方で，日本人のような痩せ型ではどうかというと，差があまりないというヨーロッパにおける報告もあって，必ずしも意見が一致していません．多くの研究では，膵癌やほかの疾患がある患者さんの膵臓の切片で見ているというような，技術的な問題もあります．今後は，今までの血糖値やヘモグロビン A1c，OGTT だけで行っていた診断法を大きく変えていくために，β細胞のマスを見ていくことが非常に重要だと考えています．

■ β細胞のマス（量）

■井村　ローズという人が「Science」誌で一つのモデルを出していましたね．あれをみると，β細胞のマスというのは 10 歳ぐらいまでに大体決まってしまっているとあります．

■稲垣　はい，そうだと思います．特に生後の乳児期というのが，β細胞のマスが一番増えるときですよね．

　大変関心のある事例として，新生児糖尿病があります．これは ATP 感受性カリウムチャネルの変異で起こることが最近わかってきましたけれども，生後間もなく新生児糖尿病になっても 1 歳ごろになるといったん治るんですね．インスリンを最初使っていた患者さんが，インスリンの投与を必要としなくなります．ところが，8 歳，9 歳ぐらいになると，また血糖値が上がってくる．私も最初，これはなぜだろうと思っていましたが，おそらく，β細胞のマスがそのころまでに増えることである程度代償できているんだろうと思います．

　8〜10 歳ぐらいで，β細胞のマスがある一定レベルまでいくだろうと考えられていますが，その後，たとえば加齢とともにインスリン抵抗性が増すと，それ以降の年齢でもβ細胞のマスが増える余地はあるようです．実際，バトラーらは，糖尿病のない人でも，肥満の人でβ細胞マスが有意に増えていることを，剖検の結果ですが報告しています．したがって，ある程度はマスで代償ができているということだと思います．

　われわれは今，アルツハイマー病のように PET を使ってβ細胞の可視化を試みています．げっ歯類では非常にうまくいっていますけれども，一方でまた，アメリカのグループ，ヨーロッパのグループなどと，非常に激しい競争になっています．

　今後，β細胞をマスの観点で見ていくということは非常に重要になると思います．インスリン抵抗性が増してきたときに，β細胞のマスの増加が追いつかない，あるいは機能が追いつかないことで，相対的なインスリン不足になって糖尿病が発症してくると思います．そこでは，遺伝的な問題が非常に大きいだろうと考えています．糖尿病の世界では GWAS も非常にさかんに行われていて，関係する遺伝子が 40 個以上見つかっていますね．

■井村　この前，45 個と書いてありましたね．

■稲垣　そのぐらいあると思います．ただ残念なことに，これら 45 個の遺伝子の SNPs を調べて，それらを加算すれば遺伝的な問題がわかるのかということですね．

■井村　それはやっぱり無理でしょうね．

■稲垣　むずかしいですね．

■井村　たとえば，SNPs がゼロということはあり得ないので，45 個のうち中程度の数をもっている

人とそれ以上たくさんもっている人を比べたとして，おそらくオッズ比は2〜3倍程度でしょうか．

■稲垣　オッズ比が大体，現在GWASでわかっている遺伝子は，せいぜい1.2から最大でも1.4ぐらいですね．それでどれだけ説明がつくのかということが一番大きな問題だと思います．

■境界型糖尿病

■井村　先ほどおっしゃったように，OGTTをやるなり，ヘモグロビンA1cをみるなりして，いわゆる境界域は見つけることができますね．しかし，その時期にある程度合併症がすでにはじまっている例もかなり多いということですね．

■稲垣　おっしゃるとおりです．

■井村　その前の段階で本当の先制医療をやるとするならば，やはりそこで診断をしないといけないということでいいですか．

■稲垣　おっしゃるとおりだと思います．厳密にいうと，今，正常型が空腹時血糖110 mg/dL未満，OGTT2時間血糖が140 mg/dL未満ですね．糖尿病型は空腹時が126 mg/dL以上，OGTT2時間が200 mg/dL以上ということで，その境界になるものがすべてこれは境界型というわけです．まず，境界型の時点でもう様々な心血管イベントが起こってくるという問題があります．それから，境界型の患者さんのかなりの部分，日本人ですと年間5〜10％程度が糖尿病型に移行していくという，先ほどの進行性の問題があります．そういったことを考えると，境界型と診断がついたときには，もう遅いんじゃないかという気がしています．

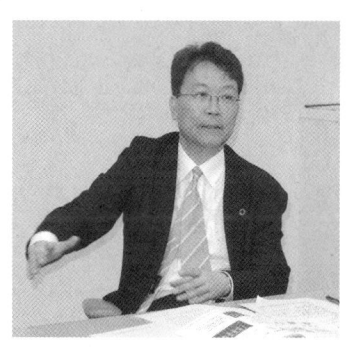

　先ほどのβ細胞のマスと機能の問題に戻りますが，われわれは膵島移植を京都大学で随分行ってきました．β細胞の機能が正常であると仮定すれば，大体β細胞が3割にまで減少してはじめてOGTTで境界型になるんですね．たとえば生体の膵島移植なんかやると，膵臓を6〜7割近く切除してもその人のOGTTは正常です．ということは，膵臓はかなりの予備能力をもっていて，β細胞の機能が正常であれば，膵臓が3割にまで減らないと境界型にならないということです．実際にはそこまで減っているわけではなくて，先ほどのバトラーらの報告でも半分ですね．マスの減少と機能の低下と，この両方があわさっているのだと思いますが，境界型というのは，われわれからみると，もうかなり進行した状態ということになります．

　一方，2007年時点，わが国で境界型は1,320万人，糖尿病は890万人，あわせると2,210万人です．この境界型の人すべてに治療するとなると，これは医療経済的に到底もたないということになります．先ほど永井先生がおっしゃられたように，この中で本当に糖尿病に将来進行していく人，あるいはイベントを起こしやすい人をいかに抽出していくかが重要で，そういったハイリスクな人たちに，特に積極的に介入していく必要があると思います．

■生活習慣の重要性

■永井　健康診断のデータを見ていますと，40歳ぐらいまでは肥満とともに血糖も少しずつ上がる．ほとんどパラレルに上がるのですけれど

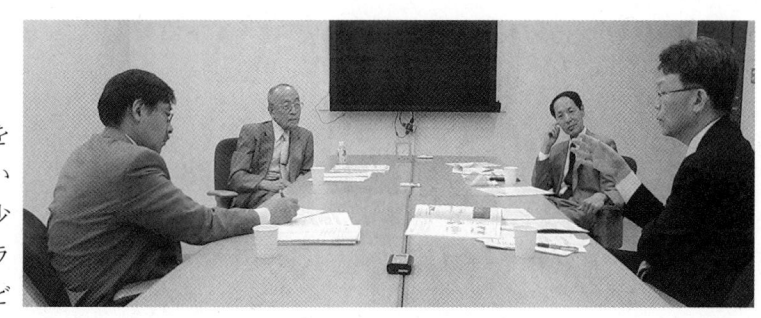

も，40歳を過ぎると，体重は頭打ちになりますが，血糖値とヘモグロビンA1cは上がり続けます．体重は重要なファクターですが，むしろその前，若いときにどういう生活習慣をしていたかということが非常に大事です．40歳になって体重を抑えるだけでは，糖尿病を完全に抑えることはできないのではないでしょうか．若いときの適切な食生活や運動をもっと進めないといけないと思います．

■**稲垣** 重要でしょうね．

■**永井** 必ずしもカロリーだけではないわけですね．糖尿病の発症率の変遷は，摂取カロリーではなくて，脂肪の摂取量や車の普及率と比例します．これらとパラレルに動いているので，糖尿病は本当に単なるカロリーの過剰摂取の病気なのか．他に原因があって血糖が上昇するのではないかと考えることも必要です．実際，2型糖尿病では膵島に炎症が起こっているという話があります．

　常に常識とは違う視点で糖尿病の発症要因を見ていく必要があります．また，糖尿病を高血糖症とはいわないことからもわかりますが，合併症の問題は深刻でしっかり考えなくてはいけません．糖尿病の発症を抑えるという先制医療と，糖尿病あるいは境界型になっても臓器障害をどのように抑えるかという先制医療と，いろんな展開があるのではないかと思います．

■**稲垣** 全くおっしゃるとおりだと思います．だから，まず食事と運動．これらは，現在わかっている中でやはり一番効果のある治療ですね．一番有名なのは，アメリカで行われたDPP (Diabetes Prevention Program) という，境界型の患者さんにどういう介入をすればいいかという研究です．体重7%減少を食事と運動で，運動は1週間に150分行い，食事と運動で体重を7%減少させ，そういうものをした人と，何もしない人と，あとメトホルミンというインスリン抵抗性の改善薬を飲んだ人，それぞれを3年間フォローしたら，2型糖尿病への進展を最も予防できたのは，食事と運動をした人でした．一方，アジア人のほうがむしろ食事・運動の効果が強いというような報告もあります．

　いずれにせよ，これらをあまり遅い時期に行うのではなく，また境界型の患者さんからはじめるのでもなく，永井先生がおっしゃるように，もっと早い時期から生活を見直していくことが非常に重要です．それは糖尿病の発症だけ，高血糖の発症だけを予防するのではなくて，それこそ肥満，高脂血症（脂質異常症），高血圧，すべての予防につながっていくということだと思います．

■ **先制医療を行うためのマーカー**

■**永井** あと，同じ程度の高血糖やヘモグロビンA1cの値でも，腎障害が早く進む人とそれほどでもない人がいます．家族性に腎症が起こる方もいます．そういった，合併症のゲノム医学をもっと研究すべきではないかと思います．

■**稲垣** いや，まだ残念ながらそんなに進んでいないのではないでしょうか．

　腎症ですとわが国ではたとえば理化学研究所の前田先生らがいくつか報告されていますね．われわれが見ていても，網膜症は進んでいるのに腎症は全然進んでいないという患者さんがおられます．もともとアジア人は腎症になりやすいといわれていますが，腎症の進展には遺伝的なファクターがあると考えています．一方，網膜症や神経障害では全く報告がありません．

　あと，合併症の出方というのは人それぞれで，一様ではないですね．逆にいうと，合併症の進展があまり起こらないような人に，厳格な血糖コントロールはする必要はあまりないように思うわけです．また，もう少し事前に予測できれば，治療そのものを変えることができるし，患者さんの生活の質 (quality of life：QOL) にも，あるいは医療経済的にも非常に有効であると思います．

■**井村** 先ほど少しふれた，胎生期の貧しい栄養状態が腎臓のネフロン数を少なくするというのは前からいわれていることで，そのあたりがアジアに糖尿病性腎症が多い一つの理由になりませんか．

■**稲垣** あるかもしれません．

■**井村** 腎臓を研究している人には，そういう主張が多いですね．

■稲垣　ええ．膵島と糸球体はものすごく似ているという話がありますが，栄養によって糸球体の数そのものが制御されている可能性もありますし，加齢とともに徐々に数が減ってくる点も膵島のβ細胞と非常に似ていると思います．

■井村　これからの問題として，先制医療をやるとすると，血糖が上がる前の段階で徴候を見出すための指標が必要になりますが，今のところはおそらくβ細胞のマスが一番ですか．

■稲垣　そういうマスの観点というのは，絶対必要だと思います．それは，糖尿病という病態を考えるうえで，今までは機能だけで見てきているので，そこにマスの観点を入れることによって，診断という意味では新たな分類ができるのではないかと思っています．

　ただ，それはあくまでも診断であって，やはり予防という観点に立ったときには，よりいっそう早期の，遺伝子も含めた新たなマーカーが必要ではないかと思います．病態を反映するような，疾患のメカニズムを反映するようなマーカーというのがあれば一番いいんじゃないかと思います．

先制医療の実現に向けた今後の課題

■井村　本日，いろいろとお話を伺って，アルツハイマー病の場合は，先制医療が具体的に行われはじめているというところまで来ていると思いました．動脈硬化あるいは糖尿病になると，まだまだマーカーも不十分だし，非常に複雑ですね．しかし，これから少子高齢社会となるわが国では，やはり先制医療というのは非常に重要になると思うんですね．そこで，これから何をやっていくべきかについて，少しご意見を伺いたいと思います．まずは永井先生からお願いします．

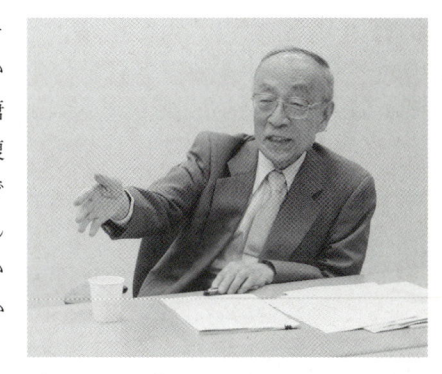

■永井　われわれは循環器が専門ですので，立場としては，非常に早い時期からの予防と，中年期，更年期，老年期と，それぞれに先制医療はあると考えています．時期を逃すともうだめだということではなく，むしろ病気とともに人間は老いていきますので，シリアスな段階に進まないようにする医学が必要です．

　高齢になるほどハイリスクになりますから，介入の効果がわかりやすいですね．非常に早期の予防となると，なかなか介入の効果がわかりません．早期の予防はとても重要ですが，なるべくコストのかからない方法で行うべきで，高価な器具や診断手法を使う必要は必ずしもありません．アルツハイマー病のように非常に深刻な病気はまた別かもしれませんが，糖尿病や循環器疾患は，生活習慣の改善が基本です．これからの医学は，その先の中期段階，後期，晩期というところでハイリスクの人を早く検出して介入していく．飛行機の高度が下がっても，いかに水平に飛ぶかという介入の仕方を考えないといけないと思います．

■井村　現実的にはそういうことが重要ですね．糖尿病のほうはどうですか．

■稲垣　永井先生もおっしゃられたように，現在，やはり一番安くつく方法は食事・運動という生活習慣で，これらの重要性を若い時期からわかりやすく啓発していくということが，絶え間なく必要なことだと思います．もう1点はマーカーです．イメージングも大事だと考えていますけれども，やはり遺伝素因でわかっていないものがまだまだあるのではないかと感じています．たとえばMODY（家族性若年糖尿病）ですね．*MODY*遺伝子というのは1990年代に何種類かわかって，今わかっているのが一応6種類程度ということになっています．しかし，そのうち日本人のMODY家系を説明できる遺伝子はせいぜい3割です．

実際に糖尿病の患者さんを見ていると，3代にわたっている家系はたくさんあります．現在，そういう家系からできるだけゲノムや血液をいただいて解析しています．今GWASが一つの流行ではありますが，GWASで得られた結果というのは，なかなか病態の解明につながっていきませんし，次の治療につながってこないですね．全ゲノム解析が簡単になってきていますので，もう一度疾患の家系に立ち返って全ゲノム解析のようなものを行って，レアな変異を見つけていくという地道な努力が引き続き重要だろうと思います．

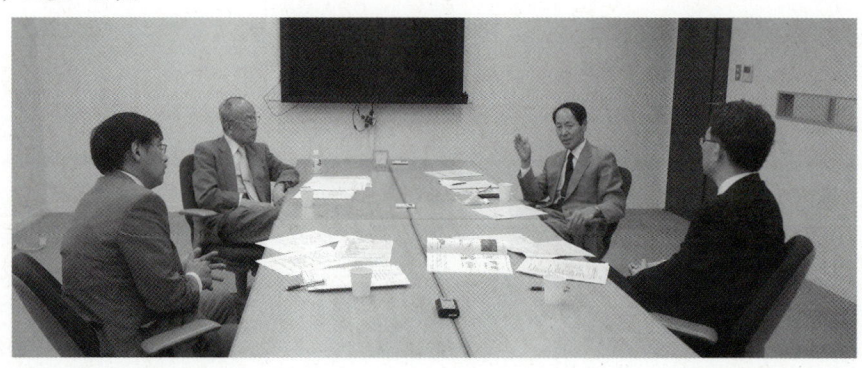

■ **永井** 今までコモンディジーズ（比較的ありふれた疾患）はSNPsで説明できるといっていたのが，どうもそうではないということで，レアディジーズ（希少疾患）に注目が移っていった．レアディジーズの集合がコモンディジーズだという説明がよくされるのですが，私は必ずしもそうではないと思います．むしろレアディジーズはレアディジーズとして研究をすればよく，むしろそういう病態解析の成果が，多少メカニズムは違っても，実はコモンディジーズのよい治療法になるという歴史があります．

たとえば家族性高コレステロール血症向けに開発された治療法が，その後，高コレステロールでなくても動脈硬化に効くことが明らかになった例もあります．またACE阻害薬やアンジオテンシン受容体拮抗薬（ARB），アルドステロン拮抗薬といった治療薬も，腎血管性高血圧やアルドステロン症などのレアディジーズを対象とした研究があって，それがコモンディジーズに応用されるという歴史でした．

そこで，頻度が低くてもレアディジーズを見つけて，そこで病態の仕組みを解析すべきだと思います．原因は別であっても，二次的，三次的，四次的変化の中で，レアディジーズのようなメカニズムが働く病態を抑えるという戦術です．そういう意味からも，私はもっとレアディジーズの研究が必要と思います．

■ **井村** それから，人間のゲノムは，SNPsだけでは到底理解できないわけで，最近，パーソナルゲノムをやると，全く正常な人でも8個も10個も遺伝子が失われている人がいる．だから，もっと大きな変化がたくさんあるんじゃないかということが問題になりつつありますね．チンパンジーから人間への進化の過程でも，相当数の遺伝子が失われています．だから進化というのは新しい遺伝子を獲得するだけではなくて，失われるほうもやはり重要であるらしい．そういうあたりと病気の関係がこれからの課題だろうと思います．

それから，やはりエピジェネティクスももう少し明らかにしないといけないでしょう．胎生期の環境がどこまで病気に影響するのかはまだわかりませんが，人は，胎生期にはやはりかなりエピジェネティックな変化を受けて生まれてくるわけですから，そのあたりの研究も非常に大事だと思います．

■ **稲垣** そのためには，生まれたときの記録から，ずっと生涯の記録をデータベースにして，前向きに追い続けていくような息の長い研究がないといけません．

■ **井村** 健常人を本当に早い段階から追跡するコホートですね．これは多分，アルツハイマー病でも必要でしょうね．

■これからのアルツハイマー病研究

■岩坪 はい,おっしゃるとおりです.本日の座談会の冒頭,井村先生からアルツハイマー病の取り組みが一番進んでいるのではないかとおっしゃっていただきました.しかし実はアルツハイマー病は一番後発でございまして,疾患のメカニズムに作用する,少しでも有効性が実証されたスタンダードな薬はまだ全くない状態です.

ただ,病気のいろいろなステージの中で,やはり長い病気は原因を最初に押さえないといけないだろうと思います.動脈硬化や糖尿病などの先例をたくさん学び,考え方がずいぶん整理され,後発であるけれどもようやく動き出したところです.今日も3段階の診断カテゴリーが出てきたとお話ししましたが,今の治験は,最上流の原因であるβアミロイドを,認知症を発症した段階を対象としてまずは試すという,まだそのあたりの段階にあります.

来年ぐらいから,MCI段階を対象とした疾患修飾薬(根治薬)の治験が大規模に始まります.ただこれも冷静に考えますと,MCIというのは,海馬がすでに機能不全を起こしているとも考えられます.神経細胞の数も,肝要な部位ではもう半分以下に下がっているわけです.そこから神経細胞死の上流の原因であるβアミロイドをとめても,効果は限定的かもしれない.するとさらに前段階のプレクリニカル期に焦点を定め直すべき,ということになります.

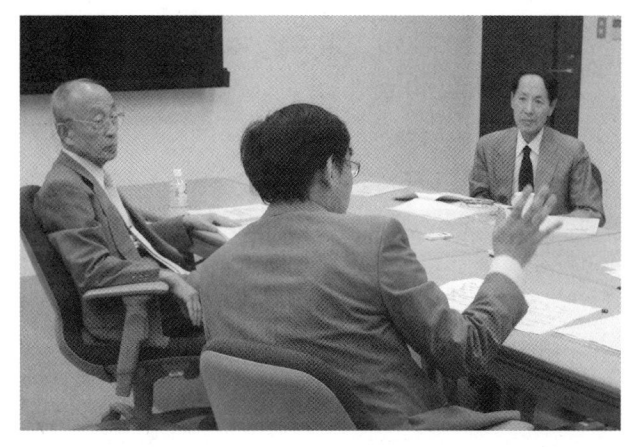

しかしこれも,βアミロイドが脳にたまり始めた時期というのは,すでに神経細胞死を規定する毒性プロセスがコミットした後かもしれない.すると,たまる前のステージから見なければいけない.そういった考え方すら出てきています.

先ほど申しました通り,アルツハイマー病についてのポイントは,プレクリニカル期がアミロイド・イメージングで非常に早期に見つかるようになって,しかもそのタイムフレームがおそらく10年ぐらいはとれるということです.こういった精密な観察研究と,アメリカで行われているような果断な介入研究,両方を組みあわせて見ていくことが必要になります.

ただし,アミロイドが出てくる人は,60代で10%,70代は30%,80代は50%ぐらいです.たとえばその方のライフスパンが88歳だとしたら,85歳でアミロイドを見つけても,安全性を考慮すると,強力な薬剤投与を行うことは望ましくない可能性もあります.やはり,どういう状態の人がその生涯の間に認知機能の問題を起こすのかという,進行とリスクの予想を精密化して,治療対象を選択していくことも重要になるだろうと思います.

■永井 アルツハイマーの場合も多分,発症するメカニズムとプログレッションするメカニズムというのは,必ずしも同じではないと思います.

■岩坪 おっしゃるとおりです.

■永井 その狙うところも,いかに発症を予防するかということと,βアミロイドが多少はたまっても,それ以上進行しないようにという戦略もあるのではないかと思います.

■岩坪 そのとおりです.βアミロイドは,おそらく最上流で細胞死の方向付けに関与する因子と想定されます.その後,たとえば細胞内にたまるタウ蛋白などは,細胞死の実行に直接関与するものと考えられます.そのほかにも炎症や酸化など,様々なファクターがあります.だから第二段階で,神

経細胞死のスピードを抑えるような治療というのも，途中からの先制医療になりえます．ただそれもかなり早い時期にやらないと，効かない可能性が高いとも感じております．

まとめ

■井村　本日は三つの代表的な疾患を取り上げて，先制医療について議論いただいたわけですが，もちろんまだわからないことが非常に多い．遺伝素因もわかりませんし，胎生期とか生後の栄養や環境がどの程度影響するかもわからないし，やるべきことは非常に多いわけですね．しかし，こういった病気は，これからできるだけ現実的な先制医療を選択していって，少しでも大きな障害（イベント）を起こす人を少なくして，あるいは廃疾になるような重篤な病気を予防していく，そういったことが非常に重要ではないだろうかということを感じました．

　それから，わが国ではあまりやられてこなかったけれども，出生前からのコホートが必要です．イギリスは，1946年のある週に生まれた人を全部コホートにして，すでに65年間フォローしています．しかもまだこれからも続ける．なぜなら，これから認知機能がどうなるかというのが非常に大事だからです．古いコホートですから，ゲノムなどはまだ十分調べられていませんが，いろんなことがわかってくるようです．成人になってからの病気は，実は小学校時代の生活とかなり関係があるそうです．だから，わが国でも出生前あるいは出生時からのコホートをやって，非常に地道な努力も重ねていかなければいけないと思いました．

　しかし同時に，ゲノム研究，それからバイオマーカーの研究も重要です．そして，病気にならないのが一番ですけれども，そこには簡単にはいけないので，現実的なステップとしてできるだけ重篤な病気になる人を防いでいくということが重要ではないかなと感じました．

　それでは，本日はお忙しい中をご参加いただきましてありがとうございました．

（2012年5月，JSTにて）

著者プロフィール

永井良三（自治医科大学学長）

1974（昭和49）年東京大学医学部医学科卒業．1983（昭和58）年アメリカバーモント大学留学，1988（昭和63）年東京大学医学部附属病院検査部講師，1991（平成3）年4月東京大学医学部附属病院第三内科講師，助教授，1995（平成7）年群馬大学医学部第二内科教授，1998（平成10）年4月東京医科歯科大学難治疾患研究所客員教授，1999（平成11）年より現在まで東京大学大学院医学系研究科内科学専攻循環器内科教授，2001（平成13）年東京大学医学部附属病院副院長，2003（平成15）年同病院長，2011（平成23）年東京大学トランスレーショナルリサーチ機構長，2012（平成24）年より現在まで自治医科大学学長．紫綬褒章等受賞．

受賞歴　1982（昭和57）年3月　　日本心臓財団　佐藤賞
　　　　1998（昭和63）年11月　　ベルツ賞
　　　　2000（平成12）年10月　　持田記念学術賞
　　　　2002（平成14）年7月　　日本動脈硬化学会賞
　　　　2006（平成18）年11月　　日本医師会医学賞
　　　　2009（平成21）年5月　　紫綬褒章
　　　　2010（平成22）年3月　　高峰譲吉賞
　　　　2012（平成24）年8月　　The European Society of Cadiology（ESC）Gold Medal

学会　　日本循環器学会（理事長），日本心臓病学会（理事），日本動脈硬化学会（理事）
　　　　International Society of Heart Research（Council member）

稲垣暢也（京都大学大学院医学研究科糖尿病・栄養内科学教授）

（p. 138 参照）

岩坪　威（東京大学大学院医学系研究科神経病理学分野教授）

（p. 127 参照）

井村裕夫（京都大学名誉教授，公益財団法人先端医療振興財団理事長，前科学技術振興機構研究開発戦略センター首席フェロー，日本学士院会員）

（p. 15 参照）

用語説明

▶ **医療技術評価**(health technology assessment：HTA)
　臨床判断や政策立案などにおける意思決定の一助とするために，国民の健康生活の充実に資する医療技術を，医学的，社会的，倫理的，経済的観点などから総合的に検証・評価・比較すること．具体的には，医療技術評価はevidence based medicine(EBM)，comparative effectiveness research(CER)，cost-benefit analyses(CBA)の3つをすべて内包する．EBMは科学的な根拠に基づいていずれの治療を選択するかという意思決定をするもの，CERは医療介入によるアウトカムを比較・分析するもの，CBAは医療介入することによるトータルコストとトータルベネフィットを分析するものである．

▶ **疫学**(epidemiology)
　個人ではなく特定の集団における健康に関連した状況あるいは事象の分布や決定要素を明らかにする学問．また健康問題を制御するためにその学問を応用することも含まれる．疫学研究の手法にはサーベイランス(監視)や記述研究のような観察型のものと，特定の仮説を検証する分析型あるいは介入型のものがある．わが国では海軍で多発した脚気の原因が食事にあることをつきとめた高木兼寛の事例が有名である．

▶ **健康寿命**(healthy life expectancy)
　WHOが2000年に公表した用語で，日常的に介護や看護を必要とせず，自立した生活ができる期間を指す．平均寿命から，介護や看護を必要としない生存期間を引いた数が健康寿命になる．

▶ **個別化医療**(personalized medicine)
　ゲノム解読の飛躍的な進展により，個々人がもつ遺伝情報と病気の発生や治療薬の効果との関連性が徐々に明らかになっていることを背景に，ゲノム情報やその他の知見をもとに個人レベルでの最適な医療を提供することを目指した医療．テーラーメード医療などともよばれる．

▶ **コホート研究**(cohort study)
　特定の集団(コホート)を長期間にわたって観察し，その観察結果から疾病発生などの特定イベントと様々な要因との関連性を統計学的な分析を通じて明らかにする研究．集団の健康状態の変化や疾病発生の有無などを将来にわたって追跡調査する研究を前向きコホート研究とよび，すでに疾病を発症した人を対象に健康状態に関する記録や生活習慣などを過去にさかのぼって調査する研究を後ろ向きコホート研究(またはケース・コントロール研究)とよぶ．最近はゲノム情報も含めたコホート研究が重視されている．

▶ **次世代シークエンサー**(next-generation sequencer)
　DNAの塩基配列の解読に用いられる装置をシークエンサーという．次世代シークエンサーとは，新しい原理に基づく解読法の開発によって，より大量かつ高速な解読を実現したものを指す．

従来型のシークエンサーで行われたヒトゲノム解読(2003年完了)は約13年間，約3,000億円の費用を要したが，2007年には次世代シークエンサーを用いて約2か月，約1.2億円と，極めて短期間かつ低コストな解読が実現した．近年さらなる解析時間の短縮，コスト低減が進んでおり，個人レベルでのゲノム解読もはじまっている．近く1,000ドルで解読できるとされており，その波及効果は，生命科学の進展だけに留まらず，医療や社会の在り方にも影響を及ぼすと考えられる．

▶**生活の質**(quality of life：QOL)

人々の生活を，物質的，量的な面だけでなく，精神的な豊かさや満足度も含めて捉えようとする考え方．

▶**バイオマーカー**(biomarker)

生体における生理状態や，疾患の進行，治療的介入に対する反応性を客観的に把握するための定量的に測定可能な指標．尿，血液などに含まれる生体由来物質(ゲノム，エピゲノム，トランスクリプトーム，プロテオーム，メタボロームなど)に加え，PET(positron emission tomography，陽電子放射断層撮影)などの画像，心電図，骨密度など，様々な指標が利用されている．

▶**慢性疾患**(chronic disease)

長い期間をかけて徐々に進行する疾患で，糖尿病，高血圧，脂質異常症などが含まれる．初期は自覚症状に乏しいが，発症後も放置すると様々な合併症を引き起こす．一般に，様々な環境要因と遺伝要因が複雑に影響して発症する，多因子疾患である．国際的にはNCD(non-communicable disease)の名でよばれることが多い．

▶**予防医学**(preventive medicine)

一般的な集団あるいは特定の高リスクな集団を対象として，疾患の発症やその重症化，あるいは再発を，食事，運動，生活習慣などの改善などを通じて回避しようとすることを目指した学問．一方，先制医療は，バイオマーカーなどを用いることで疾患の発症をある程度の確率で予測し，疾患リスクの高い人に対して積極的に治療介入を行うことで，疾患の発症を抑えたり重症化を未然に防いだりするもので，個別化医療という点で，従来の予防医学とは異なるものである．

▶**ランダム化比較試験**(randomized controlled trial：RCT)

被験者を医学的介入群(特定の医薬品を投与するなど)と比較対照群(プラセボ＝偽薬を投与するなど)に無作為(ランダム)に振り分けて行う臨床試験．対象とする医薬品などを最も適正に評価できる方法とされており，現在医療現場で使用されている医薬品などの大半がRCTで有効性が証明されたものといわれている．

索引

和文

あ
アテローム硬化症 23
アポトーシス 20
アミロイドβ蛋白 18
アリル 49
アルツハイマー病 18, 19, 118
　――, 前臨床期 168

い
一塩基多型 8, 49, 132
遺伝性乳がん・卵巣がん症候群 157, 160
遺伝素因 12
遺伝率 22
イノベーション 38
医療技術評価 8, 38, 110
医療経済評価 157
医療産業 42
医療費適正化計画 43
医療費の増加 6
インクレチン関連薬 131, 147
インスリン 128
　――分泌細胞 81
　――分泌能 21
陰性適中率 53
インフォマティクス（情報解析手法） 67, 68

え
疫学 14
　――研究 160
液体クロマトグラフィー 68, 78

エピゲノム 56
　――異常 57, 63
　――研究 9
エピジェネティック治療 63
エピジェネティック薬 63, 64
エビデンスに基づく医療 110
エレクトロスプレーイオン化法 79

お
オーダーメイド医療 109
オミックス 157
　――解析 99, 102

か
介護の問題 6
介入治療法の開発 26
核磁気共鳴分光法 80
ガスクロマトグラフィー 78
家族歴 154
活動的平均余命 11
カットオフ値 142
環境因子 12
癌ゲノム研究 9
癌細胞 81
関節リウマチ 92

き
機能性核磁気共鳴イメージング 10
キャピラリー電気泳動 68, 78
寄与リスク 97

け
経口ブドウ糖負荷試験 130

軽度認知障害 18, 118
血清ヘモグロビンA1c 21
ゲノミクス 76
ゲノム 48, 99
　――コホート 98, 137
　――情報科学 105
　――ワイド関連解析（全ゲノム関連解析） 8, 50, 97, 132
研究開発 38
健康寿命 39, 129
健康日本21 30
倦怠 94
見当識障害 118
原発性骨粗鬆症 145

こ
抗CCP抗体 24
構成障害 118
コーカソイド 20
国民皆保険制度 4, 107
コクラン共同計画 113
国立衛生研究所 140
個人情報保護 98
骨質 140
　――マーカー 148
骨折リスク評価ツール 143
骨粗鬆症 139
　――, 原発性 145
　――, 続発性 146
骨密度 140
個の医学 14
個の医療 164
コピー数変異 101
個別化医療 67

コホート研究　119
コンソーシアム　157

■さ
細小血管障害　128
再生医療　27

■し
シークエンサー　51
死生学　28
次世代シークエンサー　52
疾患エピゲノム研究　60
疾患感受性遺伝子　97
疾患関連遺伝子　97
疾患修飾薬　126
疾患修飾療法　120
失行　118
失認　118
疾病リスク　98
質量分析　104
　――法　68, 78
集学的治療　151
終末糖化産物　143
出生前コホート研究　26
症候改善薬　120
情報解析手法（インフォマティクス）　67, 68
人口オーナス　6
人口ピラミッド　4
人口ボーナス　5

■す，せ
スクリーニング　154
生活習慣　129
　――病　30, 107
生活の質　7
成人病　29
精密医学　109
生命倫理　98
世界保健機関　34, 139
絶対リスク　97
全ゲノム関連解析（ゲノムワイド関連解析）　8, 50, 97, 132
先制医療　14, 36, 108, 164
センチネルリンパ節生検　154
前臨床期アルツハイマー病　168

■そ
早期探索的臨床試験　90
相対リスク　97
続発性骨粗鬆症　146

■た，ち
大血管障害　128
第3次国民健康づくり対策　30
代謝物　99
胎生期の環境　12
耐糖能異常　109
多因子疾患　49, 132
多型　49
　――，一塩基　8, 49, 132
単一遺伝子病　49
蛋白　99
　――，アミロイドβ　18
　――，Notch　120
知的財産　70

■て
定量的超音波骨量測定法　142
データベース　69, 80, 104
電子イオン化法　78
電子カルテ　105
電子健康記録　105
転写物　99

■と
統計遺伝学　105
等電点電気泳動法　68
糖尿病　93
　――，2型　21, 128
動脈硬化　93
　――症　23
ドラッグラグ　157
トランスクリプトミクス　76
トランスポーター　90
トランスレーショナル研究　156
トランスレーショナルリサーチ　113

■に
二次元電気泳動法　68
二重X線吸収　139
日常生活動作　154
認知予備能　120

■は
バイオバンク　98
バイオマーカー　9, 67, 73, 86, 109
胚性幹細胞　10
パーキンソン病　19
橋渡し研究　156
発症危険度診断　64
発達プログラミング　12, 174
　――仮説　12

■ひ
比較効果研究　8
比較効果分析　110
非感染性疾患　2
非コードRNA　9
ヒストン修飾　57
ビスホスホネート製剤　145
費用対効果　108

■ふ
プライバシー　106
プラーク　171
フラミンガム研究　3
プレクリニカルAD　167, 168
プロテオミクス　76
プロテオーム解析　67
プローブ　88
分子イメージング　86
分子標的薬　157

へ

平均寿命　129
ヘモグロビンA1c　131
ヘルステクノロジーアセスメント　8, 38, 110

ほ

放射線療法　155
ポストゲノム研究　9

ま, み

マイクロドーズ　90
マイネルト基底核　120
慢性疾患　3
慢性疲労　94
慢性閉塞性肺疾患　24
マンモグラフィ　153
ミクロビオーム　21

め, も

メタ解析　143
メタボリックシンドローム　3
メタボロミクス　76

メタボローム　76
　　──研究　84
メンデル型疾患　49
モンテカルロシミュレーション　110

や

薬物送達システム　86
薬物療法　156

ゆ

有限要素解析　142
誘導幹細胞　10

よ

陽性的中率　53
陽電子放射断層撮影　10, 86
予測(の)医学　15, 108
予防医学　14, 108
予防医療　108, 164

ら

ライヴサイエンス　86
ライフ・イノベーション　32

ラロンド・レポート　34
ランゲルハンス島　19
ランダム化比較試験　110, 125, 139

り

リテラシー　108
緑内障　94
臨床医療　67
倫理的，法的，社会的問題　53

れ

連鎖解析　50
連鎖不均衡　50

ろ

ロコモティブシンドローム　149
ロッド値　49

わ

ワクチン　114
ワークブルク効果　82

欧文

A

Aβ　18
academic CRO　126
AD(Alzheimer's disease)　18, 19, 118
ADL(activity for daily living)　154
ADNI(AD Neuroimaging Initiative)　122
AGEs(advanced glycation end-products)　143
anti-cyclic citrullinated peptide antibodies　24

B

BP製剤　145
BRCA1/2　158

C

CE(capillary electrophoresis)　68, 78
CER(comparative effectiveness research)　8, 110
CNV(copy number variation)　101
common disease　49
common variant　135
COPD(chronic obstructive pulmonary disease)　24

CTX　141

D

DDS(drug delivery system)　86
DNAメチル化　56
DOHaD(developmental origins of health and diseases)　12
DXA(dual energy X-ray absorptiometry)　139

E

EBM(evidence based medicine)　110
EHR(electronic health record)　105
EI(electron ionization)　78

ELSI（ethical, legal and social issue） 53
ESI（electrospray ionization） 79
ES 細胞　10

F

FDG-PET　122
FEA（Finite Element Analysis）　142
fMRI（functional MRI）　10
fracture risk assessment tool　143
FRAX®　54, 143
　——値　143

G

Gail モデル　160
GC（gas chromatography）　78
genome　48, 99
GLP-1 受容体作動薬　131
GWAS（genome-wide association study）　8, 50, 97, 132

H

HBOC（hereditary breast and ovarian cancer syndrome）　157, 160
HER2　158
HTA（health technology assessment）　8, 38, 110

I, J

IEF（isoelectric focusing）　68
IGT（impaired glucose torelance）　109
infomatics　67, 68
Inslinogenic Index　135
iPS 細胞　10

J-ADNI　122

L

LC（liquid chromatography）　68, 78
lod score　49

M

MODY（Maturity Onset Diabetes of the Young）　132
MCI（mild cognitive impairment）　18, 118
metabolome　76
microbiome　21
MRI（magnetic resonance image）　122
MS（mass spectrometry）　68, 78

N

NCD（non-communicable diseases）　2
ncRNA（non-coding RNA）　9
NIH（National Institutes of Health）　140
NMR（nuclear magnetic resonance）　80
Notch 蛋白　120
NPV（negative predictive value）　53

O, P

OGTT（oral glucose tolerance test）　130
personalized medicine　164
PET（positron emission tomography）　10, 86
POC　126

PPV（positive predictive value）　53
precise medicine　109
preclinical AD　118
predictive medicine　108
preemptive medicine　14, 36, 108, 164
prenatal cohort study　26
preventive medicine　14, 108
prodromal AD　118
public-private partnership　126

Q

QOL（quality of life）　7
QUS　142

R

rare variant　135
RCT（randomized clinical trial, randomized controlled trial）　110, 125, 140
RNA 研究　9

S, T

SNP（single nucleotide polymorphism）　8, 49, 132
thanatology　28

W

Warburg effect　82
WHO（World Health Organization）　34, 139

数字

2-DE（two-dimensional gel electrophoresis）　68
2 型糖尿病　21, 128

日本の未来を拓く医療―治療医学から先制医療へ―

2012年12月24日 初版第1刷発行

ISBN978-4-7878-1985-7

全体編集	井村裕夫
企　　画	科学技術振興機構 研究開発戦略センター（JST-CRDS）
発 行 者	藤実彰一
発 行 所	株式会社 診断と治療社
	〒100-0014　東京都千代田区永田町2-14-2　山王グランドビル4階
	TEL：03-3580-2750（編集）　03-3580-2770（営業）
	FAX：03-3580-2776
	E-mail：hen@shindan.co.jp（編集）
	eigyobu@shindan.co.jp（営業）
	URL：http://www.shindan.co.jp/
	振替：00170-9-30203
印刷・製本	広研印刷 株式会社

© 独立行政法人科学技術振興機構, 2012. Printed in Japan.
乱丁・落丁の場合はお取り替えいたします．

［検印省略］